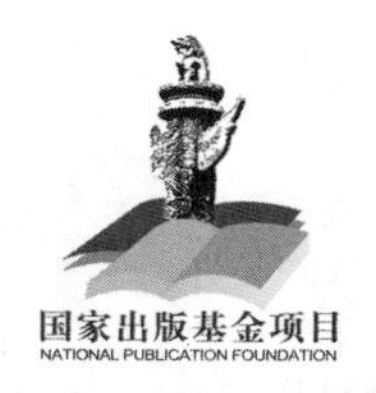

“十三五”国家重点出版物出版规划项目

光电子科学与技术前沿丛书

有机光电子材料在生物医学中的应用

范曲立　黄　维　刘兴奋/著

科学出版社
北京

内 容 简 介

本书围绕有机光电子材料在生物医学中的应用，介绍了共轭导电聚合物、有机共轭小分子、磷光重金属配合物、聚集诱导增强发光材料这四大类有机光电子材料，然后按照其应用领域的不同，从生物传感、生物影像、生物治疗三方面详细介绍了有机光电子材料在生物医学领域应用的发展现状及重要进展。

本书可作为在有机光电子材料及其应用领域从事基础研究的科研工作者和企业产品开发人员的参考资料和工具书，也可作为高等院校相关专业的教师、高年级本科生和研究生的教学参考书。

图书在版编目(CIP)数据

有机光电子材料在生物医学中的应用 / 范曲立，黄维，刘兴奋著. —北京：科学出版社，2019.9
(光电子科学与技术前沿丛书)
"十三五"国家重点出版物出版规划项目　国家出版基金项目
ISBN 978-7-03-061545-9

Ⅰ. ①有…　Ⅱ. ①范…　②黄…　③刘…　Ⅲ. ①有机材料—光电材料—应用—生物医学工程　Ⅳ. ①R318.08

中国版本图书馆 CIP 数据核字(2019)第 111635 号

责任编辑：潘志坚　王　威 / 责任校对：谭宏宇
责任印制：黄晓鸣 / 封面设计：黄华斌

科学出版社 出版
北京东黄城根北街 16 号
邮政编码：100717
http://www.sciencep.com

中国科学院印刷厂印刷
科学出版社发行　各地新华书店经销

*

2019 年 9 月第　一　版　开本：B5(720×1000)
2019 年 9 月第一次印刷　印张：14 3/4
字数：292 000

定价：118.00 元

(如有印装质量问题，我社负责调换)

丛书序

光电子科学与技术涉及化学、物理、材料科学、信息科学、生命科学和工程技术等多学科的交叉与融合，涉及半导体材料在光电子领域的应用，是能源、通信、健康、环境等领域现代技术的基础。光电子科学与技术对传统产业的技术改造、新兴产业的发展、产业结构的调整优化，以及对我国加快创新型国家建设和建成科技强国将起到巨大的促进作用。

中国经过几十年的发展，光电子科学与技术水平有了很大程度的提高，半导体光电子材料、光电子器件和各种相关应用已发展到一定高度，逐步在若干方面赶上了世界水平，并在一些领域实现了超越。系统而全面地梳理光电子科学与技术各前沿方向的科学理论、最新研究进展、存在问题和发展前景，将为科研人员以及刚进入该领域的学生提供多学科交叉、实用、前沿、系统化的知识，将启迪青年学者与学子的思维，推动和引领这一科学技术领域的发展。为此，我们适时成立了“光电子科学与技术前沿丛书”编委会，在丛书编委会和科学出版社的组织下，邀请国内光电子科学与技术领域杰出的科学家，将各自相关领域的基础理论和最新科研成果进行总结梳理并出版。

“光电子科学与技术前沿丛书”以高质量、科学性、系统性、前瞻性和实用性为目标，内容既包括光电转换基本理论、有机自旋光电子学、有机光电材料理论等基础科学理论，也涵盖了太阳能电池材料、有机光电材料、硅基光电材料、微纳光子材料、非线性光学材料和导电聚合物等先进的光电功能材料，以及有机／聚合物光电子器件和集成光电子器件等光电子器件，还包括光电子激光技术、飞秒光谱技术、太赫兹技术、半导体激光技术、印刷显示技术和荧光传感技术等先进的光电子技术及其应用，将涵盖光电子科学与技术的重要领域。希望业内同行和读者不吝赐教，帮助我们共同打造这套丛书。

在丛书编委会和科学出版社的共同努力下，“光电子科学与技术前沿丛书”获得2018年度国家出版基金支持并入选了“十三五”国家重点出版物出版规划项目。

我们期待能为广大读者提供一套高质量、高水平的光电子科学与技术前沿著作，希望丛书的出版有助于光电子科学与技术研究的深入，促进学科理论体系的建设，激发科学发现，推动我国光电子科学与技术产业的发展。

最后，感谢为丛书付出辛勤劳动的各位作者和出版社的同仁们！

“光电子科学与技术前沿丛书”编委会

2018 年 8 月

序　言

材料的发展是基础科学突破的表现，更是与国家的经济建设、社会进步及国防建设密切相关，关系着科学进步与国家发展。目前，新材料技术已成为世界各国必争的战略性新兴产业，成为当前最重要、发展最快的科学技术领域之一。2000年，诺贝尔化学奖授予共轭导电聚合物领域的三位创始人，在全世界范围内掀起了共轭导电聚合物研究的热潮。近20年来，广大科研人员紧盯世界科学发展前沿，围绕国家发展战略目标，紧密结合经济社会发展重大需求，在以共轭导电聚合物为主的有机光电子材料领域开展了广泛的研究。与此同时，有机光电子材料的应用也渗透到物理、化学、电子、生物医学等领域，极大地促进了各学科之间的交叉与融合。

随着有机光电子材料的迅速发展，其在生物医学领域的应用已发生了日新月异的变化，从最初的生物传感检测发展到如今的细胞、活体层面的生物检测和疾病的诊断及治疗。目前，国内外还鲜有有机光电子材料在生物医学领域中的应用方面较为全面的论著出版。但是，此领域科技迅速发展的态势急切需要系统、全面的总结，相关专著呼之欲出。

在此形势下，范曲立教授组织领域内青年研究骨干，就“有机光电子材料在生物医学中的应用”这一主题进行了全面系统的调研和归纳，并结合他们在有机光电子材料及其生物医学应用领域多年的研究进展，以及对未来发展的思考，撰写了《有机光电子材料在生物医学中的应用》一书。本书旨在通过对有机光电子材料及其在生物传感、生物影像、生物治疗方面应用的全面介绍和探讨，促进有机光电子材料的发展，并为同行在有机光电子材料领域进一步开展更深入的研究提供思路。

该书的出版将为我国有机光电子材料及其应用，特别是生物医学领域的应用发展做出一定的贡献。该书的出版对关注本领域科研和应用发展的科技人员有很大的帮助，是相关领域工作人员重要的参考书，也可作为高等院校研究生以及高年级本科生的教材。

受老朋友黄维院士与范曲立教授之邀有幸“先睹为快”该书，一点心得，是为序。

中国科学院院士、美国科学院外籍院士

国家自然科学基金委员会副主任、中国疾病预防控制中心主任

高福

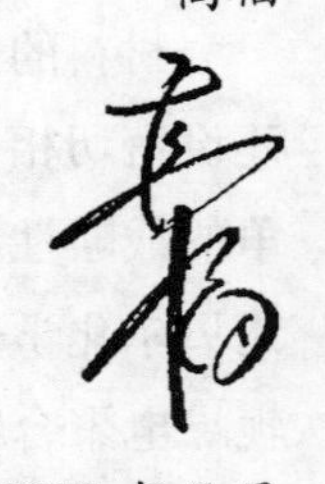

2019 年 5 月

前言

2000年，诺贝尔化学奖授予美国化学家 MacDiarmid、美国物理学家 Heeger 和日本化学家 Shirakawa，表彰他们在共轭导电聚合物方面的重大发现。这一发现，打破了一百多年来有机合成材料不导电的传统观念，在全世界范围内掀起了共轭导电聚合物的研究热潮。

共轭导电聚合物，作为一个20世纪末才出现的新名词，被赋予了精确而广泛的含义。“共轭”是指其主链结构中含有由碳碳单键、碳碳双键、碳碳三键、碳氧双键等组成的单、双键交替排列结构或含有苯环的芳香族基团。“导电”是指与传统意义上的有机塑料、橡胶等电绝缘体相比，具有共轭结构的有机材料在一定条件下可以导电。“聚合物”是指由有机小分子单体聚合而成的高分子量的有机材料。研究发现，有机材料之所以能导电，是因为其结构中存在由碳原子等的 p 轨道相互重叠形成的π键，进而形成共轭大π键，同时在激发的过程中会产生电子、空穴等载流子。这种独特的结构不仅使材料具有出人意料的导电性，而且也具有优异的光学性质，即很强的吸光性和高的荧光量子效率。有机分子结构中的共轭基团具有很高的摩尔吸光系数，因此对光的吸收性很强；此外，材料中的电子在受光/电激发后会发生跃迁，在辐射跃迁过程中会产生荧光或磷光。要说明的是，来自不同领域的研究者常常会根据其研究特色给予所研究的材料一个自己更喜欢的名字。因此，共轭导电聚合物又被称为共轭导电高分子、荧光共轭聚合物、共轭聚电解质等。

本书中介绍的有机光电子材料，以共轭导电聚合物为典型代表，也包括有机共轭小分子、磷光重金属配合物、聚集诱导增强发光材料这三类重要的有机光电子材料，主要探讨了这类材料在生物医学领域中的应用。这些材料的合成、性质及在其他领域的应用（如有机发光二极管、太阳能电池、化学传感等）不在本书范围。

近20年来，随着以共轭导电聚合物为主的有机光电子材料的不断发展和成熟，人们对有机光电子材料的认识进一步深入，其应用范围不断被拓宽，尤其在生物医学领域中的应用研究得到了国内外学术界的广泛关注。这是由于与无机发光材料相比，共轭导电聚合物具有独特的优势：良好的水溶性使其更能适用于生物体系；“分子导线”效应使其具有信号放大的功能；分子结构的可设计性使其可以根据需要进行材料的设计和合成；发光颜色可覆盖整个可见光甚至近红外区域，进一步拓宽了其应用；良好的生物相容性使其在体内应用方面具有极大的优势。以上特点，赋予有机光电子材料巨大的发展潜力，大大推进了这类材料在生物医学领域的发展。

生物传感是共轭导电聚合物在生物领域应用的最佳切入点。自2000年诺贝尔化学奖授予“共轭导电聚合物”的三位创始人以来，其在生物传感分析领域的应用迅速开展起来，从DNA、蛋白质、肿瘤标志物的检测，到细胞内生物分子的检测，涵盖了生物传感分析的各个领域。生物影像是有机光电子材料的另一个重要应用领域，除了高灵敏、高稳定性的荧光成像外，近红外成像、双光子成像、光声成像、拉曼光谱成像等多种新模式的成像方式也迅速发展起来。有机光电子材料在生物治疗方面的应用才刚刚开始，主要集中在光动力学治疗和光热治疗。

本书由工作在该领域科研一线的青年学者编写完成。第1、2章由刘兴奋编写；第3章由黄艳琴、李杰、张磊、孙鹏飞、陈莹编写；第4章由陆峰、王其编写；全书由范曲立负责统稿。此外，还特别感谢科学出版社邀请我们编写本书并给予了无微不至的帮助。

由于作者知识和专业水平有限，书中难免出现不足之处，敬请同行专家、教师、学生和广大读者批评指正。

范曲立

2018年11月2日

于南京仙林大学城

目录

丛书序 …… i
序言 …… iii
前言 …… v

第1章 绪论 …… 001

1.1 有机材料发光理论基础 …… 001
1.2 有机光电子材料概述 …… 002
1.2.1 共轭导电聚合物 …… 002
1.2.2 有机共轭小分子 …… 004
1.2.3 磷光重金属配合物 …… 004
1.2.4 聚集诱导增强发光材料 …… 005
1.3 有机光电子材料应用简介 …… 005
1.3.1 生物传感 …… 006
1.3.2 生物影像 …… 007
1.3.3 生物治疗 …… 009

第2章 有机光电子材料生物传感 …… 014

2.1 基于有机光电子材料的基因检测 …… 015
2.1.1 基于 FRET 原理的基因检测 …… 015

2.1.2 基于构象转变原理的基因检测 …… 020
2.2 基于有机光电子材料的蛋白质类生物大分子检测 …… 021
2.2.1 蛋白质检测 …… 022
2.2.2 酶检测 …… 026
2.2.3 肿瘤标志物检测 …… 029
2.3 基于有机光电子材料的生物小分子检测 …… 031
2.3.1 ATP 检测 …… 031
2.3.2 生物巯基检测 …… 034
2.3.3 其他生物小分子检测 …… 035
2.4 基于有机光电子材料的生物信号分子检测 …… 036
2.4.1 超氧阴离子($O_2\cdot^-$)检测 …… 037
2.4.2 单线态氧($^1O_2$)检测 …… 038
2.4.3 过氧化氢(H_2O_2)检测 …… 040
2.4.4 羟基自由基(·OH)检测 …… 044
2.4.5 次氯酸(HClO/ClO^-)检测 …… 045
2.5 基于有机光电子材料的病原体检测 …… 047
2.6 基于有机光电子材料的细胞内金属离子检测 …… 055
2.6.1 细胞内 Hg^{2+} 检测 …… 056
2.6.2 细胞内 Pb^{2+} 检测 …… 058
2.6.3 细胞内 Fe^{3+} 检测 …… 061
2.6.4 细胞内 Zn^{2+} 检测 …… 063
2.6.5 细胞内 Cu^{2+} 检测 …… 065
2.6.6 细胞内 Al^{3+} 检测 …… 067
2.7 有机光电子材料在其他生物传感方面的应用 …… 071
第3章 有机光电子材料生物影像 …… 079
3.1 线性光学材料及其应用 …… 079
3.1.1 紫外-可见光成像 …… 079
3.1.2 近红外区第一窗口光学成像 …… 089
3.1.3 近红外区第二窗口光学成像 …… 094
3.2 非线性双光子材料及其应用 …… 103
3.2.1 双光子吸收理论基础 …… 104
3.2.2 有机双光子吸收材料的研究进展 …… 105
3.2.3 有机双光子吸收材料的生物医学应用 …… 115

3.3 生物发光材料及其应用 …… 128
3.3.1 生物发光成像发展简史 …… 128
3.3.2 生物发光成像基本原理 …… 128
3.3.3 有机半导体材料参与的生物发光成像应用 …… 130
3.4 化学发光材料及其应用 …… 133
3.4.1 化学发光概论 …… 133
3.4.2 化学发光的基本原理 …… 133
3.4.3 化学发光体系在生物医学中的应用 …… 134
3.5 光声成像生物医学应用 …… 140
3.5.1 光声成像原理 …… 140
3.5.2 光声成像的主要方法 …… 141
3.5.3 有机光声功能材料在生物医学中的应用 …… 143
3.6 拉曼光谱生物医学应用 …… 154
3.6.1 拉曼光谱原理 …… 155
3.6.2 表面增强拉曼光谱原理 …… 156
3.6.3 拉曼光谱成像技术及生物医学应用 …… 158
3.7 多模态成像生物医学应用 …… 166
3.7.1 荧光/磁共振双模态成像 …… 166
3.7.2 光声/计算机断层扫描双模态成像 …… 168
3.7.3 三模态及多模态成像 …… 169

第4章 有机光电子材料生物治疗 …… 189
4.1 光动力学治疗 …… 189
4.1.1 光动力学治疗原理 …… 190
4.1.2 光敏剂的发展 …… 192
4.1.3 光动力学治疗方式 …… 195
4.2 光热治疗 …… 201
4.2.1 传统近红外有机荧光染料 …… 202
4.2.2 具有近红外吸收的共轭高分子 …… 206
4.3 多模态治疗 …… 210

索引 …… 219

第1章

绪　论

有史以来，材料的发展与应用都与一个时代文明的发展与进步息息相关。有机光电子材料作为一种新型材料，在现今纳米科学技术、通信技术、物联网技术协同发展的大背景下，发挥着越来越重要的作用，被广泛应用于有机发光二极管（OLED）、场效应晶体管、太阳能电池、柔性显示、生物传感器等领域。有机光电子材料指具有光子和电子的产生、转换及传输特性的有机材料。近年来，逐渐形成了以共轭导电聚合物为主，以有机共轭小分子、磷光重金属配合物、聚集诱导增强发光材料为辅的有机光电子材料领域。随着人们对有机光电子材料研究的不断深入，其在化学/生物传感、生物影像、疾病诊断与治疗等生物医学领域的应用也受到越来越多研究者的关注。

1.1　有机材料发光理论基础

物质受到光照、外加电场或电子束轰击等激发后，只要该物质不会因此发生化学消耗，它总要回复到原来的平衡状态。在此过程中，一部分多余的能量会以光或热的形式释放出来。如果这部分能量以可见光的形式发射出来，就称这种现象为发光。概括来说，发光就是物质在热辐射之外以光的形式发射出多余的能量。这种多余能量的发射过程通常具有一定的持续时间。因此，材料发光的微观过程包括：材料吸收外界的能量，产生高能电子和空穴；高能电子和空穴经过相互碰撞，又产生能量较低的电子和空穴；这个过程一直持续下去，直到电子的能量降低到和发光体的禁带能量相匹配为止，其间材料发出光子，产生光。

由于发光材料结构与性质的不同，有机材料发光机理与无机材料发光机理也有所不同。无机晶体发光理论通常用能带理论来解释。有机材料的发光机理常采用 Jablonski 能级图来解释，如图 1.1 所示。处于基态 S_0 的分子吸收能量首先达到激发单线态 S_1 或 S_2。如果是在较高能级的单线态，一般要通过内转换等方式释放部分能量，分子转入 S_1 态。在 S_1 态的最低亚能级上，可以发生多种耗散途径。第一种为无辐射跃迁回到基态 S_0，能量以热的形式耗散；第二种为辐射跃迁，发射荧光；第三种为系间窜跃，从 S_1态变换到激发三线态 T_1。从 T_1态可以经无辐射的系间窜跃回到基态 S_0，或发生辐射跃迁，发射磷光回到基态。由于 T_1态的寿命远大于 S_1态，因而磷光的寿命远大于荧光，也就是说，磷光的余辉一般远大于荧光，停止激发后的衰减延续时间更长。对于部分分子，S_1态与 T_1态的能级相差不大时，可能发生反系间窜跃，从 T_1态变回到 S_1态，再由经历过“漫长”历程的 S_1态发射荧光或无辐射衰减。

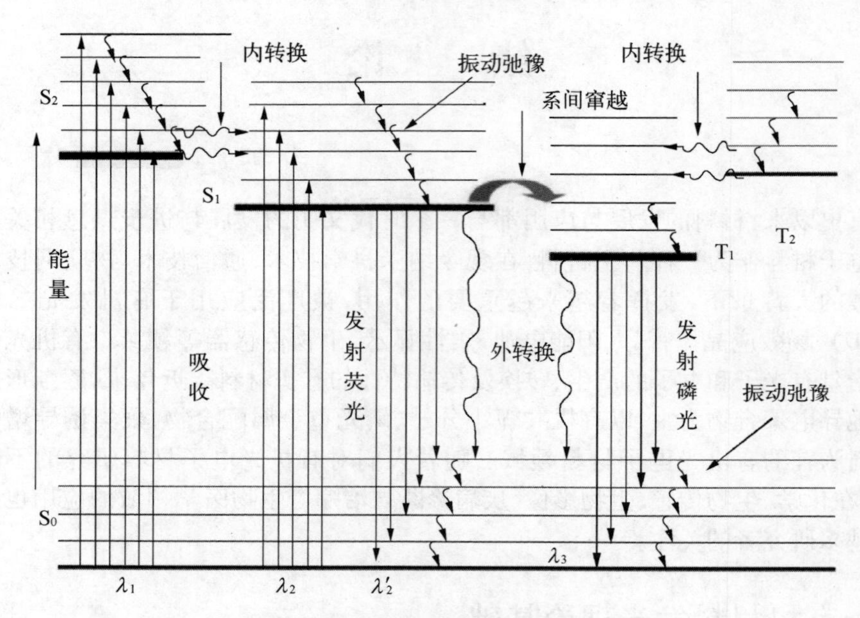

图 1.1 分子吸收和发射的 Jablonski 能级图

有机光电子材料的发光主要有光致发光和电致发光两种。电致发光主要是将有机材料作为空穴或电子传输层或发光层，用于有机光电子器件的制作，如 OLED、太阳能电池等。相比而言，光致发光的应用更为广泛，例如，材料受激产生的荧光/磷光的光谱变化、发光颜色变化、分子间/内电子或能量转移等信息，都可作为高灵敏度光学生物传感、细胞成像分析等的光学信号。此外，有机光电子材料良好的光吸收性能及光/电、光/热转换特性，也为其在近红外区光学成像、光动力学治疗、光热治疗及成像辅助的多模态治疗等领域的应用提供了极大的可能。

1.2 有机光电子材料概述

1.2.1 共轭导电聚合物

共轭导电聚合物是指分子主链中含有碳碳单键和碳碳双键交替排列的聚合

物，具有独特的光化学和光物理性质。1977年，美国化学家MacDiarmid、物理学家Heeger和日本化学家Shirakawa首次发现了导电聚合物。他们发现掺杂碘的聚乙炔膜具有明显的金属特性，电导率可达$10^3\ \Omega^{-1}\cdot cm^{-1}$，比未掺杂前提高了十几个数量级[1]。由于导电聚合物通常都具有单、双键交替排列的共轭结构，因此又被称为“共轭导电聚合物”或“共轭导电高分子”。这一突破性发现打破了传统意义上有机高分子不导电的观念，创立了一个新型的有机半导体研究领域，为有机光电子材料及有机光电子学的发展奠定了基础，具有重要的科学意义。

2000年，诺贝尔化学奖授予上述三位科学家，在全世界范围内掀起了共轭导电聚合物的研究热潮[2]。目前，以有机场效应晶体管、有机太阳能电池、有机存储器为代表的“有机光电子学”已经成为材料领域和高新技术领域的研究热点。与此同时，以苯、芴、噻吩为基本结构单元的各类水溶性共轭聚合物材料，由于具有良好的生物相容性、高摩尔吸光系数和荧光量子效率等特点，被作为优异的传感材料、荧光探针和药物载体，用于生物传感、细胞成像和肿瘤治疗等生物医学领域[3-6]。

对应用于生物体系的材料而言，良好的水溶性是其必须具备的基本条件之一。1999年，Whitten课题组首次将聚合物进行衍生化，通过在共轭聚合物主链上引入亲水性侧链的方法，得到了水溶性共轭聚合物，开辟了共轭聚合物在生物体系中应用的新领域[7]。在此基础上，各种不同结构的水溶性共轭聚合物迅速发展起来。其中，聚苯撑乙烯（PPV）及其衍生物是研究最早、最具商业化前景的共轭聚合物，主要用于高亮度的发光材料及器件的制备。聚芴（PF）及其衍生物由于具有较高的荧光量子效率、较好的光热稳定性、发射光谱可覆盖整个可见光区等优点，被广泛用于光学生物传感领域。聚苯撑乙炔（PPE）及其衍生物具有高的荧光量子效率，是优良的非线性光学材料。聚噻吩（PT）及其衍生物，具有显著的构象效应，可用于对各种生物分子的直接检测。以上四类共轭聚合物的结构式如图1.2所示。

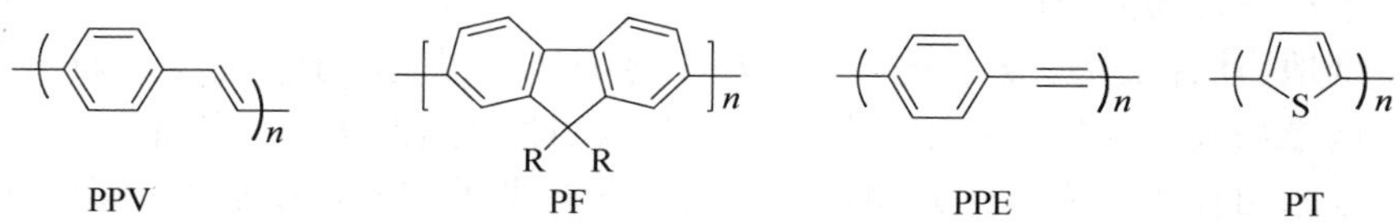

图1.2 常见共轭聚合物的结构式

水溶性共轭聚合物具有独特的结构，其主链含有大量高度离域的电子使其具有极强的光捕获能力以及荧光信号放大作用，在生物传感、细胞成像、药物输送、疾病诊断与治疗等方面都表现出很好的应用前景。与有机共轭小分子相比，其结构及性质优势主要体现在以下两个方面。

（1）独特的$\pi-\pi^*$共轭电子结构不仅使其具有很强的光吸收能力和较强的荧光，而且使材料具备了分子导线电子结构特征。当外界环境发生微小变化时，共轭聚合物可通过共轭链的激子或荧光共振能量转移对荧光信号进行放大,从而实时、灵敏地检测到环境的变化。

(2) 共轭聚合物的结构具有可设计性,并且容易进行修饰和自组装。其主链和侧链的拓扑结构都可以根据要求进行调整和优化。

自组装是分子与分子在一定的条件下,通过多种非共价的弱相互作用,自发形成具有一定形貌和尺寸的分子聚集体的过程。氢键、范德瓦耳斯力、静电作用、疏水作用、π-π堆积等弱相互作用都可以用于维持自组装体系的结构稳定性和完整性。通过选择不同的共轭主链和水溶性侧链进行自组装,研究者制备了许多性能优异的共轭聚合物纳米粒子[8-11]。近年来,研究者通过自组装制备多功能的共轭聚合物纳米粒子,实现对肿瘤细胞的靶向检测、药物输运及高效治疗,并且已成为该领域的研究热点[12-13]。

1.2.2 有机共轭小分子

1856 年,德国化学家霍夫曼在研究治疗疟疾的药物喹啉的组成时,意外合成了一种紫色的染料——苯胺紫。自此,人工合成染料得到迅速的发展,各种不同结构与性质的染料被合成并广泛应用。如具有强荧光的氧杂蒽和吖啶(氮杂蒽)衍生物染料(罗丹明 B、荧光素等),常被用于组织标本、血液标本和细菌标本的染色,进行明场显微成像。

有机共轭小分子发光材料种类繁多,其结构中多含有共轭杂环,通过引入烯键、苯环等不饱和基团,可改变其共轭长度,从而使其光电性质发生变化。如罗丹明类衍生物、香豆素类衍生物、1,8-萘酰亚胺类衍生物等,已被广泛应用于化学/生物传感领域。有机共轭小分子通常带有识别基团,当其与被分析物结合时会使荧光基团的化学环境发生变化,从而使其颜色、发射峰位置、荧光强度等发生改变,基于此可实现对被分析物的检测。本书中主要介绍有机共轭小分子在细胞内各种金属离子检测方面的应用。

特别地,具有双光子吸收的有机共轭小分子具有明显优于单光子吸收的优势,既可以诱导物理过程(如荧光和磷光),还可以引发光化学反应(如光聚合反应和光控释放),可作为双光子荧光探针用于高分辨双光子荧光显微成像[14-16],已显示出良好的应用前景。

1.2.3 磷光重金属配合物

磷光重金属配合物是一类新型的有机光电子材料,具有发光颜色可调、激发寿命长、发光效率高、光热稳定性好等特点,在化学/生物传感、细胞成像等领域具有巨大的应用潜力[17-18]。例如,磷光重金属配合物由于大的斯托克斯位移,可以很容易区分激发峰和发射峰,因而避免了激发光对发射光检测的影响。此外,磷光重金属配合物结构中常含有至少一个金属-碳键,因此能够发生系间窜越,可同时利用单线态激子和三线态激子的发光,发射长波长的荧光,在细胞成像和深层次肿瘤检测方面具有巨大的应用潜力。

典型的磷光重金属配合物有铱(Ir)配合物、铂(Pt)配合物和钌(Ru)配合物等。在各类重金属配合物中,铱配合物是发光性能最好的一类磷光材料[19-20]。近年来,研究人员开展了一系列研究工作,成功实现了磷光重金属配合物在金属离子、阴离子和生物分子检测方面的应用。同时,通过时间分辨技术成功证明了磷光信号在检测中的优势,并进一步将磷光重金属配合物用于活细胞成像,实现了在细胞内对金属离子和生物分子的检测。

1.2.4 聚集诱导增强发光材料

聚集诱导增强发光(aggregation-induced emission, AIE)材料是一类具有聚集增强荧光发射特性的有机光电子材料。这类材料在溶液中不发光或者发光微弱,但是分子聚集后发光显著增强。2001 年,Tang 课题组首次发现了这种异常的发光现象——聚集诱导发光[21-23]。与传统荧光材料所具有的聚集猝灭(aggregation-caused quenching, ACQ)现象相反,噻咯衍生物在薄层层析板上不发光,但随着溶剂的挥发,发光"无中生有"地大幅增强。同样,当这类分子溶解于良溶剂中处于单分子态时,在紫外光激发下几乎不发荧光,而在加入水等不良溶剂生成聚集体后,却发出强烈的荧光。据此,他们提出了分子内运动受限模型,即在稀溶液中,AIE 分子内部的一些基团有着活跃的相对运动(如振动和转动),处于激发态的分子通过振动、转动形式将光能以热能等形式消耗,以光形式输出荧光的比例变小,荧光量子效率因而降低。然而,当这些分子聚集在一起时,彼此的牵制作用限制了分子内部的运动,因而经由运动形式耗散的能量比例降低,光输出形式的比例增加,从而表现出荧光增强的现象。

传统的有机光电功能材料,在发生聚集时其荧光通常会减弱或猝灭,这可能会成为制约其实际应用的重要因素。相比而言,具有 AIE 性质的材料,在聚集状态下可通过分子组成、结构和堆积模式的调节实现荧光的增强,弥补了传统有机光电功能材料在这方面的不足。近年来的研究表明,其在电致发光、固体激光、荧光传感与生物成像等领域都具有潜在的应用价值。

1.3 有机光电子材料应用简介

随着对有机光电子材料研究的不断深入,其在生物医学领域的应用不断拓展,从最初的化学/生物传感逐渐向生物影像、疾病诊断及诊疗一体化方向发展。水溶性荧光共轭聚合物具有极强的光捕获能力、高的荧光量子效率和"分子导线"效应,具有显著的信号倍增功能。早期,水溶性共轭聚合物的生物应用主要集中在基因、蛋白质、生物小分子的高灵敏传感检测方面。近年来,研究人员在该领域进行了广泛而深入的研究,逐渐将其应用拓展到生物成像、载药、肿瘤治疗等领域。有机共轭小分子荧光材料,在一定的条件下,可与金属离子形成配合物,使其光学性质发生明显的变化,主要用于对各种金属离子的检测。磷光重金属配合物具有长波长的磷光发射,在生物传感、细胞成像方面都有很好的应用。聚集诱导增强发光材料克服了其他荧光材料聚集就会发生猝灭的不足,在 turn - on 模式的生物传感及荧光成像方面的应用正在逐渐增多。

1.3.1 生物传感

生物传感作为一个具有广泛学科交叉特点的综合研究领域,是把有机光电子材料引入生命分析科学的一个重要切入点。导电聚合物的发明人之一 Heeger 教授在接受 *Advanced Materials* 杂志采访时曾说:"我今后在科学上最重要的目标就是要利用诺贝尔奖给予我的机会,进入生物研究领域,尤其是生物传感器的研究!"共轭导电聚合物具有较高的 HOMO 能量,电子在激发后能沿着共轭骨架所形成的通道在整个高分子链上产生离域。因此,电子很容易和带有受体性质的基团或物质发生作用,从而使聚合物本身的物理、化学性质发生变化。将这些变化以光、电信号的方式记录下来,根据这些数据就可以分析聚合物对不同环境或物质的敏感性,从而构建基于共轭聚合物的高灵敏度传感器。近年来,以 PPE、PF、PT、PPV 为典型代表的水溶性共轭聚合物,由于具有独特的光电性能、自组装性能和结构与性能的可调控性,受到生物传感器研究者的高度青睐。

共轭聚合物独特的物理、化学性质使其在传感设计方面具有极大的吸引力。与传统的基于有机共轭小分子的传感器相比,基于共轭聚合物的生物传感器具有独特的优点: ① 共轭聚合物具有"分子导线"功能,可以进行电子/能量的传递,显著提高生物传感器的响应特性;② 共轭聚合物具有掺杂/去掺杂的可逆过程,在合成过程中掺杂不同的阴离子,可以用于检测不同的分析对象;③ 共轭聚合物可以通过化学修饰改善其性能,使它们可以直接与 DNA、酶、蛋白质等进行共价结合,进一步扩大了分析的范围。

基于不同结构和性质的水溶性共轭聚合物所设计的传感策略各具特色,功能也不尽相同。常用传感策略的设计思路有以下几种: ① 共轭导电聚合物具有较高的摩尔吸光系数和荧光量子效率,可直接作为荧光报告基团,用于化学和生物分子的检测[7,24];② 由于共轭聚合物对光的捕获非常有效,也可作为能量供体,利用其可以与某些电子/能量受体之间发生电子/能量转移的特点,使传感检测的信号得到数百万倍的放大,从而极大地提高检测的灵敏度[25];③ 水溶性共轭聚合物通常都带有一定的电荷,在与带相反电荷的受体作用时,其荧光会被显著猝灭,这可以用来传导某些生物识别过程[26];④ 利用共轭聚合物的光学性质随分子构象而改变的特点,可以实现靶物质介导的生物分子的构象或结构转变的检测[27-28]。目前,基于水溶性共轭聚合物已经实现了对各种靶物质的检测,从最初的 DNA、蛋白质到生物小分子、酶、肿瘤标志物以及病原体都有较多的报道。

有机共轭小分子通常作为荧光探针用于酶、核酸、蛋白质等生物分子的标记。然而,由于其水溶性较差,更多地用于体外靶物质,特别是金属离子、阴离子的检测。最近,由于其分子较小,容易进入细胞,也逐渐应用于细胞内金属离子的检测。聚集诱导增强发光材料的分子结构呈非平面螺旋桨或风车形状,当堆积在一起时,分子内运动受阻,因此不能以分子运动形式耗散能量,只能以光的形式释放能量。主要的传感机理是生物分子诱导的聚集引起材料的荧光发射增强。聚集诱导增强发光材料已实现了对某些基因、蛋白质的灵敏检测。

1.3.2 生物影像

随着纳米材料与技术的迅速发展和生物医学研究的不断深入,人们迫切需要从更微观的分子水平,原位、实时地探究细胞中生物分子的组成、分布及其组分间的相互作用。这些生物信息对于癌症等重大疾病的早期诊断、治疗及发病机制的研究具有重要的意义。基于有机光电子材料的成像技术包括:① 线性光学成像(可见光区荧光成像、近红外区荧光成像);② 非线性光学成像(双光子荧光成像);③ 生物发光成像;④ 化学发光成像;⑤ 光声成像;⑥ 拉曼光谱成像;⑦ 多模态成像。

荧光成像技术具有灵敏度高,可快速、实时监测等优势,已经成为探究细胞或组织内生物信息的主要技术手段。早期的荧光成像研究,主要以有机小分子染料为荧光探针,对体外的细胞进行成像。然而,由于有机共轭小分子具有一定的光漂白,且其荧光量子效率较低,不能进行长时间的跟踪成像,限制了其进一步应用。水溶性共轭聚合物的出现,很好地克服了这方面的不足。近年来,基于水溶性共轭聚合物及各类有机纳米粒子的荧光成像得到了迅速发展,从体外的高亮度、高稳定性细胞成像,逐渐向活体荧光成像及成像辅助的肿瘤治疗方向发展。

可见光区荧光成像是线性光学成像的重要内容之一。然而,水、黑色素、蛋白质和血红素这些物质的吸收主要在200～650 nm,覆盖了主要的可见光区,因此可见光对生物组织的穿透能力受到一定的限制。同时,在这一光学区域内,生物组织自身也具有较强的荧光发射,即生物背景荧光,导致成像时的信噪比较低,给该波段的组织成像和活体成像带来了困难。近年来,在近红外区第一窗口(750～900 nm)和近红外区第二窗口(1 000～1 700 nm)具有较强光吸收的有机共轭小分子、共轭聚合物等有机光电子材料得到了研究人员的广泛关注[29-30]。特别地,近红外区第二窗口荧光成像技术具有分辨率高、穿透深度深的优点,是目前分子影像领域一种新兴的非辐射、无损伤检测技术,更适用于对深层组织和活体血管等的成像。

以双光子成像为主的非线性光学成像技术,由于其激发波长(700～1 000 nm)较长,能更深地渗透细胞或生物组织,局部定位激发还可以降低光漂白程度,并且空间分辨率更高,在高分辨生物成像和生物诊疗研究领域有着无可比拟的优越性。

与单光子吸收相比,双光子吸收最大的不同是可以同时吸收两个光子,因此它与光强度平方成正比,能够产生很高的瞬时光子密度。大多数双光子吸收材料的应用都源于这种强度依赖性。具有双光子吸收特性的有机共轭小分子、共轭聚合物、有机/无机杂化材料等都已用于双光子成像领域[31-33]。

生物发光成像也是光学分子影像中一类重要的成像技术。它是对活体生物进行一定的处理后使其体内能够自发形成光源的一种成像技术[34]。生物发光成像技术具有非放射性、创伤小、高信噪比、对环境变化反应迅速、成像速度快、图像清晰等优点,在肿瘤发生及转移监测、病毒和细菌侵染机制成像、基因表达与沉默研究、基因治疗相关研究方面具有巨大的应用潜力[35-39]。此外,以鲁米诺、吖啶、过氧化草酸酯等有机共轭小分子为基础的化学发光成像也是发光成像体系的有力补充。

光声成像是一种新兴的生物成像技术,近年来受到有机光电子材料领域的广泛关注。光声成像技术以光为发射信号,以声波为反馈信号,同时集合了光学成像和超声成像的优势,具有广阔的发展前景。光声成像利用近红外与光声波在生物组织中低吸收、低散射的特点,与荧光成像相比,其组织穿透深度更深,最高可达7 cm;同时还保留了光学成像对比度高的特点,与超声波成像相比,成像的分辨率和信噪比则更高。目前,用于光声成像的有机材料主要包括小分子染料、共轭聚合物和天然高分子。Dai、Liu 等课题组都报道了基于有机小分子或共轭聚合物的光声成像技术用于脑部血管成像方面的研究[12,40-41]。

拉曼光谱成像技术是近年来兴起的一种快速、灵敏的成像技术。它利用光束扫描的无震动和无漂移特点,使成像的分辨率更高。由于基于拉曼光谱的拉曼光谱成像技术不仅具有对活体组织无损伤、非侵入、无电磁辐射等特点,而且已经可用于活体生物组织的显微结构分析、特性参数测量及疾病的诊断,因此,拉曼光谱成像技术越来越受到生物与医学领域研究者的关注[42]。有机光电子材料,如有机小分子(4-巯基苯甲酸、罗丹明等)、含有炔类的共轭小分子[43]、共轭聚合物[44-45]等都可作为良好的拉曼标记分子,已在生物成像领域显示出巨大的发展潜力。

多模态成像技术集合了两种以上成像模式的优点,具有更高的灵敏度和分辨率。相比于单纯的无机纳米材料,有机光电子材料不仅具备优异的光电性质,同时也表现出较低的生物毒性,已经被广泛应用于多模态活体成像的研究与临床。例如,基于寡聚苯撑乙炔-Gd^{III}配位聚合物的荧光/磁共振双模态成像[46]、基于水溶性共轭聚合物分子刷 PFPAA 和磁纳米粒子的荧光/磁共振双模态成像和药物载运研究[47]、基于聚吡咯和 TaO_x 的光声/CT 双模态成像以及集诊断与治疗一体的聚合物纳米平台(IR825@ C18PMH - PEG - Ce6 - Gd)[48-49]。上述研究充分展示了多模态成像技术在高灵敏度成像分析、成像辅助的肿瘤光热/光动力学治疗方面的广阔应用前景。

1.3.3 生物治疗

癌症是人类死亡的主要原因之一。世界卫生组织(WHO)的统计表明,每年约880万人死于癌症,全球癌症发病率和死亡率逐年上升。2018年3月,国家癌症中心发布的全国癌症统计数据显示,全国恶性肿瘤新发病例380.4万例,相当于平均每天超过1万人被确诊为癌症,每分钟有7人被确诊为癌症。可见,癌症的早期筛查及治疗仍然面临严峻的问题。目前,手术和化疗仍然是治疗癌症的主要手段,然而化疗在杀死癌细胞的同时也会对正常细胞以及机体的免疫、造血功能造成损害。近年来,具有高选择性和低伤害性的新型肿瘤治疗手段——光动力学治疗、光热治疗及多模态治疗正成为科学研究的热点。

光动力学治疗(photodynamic therapy, PDT)是一种具有高度局域性并且具有较小侵入性的治疗方法,在肿瘤治疗中受到广泛关注。光动力学治疗主要是利用光敏剂(PS)作为治疗药物,在合适的光激发条件下,光敏剂将能量转移给三线态的氧气分子($^3O_2$),产生单线态氧($^1O_2$),单线态氧具有毒性,能够破坏细胞内器官或血管,最终使有机体、细胞或生物分子发生机能及形态变化而致死[50-51]。

早期PDT都是用穿透深度浅、对皮肤有光毒性的紫外光进行激发,这在很大程度上限制了PDT在生物医学领域的广泛应用。近年来,商业化的激光器逐渐增多,研究人员把双光子和PDT结合起来,发展了新型的癌症治疗方法。双光子激发不仅克服了紫外光照射的毒性问题,而且具有更深的穿透深度,从而可以极大地改善治疗的效果。通常,光动力学治疗是一个耗氧过程,这会导致组织严重缺氧,因而限制它的治疗效果。为了进一步增强光动力学治疗的效果,研究者也发展了各种不依赖氧气浓度的治疗方式或光动力学协同治疗方法。有机共轭小分子(如卟啉衍生物)、共轭高分子(如聚芴苯衍生物)等有机光电子材料都可以作为单光子或双光子激发的光敏剂用于肿瘤等疾病的光动力学治疗[10,52-55]。

光热治疗(photothermal therapy, PTT)是一种新型的肿瘤治疗技术,通过利用在近红外区具有较强光吸收的材料,将光能转化为热能,从而杀死癌细胞。与传统的化疗、放疗相比,光热治疗具有疗效高、副作用小、特异性好、可控性好、对周围正常组织的副作用低的优点。有效的光热治疗试剂必须满足以下两个条件:① 高的光吸收率、光稳定性以及光热转换效率,特别是在组织穿透性强的近红外区;② 必须具有良好的生物相容性和肿瘤靶向性。只有同时满足这两个条件,才能够在降低副作用的同时提高光热治疗的效果。

常用的无机光热材料(如金、银、铂、钯、铜及过渡金属硫化物等)虽然具有较高的光热转换效率,但具有潜在的毒性,而且生物相容性较差,限制了其在临床应用的可能。相比而言,具有良好生物相容性、光学稳定性、较高的光热转化效率的有机光电子材料则具有显著的优势,现已成为一大类新型的光热治疗试剂。其中,吲哚菁绿(ICG)、卟啉等有机共轭小分子因其制备简单、生物相容性好等特点很早就被开发为光热治疗试剂[56-58]。然而,单独的有机共轭小分子应用于光热治疗存在着一些不可避免的问题,如热作用下其光学性质不稳定、易发生光漂白以及通过静脉给药之后药物很快会被排出体外等。研究发现,当这些小分子与其他高分子以聚集体形式形成纳米胶束或者胶囊时,可以有效提高小分子的稳定性,从而提高其在肿瘤部位的富集量和光热治疗的效果。近年来,聚苯胺、聚吡咯、聚噻吩、聚多巴胺等在近红外区域有较强吸收的共轭聚合物也被应用于光热治疗及成像辅助的联合治疗[59-62]。

参考文献

[1] Shirakawa H, Louis E J, MacDiarmid A G, et al. Synthesis of electrically conducting organic polymers: Halogen derivatives of polyacetylene, $(CH)_x$. J. Chem. Soc. Chem. Commun., 1977, 16: 578-580.

[2] Heeger A J. Semiconducting and metallic polymers: The fourth generation of polymeric materials (nobel lecture). Angew. Chem. Int. Ed., 2001, 40: 2591-2611.

[3] Feng F, He F, An L, et al. Fluorescent conjugated polyelectrolytes for biomacromolecule detection. Adv. Mater., 2008, 20: 2959-2964.

[4] Feng X, Liu L, Wang S, et al. Water-soluble fluorescent conjugated polymers and their interactions with biomacromolecules for sensitive biosensors. Chem. Soc. Rev., 2010, 39: 2411-2419.

[5] Liu X, Fan Q, Huang W. DNA biosensors based on water-soluble conjugated polymers. Biosens. Bioelectron., 2011, 26: 2154-2164.

[6] Heeger P S, Heeger A J. Making sense of polymer-based biosensors. P. Natl. Acad. Sci. USA, 1999, 96: 12219-12221.

[7] Chen L H, McBranch D W, Wang H L, et al. Highly sensitive biological and chemical sensors based on reversible fluorescence quenching in a conjugated polymer. P. Natl. Acad. Sci. USA, 1999, 96: 12287-12292.

[8] Grey J K, Kim D Y, Norris B C, et al. Size-dependent spectroscopic properties of conjugated polymer nanoparticles. J. Phys. Chem. B, 2006, 110: 25568-25572.

[9] Schill J, Schenning A P H J, Brunsveld L. Self-assembled fluorescent nanoparticles from-conjugated small molecules: En route to biological applications. Macromol. Rapid Commun., 2015, 36: 1306-1321.

[10] Wu C, Chiu D T. Highly fluorescent semiconducting polymer dots for biology and medicine. Angew. Chem. Int. Ed., 2013, 52: 3086-3109.

[11] Tuncel D, Demir H V. Conjugated polymer nanoparticles. Nanoscale, 2010, 2: 484-494.

[12] Li K, Liu B. Polymer-encapsulated organic nanoparticles for fluorescence and photoacoustic imaging. Chem. Soc. Rev., 2014, 43: 6570-6597.

[13] Feng L, Zhu C, Yuan H, et al. Conjugated polymer nanoparticles: Preparation, properties, functionalization and biological applications. Chem. Soc. Rev., 2013, 42: 6620-6633.

[14] Yu J, Cui Y, Xu H, et al. Confinement of pyridinium hemicyanine dye within an anionic metal-organic framework for two-photon-pumped lasing. Nat. Commun., 2013, 4: 2719.

[15] Yao S, Belfield K D. Two-photon fluorescent probes for bioimaging. Eur. J. Org. Chem., 2012, 17: 3199 - 3217.

[16] Kim D, Ryu H G, Ahn K H. Recent development of two-photon fluorescent probes for bioimaging. Org. Biomol. Chem., 2014, 12: 4550 - 4566.

[17] Zhao Q, Huang C, Li F. Phosphorescent heavy-metal complexes for bioimaging. Chem. Soc. Rev., 2011, 40: 2508 - 2524.

[18] Zhao Q, Li F, Huang C. Phosphorescent chemosensors based on heavy-metal complexes. Chem. Soc. Rev., 2010, 39: 3007 - 3030.

[19] Shi H, Sun H, Yang H, et al. Cationic polyfluorenes with phosphorescent iridium (III) complexes for time-resolved luminescent biosensing and fluorescence lifetime imaging. Adv. Funct. Mater., 2013, 23: 3268 - 3276.

[20] Ma Y, Liu S, Yang H, et al. Water-soluble phosphorescent iridium (III) complexes as multicolor probes for imaging of homocysteine and cysteine in living cells. J. Mater. Chem., 2011, 21: 18974 - 18982.

[21] Mei J, Hong Y, Lam J W Y, et al. Aggregation-induced emission: The whole is more brilliant than the parts. Adv. Mater., 2014, 26: 5429 - 5479.

[22] Ding D, Li K, Liu B, et al. Bioprobes based on AIE fluorogens. Acc. Chem. Res., 2013, 46: 2441 - 2453.

[23] Hong Y, Lam J W Y, Tang B Z. Aggregation-induced emission. Chem. Soc. Rev., 2011, 40: 5361 - 5388.

[24] McQuade D T, Pullen A E, Swager T M. Conjugated polymer-based chemical sensors. Chem. Rev., 2000, 100: 2537 - 2574.

[25] Dogariu A, Gupta R, Heeger A J, et al. Time-resolved Förster energy transfer in polymer blends. Synth. Met., 1999, 100: 95 - 100.

[26] Wang J, Wang D L, Miller E K, et al. Photoluminescence of water-soluble conjugated polymers: Origin of enhanced quenching by charge transfer. Macromolecules, 2000, 33: 5153 - 5158.

[27] Ho H-A, Najari A, Leclerc M. Optical detection of DNA and proteins with cationic polythiophenes. Acc. Chem. Res., 2008, 41: 168 - 178.

[28] Liu X, Tang Y, Wang L, et al. Optical detection of mercury(II) in aqueous solutions by using conjugated polymers and label-free oligonucleotides. Adv. Mater., 2007, 19: 1471 - 1474.

[29] Ding D, Li K, Qin W, et al. Conjugated polymer amplified far-red/near-infrared fluorescence from nanoparticles with aggregation-induced emission characteristics for targeted *in vivo* imaging. Adv. Healthc. Mater., 2013, 2: 500 - 507.

[30] Zhao Q, Li K, Chen S, et al. Aggregation-induced red-NIR emission organic nanoparticles as effective and photostable fluorescent probes for bioimaging. J. Mater. Chem., 2012, 22: 15128 - 15135.

[31] Gao Y, Feng G, Jiang T, et al. Biocompatible nanoparticles based on diketo-pyrrolo-pyrrole (DPP) with aggregation-induced red/NIR emission for *in vivo* two-photon fluorescence imaging. Adv. Funct. Mater., 2015, 25: 2857 - 2866.

[32] Rahim N A A, McDaniel W, Bardon K, et al. Conjugated polymer nanoparticles for two-photon imaging of endothelial cells in a tissue model. Adv. Mater., 2009, 21: 3492 - 3496.

[33] Wu C, Szymanski C, Cain Z, et al. Conjugated polymer dots for multiphoton fluorescence imaging. J. Am. Chem. Soc., 2007, 129: 12904 - 12905.

[34] Dothager R S, Flentie K, Moss B, et al. Advances in bioluminescence imaging of live animal models. Curr. Opin. Biotechnol., 2009, 20: 45 - 53.

[35] Gheysens O, Mottaghy F M. Method of bioluminescence imaging for molecular imaging of physiological and pathological processes. Methods, 2009, 48: 139 - 145.

[36] Hayashi K, Jiang P, Yamauchi K, et al. Real-time imaging of tumor-cell shedding and trafficking in lymphatic channels. Cancer Res., 2007, 67: 8223 - 8228.

[37] Luker K E, Luker G D. Applications of bioluminescence imaging to antiviral research and therapy: Multiple luciferase enzymes and quantitation. Antiviral Res., 2008, 78: 179 - 187.

[38] Tao W, Davide J P, Cai M, et al. Noninvasive imaging of lipid nanoparticle-mediated systemic delivery of small-interfering RNA to the liver. Mol. Ther., 2010, 18: 1657 - 1666.

[39] Naumov G N, Wilson S M, MacDonald I C, et al. Cellular expression of green fluorescent protein, coupled with high-resolution *in vivo* videomicroscopy, to monitor steps in tumor metastasis. J. Cell Sci., 1999, 112: 1835 - 1842.

[40] Zha Z, Deng Z, Li Y, et al. Biocompatible polypyrrole nanoparticles as a novel organic photoacoustic contrast agent for deep tissue imaging. Nanoscale, 2013, 5: 4462 - 4467.

[41] Liu J, Geng J, Liao L-D, et al. Conjugated polymer nanoparticles for photoacoustic vascular imaging. Polym. Chem., 2014, 5: 2854.

[42] Vo-Dinh T. Biomedical photonics handbook: Biomedical diagnostics. Boca Raton: CRC Press, 2014.

[43] Di H, Liu H, Li M, et al. High-precision profiling of sialic acid expression in cancer cells and tissues using background-free surface-enhanced Raman scattering tags. Anal. Chem., 2017, 89: 5874 - 5881.

[44] Li S, Chen T, Wang Y, et al. Conjugated polymer with intrinsic alkyne units for synergistically enhanced Raman imaging in living cells. Angew. Chem. Int. Ed., 2017, 56: 13455 - 13458.

[45] Yamakoshi H, Dodo K, Palonpon A, et al. Alkyne-tag Raman imaging for visualization of mobile small molecules in live cells. J. Am. Chem. Soc., 2012, 134: 20681 - 20689.

[46] Suresh V M, Chatterjee S, Modak R, et al. Oligo (*p*-phenyleneethynylene)-derived porous luminescent nanoscale coordination polymer of Gd^{III}: Bimodal imaging and nitroaromatic sensing. J. Phys. Chem. C, 2014, 118: 12241 - 12249.

[47] Lu X, Jiang R, Yang M, et al. Monodispersed grafted conjugated polyelectrolyte-stabilized magnetic nanoparticles as multifunctional platform for cellular imaging and drug delivery. J. Mater. Chem. B, 2014, 2: 376 - 386.

[48] Jin Y, Li Y, Ma X, et al. Encapsulating tantalum oxide into polypyrrole nanoparticles for X-ray CT/photoacoustic bimodal imaging-guided photothermal ablation of cancer. Biomaterials, 2014, 35: 5795 - 5804.

[49] Gong H, Dong Z, Liu Y, et al. Engineering of multifunctional nano-micelles for combined photothermal and photodynamic therapy under the guidance of multimodal imaging. Adv. Funct. Mater., 2014, 24: 6492 - 6502.

[50] Agostinis P, Berg K, Cengel K A, et al. Photodynamic therapy of cancer: An update. CA

Cancer. J. Clin., 2011, 61: 250 - 281.

[51] Lovell J F, Liu T W B, Chen J, et al. Activatable photosensitizers for imaging and therapy. Chem. Rev., 2010, 110: 2839 - 2857.

[52] Dichtel W R, Serin J M, Edder C, et al. Singlet oxygen generation via two-photon excited FRET. J. Am. Chem. Soc., 2004, 126: 5380 - 5381.

[53] Oar M A, Serin J A, Dichtel W R, et al. Photosensitization of singlet oxygen via two-photon-excited fluorescence resonance energy transfer in a water-soluble dendrimer. Chem. Mater., 2005, 17: 2267 - 2275.

[54] He F, Ren X S, Shen X Q, et al. Water-soluble conjugated polymers for amplification of one- and two-photon properties of photosensitizers. Macromolecules, 2011, 44: 5373 - 5380.

[55] Kandoth N, Kirejev V, Monti S, et al. Two-photon fluorescence imaging and bimodal phototherapy of epidermal cancer cells with biocompatible self-assembled polymer nanoparticles. Biomacromolecules, 2014, 15: 1768 - 1776.

[56] Intes X, Ripoll J, Chen Y, et al. *In vivo* continuous-wave optical breast imaging enhanced with indocyanine green. Med. Phys., 2003, 30: 1039 - 1047.

[57] Zheng M, Zhao P, Luo Z, et al. Robust ICG theranostic nanoparticles for folate targeted cancer imaging and highly effective photothermal therapy. ACS Appl. Mater. Inter., 2014, 6: 6709 - 6716.

[58] Lovell J F, Jin C S, Huynh E, et al. Porphysome nanovesicles generated by porphyrin bilayers for use as multimodal biophotonic contrast agents. Nat. Mater., 2011, 10: 324 - 332.

[59] Sun P, Wang X, Wang G, et al. A perylene diimide zwitterionic polymer for photoacoustic imaging guided photothermal/photodynamic synergistic therapy with single near-infrared irradiation. J. Mater. Chem. B, 2018, 6: 3395 - 3403.

[60] Deng W, Wu Q, Sun P, et al. Zwitterionic diketopyrrolopyrrole for fluorescence/photoacoustic imaging guided photodynamic/photothermal therapy. Polym. Chem., 2018, 9: 2805 - 2812.

[61] Guo B, Sheng Z, Hu D, et al. Molecular engineering of conjugated polymers for biocompatible organic nanoparticles with highly efficient photoacoustic and photothermal performance in cancer theranostics. ACS Nano, 2017, 11: 10124 - 10134.

[62] Geng J, Sun C, Liu J, et al. Biocompatible conjugated polymer nanoparticles for efficient photothermal tumor therapy. Small, 2015, 11: 1603 - 1610.

第2章

有机光电子材料生物传感

有机光电子材料具有优异的光、电特性或光电转换功能。近年来,以共轭导电聚合物、有机共轭小分子、磷光重金属配合物、聚集诱导增强发光材料为代表的有机光电子材料得到了迅猛的发展。有机光电子材料在化学/生物传感、生物影像、疾病诊断及治疗领域的应用也受到越来越多研究者的关注。

生物传感器是一类特殊形式的传感器,它以生物分子为识别元件,通过生物特异性识别过程来分析和检测各种生命物质和化学物质。由于具有灵敏度高、特异性好、快速、准确和方便的特点,已被广泛应用于食品工业、环境监测、临床医学和军事等领域。生物传感器研究是一个多学科交叉的领域,综合了生物技术、信息技术、纳米科学、界面科学等众多领域以及光、电、声、色、热等各种技术,受到各个领域研究者的高度青睐。发展更加快速、简便、灵敏的新型生物传感检测技术具有重要的社会意义。

生物传感器通常由敏感元件、转换元件和检测元件组成。敏感元件是对各种物理、化学量敏感的传感材料,用于识别生物分子;转换元件将生物分子所引起的物理、化学反应转换成可测的光、电、声、色等信号。其中,作为敏感元件的传感材料是生物传感器的核心,它决定传感器的灵敏度、选择性、线性度和稳定性。开发和应用新功能的传感材料,选择并优化现有的传感材料是生物传感器研究的一项重要内容。

水溶性荧光共轭聚合物具有极强的光捕获能力、高的荧光量子效率和“分子导线”效应以及显著的信号倍增功能,是优异的生物传感材料,在基因、蛋白质、生物小分子检测方面具有巨大的应用潜力。近二十年来,研究人员在该领域进行了广泛而深入的研究,为其在生物医学领域的进一步应用奠定了坚实的基础。有机共轭小分子荧光染料,在一定的条件下,可与金属离子形成有机-金属配合物,从而使光学性质发生显著的变化,主要用于金属离子,特别是细胞内金属离子的检测。磷光重金属配合物具有长波长的磷光发射,在生物传感、高分辨率细胞成像方面具有较好的应用。聚集诱导增强发光材料克服了其他荧光材料聚集就会发生猝灭的不足,在 turn - on 模式的传感及生物光学成像方面的应用也越来越多。本章主要围绕有机光电子材料,特别是水溶性荧光共轭聚合物在生物传感领域的应用展开。检测的靶物质主要包括基因、蛋白质、生物小分子、生物信号分子、病原体、细胞内金属离子等。有机光电子材料在肿瘤细胞成像、药物输运、肿瘤治疗等方面的应用将在后续章节中介绍。

2.1　基于有机光电子材料的基因检测

基因的实时、高灵敏检测在医疗诊断、基因突变分析、基因转录监控等方面具有重要的意义。有机光电子材料在基因分析领域的应用以水溶性荧光共轭聚合物为主,包括疾病相关 DNA 的杂交检测、DNA 甲基化检测、DNA 构象转变检测等。常用的检测策略主要有两种: ① 基于荧光共振能量转移(FRET)机制的基因检测,即以共轭聚合物为能量供体,通过与其他荧光基团之间的荧光共振能量转移,实现荧光信号的放大及高灵敏度检测;② 基于构象转变原理的基因检测,即基于聚噻吩类共轭聚合物的构象效应,通过与生物分子结合前后构象变化产生的光学性质的变化来实现对基因的检测。

2.1.1　基于 FRET 原理的基因检测

荧光共振能量转移(fluorescence resonance energy transfer, FRET)理论是由 Förster 于 1948 年提出的,它通过分子间的电偶极相互作用将能量供体(donor)的激发态能量转移给能量受体(acceptor)激发态,是一种非辐射跃迁[1],如图 2.1 所示。发生 FRET 时,供体产生的荧光强度比它单独存在时降低,而受体发射的荧光则大大增强。该过程中能量转移的可行性称为 FRET 效率,与受体-供体之间的距离、供体分子的发射光谱与受体分子激发光谱的重叠程度(>30%)、供体和受体间偶极子跃迁的相对方向等因素有关。发生 FRET 时,分子间距离为 1～10 nm,常用于生物大分子之间相互作用的定性和定量检测。

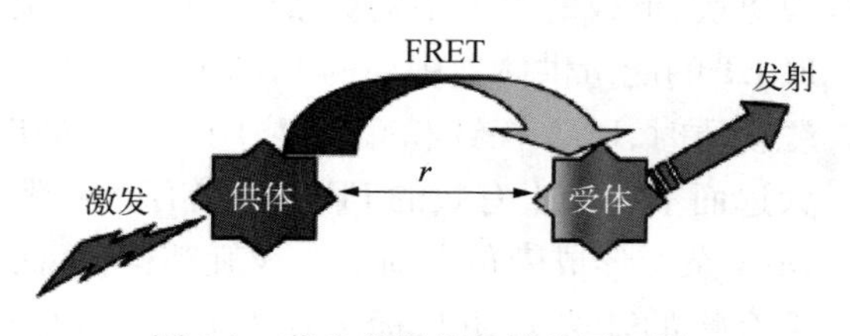

图 2.1　荧光共振能量转移原理图

聚芴衍生物是研究较早的一类水溶性荧光共轭聚合物,由于其较高的发光效率,被广泛应用于各类光学生物传感策略的设计。研究人员合成了各种结构的聚芴衍生物以提高其水溶性、荧光量子效率和光稳定性。这类材料可作为优异的能量供体,小分子染料(如 EB、FAM)通常被作为能量受体,在一定的条件下,二者之间可发生高效的 FRET,使检测到的荧光信号有成千上万倍的放大,从而大大提高检测的灵敏度。本小节述及的共轭聚合物及有机染料 EB 的结构式如图 2.2 所示。

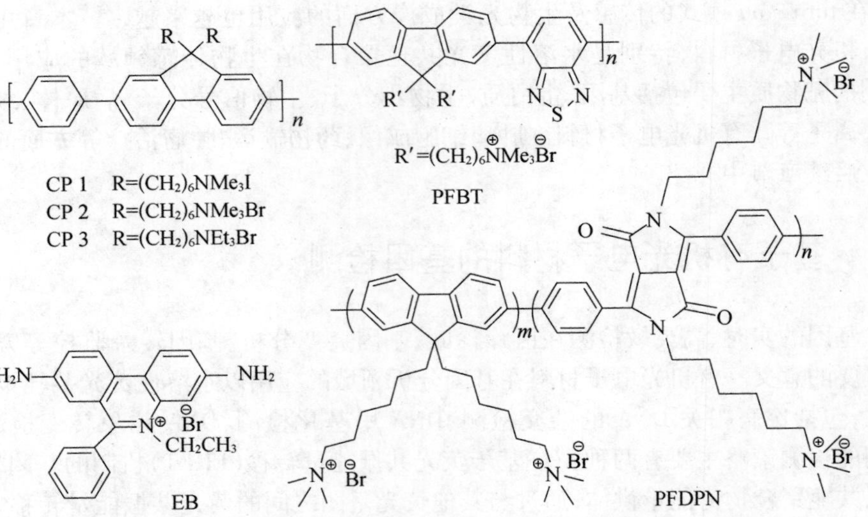

CP 1 R=$(CH_2)_6NMe_3I$
CP 2 R=$(CH_2)_6NMe_3Br$
CP 3 R=$(CH_2)_6NEt_3Br$

R′=$(CH_2)_6\overset{\oplus}{N}Me_3\overset{\ominus}{Br}$
PFBT

EB

PFDPN

图 2.2 共轭聚合物及有机染料 EB 的结构式

2002 年,Bazan 和 Heeger 等首次报道了基于水溶性阳离子型聚芴衍生物 CP 1 和肽核酸(PNA)探针的均相、“实时”DNA 检测(图 2.2 和图 2.3)[2]。PNA 是一种与 DNA 或 RNA 类似的化学物质,其骨架单元之间通过肽键连接,碱基与骨架之间以亚甲羰键相连。由于不含磷酸基团,因此为中性核酸。与 DNA/DNA 杂交相比,由于 PNA 探针呈电中性,与负电荷的 DNA 之间不存在静电排斥作用,所以杂交反应更快,形成的双链结构更紧密,对热更稳定。CP 1 具有很强的光捕获能力,作为 FRET 的能量供体。中性的 PNA 作为探针,其 5′末端标记荧光基团(C*)。不存在靶物质时,PNA 探针和 CP 1 之间不发生静电相互作用,两个荧光基团之间的距离太远而不能发生有效的 FRET。当有互补靶 DNA 存在时(图 2.3 路线 A),PNA 与 DNA 杂交形成带负电荷的双螺旋结构,从而可以与 CP 1 之间形成静电复合物,使聚合物的荧光基团与标记在 PNA 末端的 C*之间的平均距离缩短,在可以发生 FRET 的距离范围内,可发生高效的 FRET。然而,当存在的是一条不互补的 DNA 链时(图 2.3 路线 B),由于不能杂交,静电作用只在 CP 1 和 DNA 之间发生,两个荧光基团之间的距离较远而不能发生 FRET。共轭聚合物的引入,使 C* 的发射强度增加 25 倍以上,可检测低至 10^{-11} mol/L 的靶 DNA。在此基础上,Bazan 课题组又报道了基于水溶性聚芴衍生物 CP 2、PNA 探针(标记荧光素)和 S1 核酸酶的传感策略,实现了对神经退行性疾病相关的单核苷酸多态性(SNP)的检测[3]。S1 酶为一种单链特异性的核酸内切酶。当与 S1 酶反应后,未形成双链的部分 DNA 将被水解为单核苷酸。CP 2 只与没有被水解的带负电荷的 PNA/DNA 双链之间形成静电复合物并发生 FRET。因此,荧光的强度与靶和探针的互补程度有关。长的 ssDNA 靶序列被 S1 酶水解,只留下与 PNA 完全互补的双链部分。任何 PNA/DNA

错配都将被 S1 酶消化，而不能发生高效的 FRET。该方法可实现对 tau 蛋白基因、阿尔茨海默病相关基因的检测。结果表明，完全互补基因序列的 FRET 效率远高于含有单点突变、两点突变及多点突变的体系，为突变体系的 4 倍。因此，将 PNA 和 S1 酶结合可进行明确的单碱基错配的识别，同时 S1 酶的使用也减小了靶 DNA 和共轭聚合物之间的尺寸差异，从而降低了背景信号。

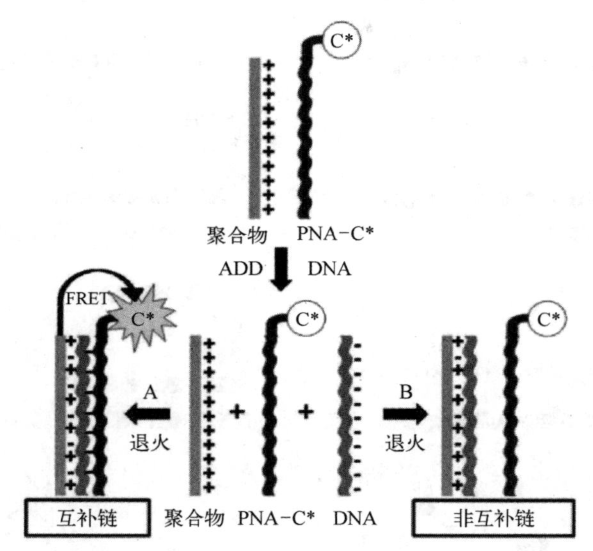

图 2.3　基于 PNA 探针和水溶性共轭聚合物的 DNA 检测原理图[2]

尽管 PNA 探针具有很多优点，为电中性核酸，可以避免非特异性反应。然而，由于其价格昂贵，在实际应用中存在一定的局限性。相对而言，DNA 的合成、纯化和标记技术更加成熟，而且在生物体系中，DNA/DNA 反应更普遍。基于此原因，Bazan 课题组进一步研究了基于 CP 1 和荧光素标记 DNA 探针之间 FRET 对 DNA 杂交的检测[4]。研究发现，当聚合物链和 DNA 探针的比例为 1 : 1 时，FRET 效率最大。加入电解质以后，FRET 效率降低，表明共轭聚合物和 DNA 之间的作用主要以静电作用为主。

DNA 甲基化在实验胚胎学、DNA 复制和修复、基因组印记、X 染色体失活以及胚胎发育等生物学过程中发挥着重大的作用。在上述研究基础上，Wang 课题组以共轭聚合物 CP 3 为检测 DNA 甲基化的报告基团，通过检测体系 FRET 效率的变化，检测了质粒和人克隆癌细胞中 CpG 位点的 DNA 甲基化状态(图 2.4)[5]。FRET 效率与 dGTP－Fl 在单碱基延伸反应中掺入探针 DNA 的情况有关，当探针和靶在甲基化位点完全互补时，低至 1%的甲基化状态也可被检测到。这种方法充分利用了具有高度选择性的单碱基延伸反应和荧光共轭聚合物的光学放大特性，使检测灵敏度得到极大的提高，当 DNA 浓度为 10^{-12} mol/L 量级时也可被检测到。此外，该方法也无须分离、操作简单，可重复性好，有望用于癌症的早期诊断。

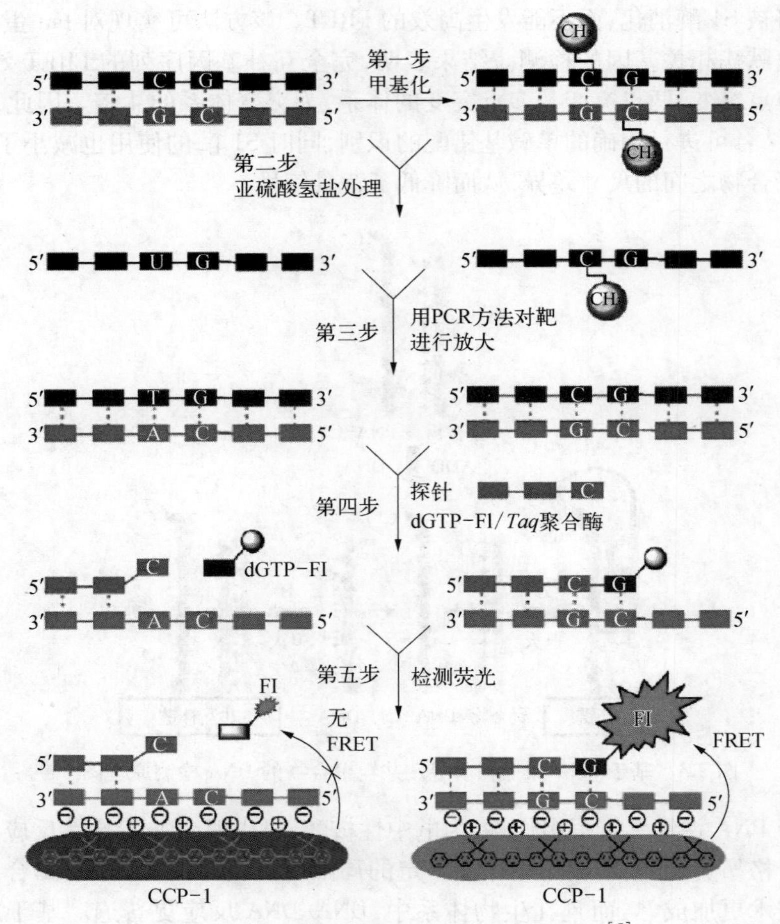

图 2.4　基于 FRET 原理的 DNA 甲基化检测[5]

Li 等报道了基于水溶性聚芴衍生物 PFDPN 和 FRET 原理的 DNA 链延长的检测[6]。一条 Cy5 标记的 DNA 作为探针，另一条无标记的 DNA 用于延长。由于静电相互作用，PFDPN 和 Cy5 - DNA 之间的距离很近，可发生高效的 FRET。然而，当另一条 DNA 链被延长后，由于其链更长、带有的负电荷更多，与 PFDPN 之间的静电作用更强，可将 Cy5 - DNA 取代下来，使体系的 FRET 降低。PFDPN 与Cy5 - DNA 之间的静电结合，通过 FRET 有效地放大了 Cy5 的荧光发射信号。此外，基于链取代反应的放大方法可用于无模板的 DNA 链延长过程的监控。

尽管 FRET 方法操作简单而且可用标准的荧光检测仪器实现检测，但是，当筛选大批量非互补 DNA 时，其 FRET 效率往往较低，因而选择性较差。2004 年，Bazan 课题组首次报道了基于两步 FRET 原理检测 DNA 的研究工作(图 2.5)。其中，荧光素(C*)作为两步 FRET 的中间桥梁，实现从 CP 1 到 DNA 嵌入剂 EB 之间的 FRET[7]。由于 EB 是嵌入在 DNA 双链中的，其与 CP 1 之间的距离较远，二者之间不能发生 FRET。当将 C^* 标记在双链 DNA 的一个末端时，FRET 就可以先从 CP 1到 C^*，然后再从 C^* 到 EB。这种级联式的能量转移过程可以通过荧光衰减动力学和荧光偏振进行测量。这种 FRET 效率的显著提高是由于 C^* 到 CP 1 之间的距离更近且由于其在 DNA 末端，自由度更大的缘故。相比而言，EB 是嵌入到 DNA 双链内部的，自由度更小，因而直接的 FRET 效率非常低。

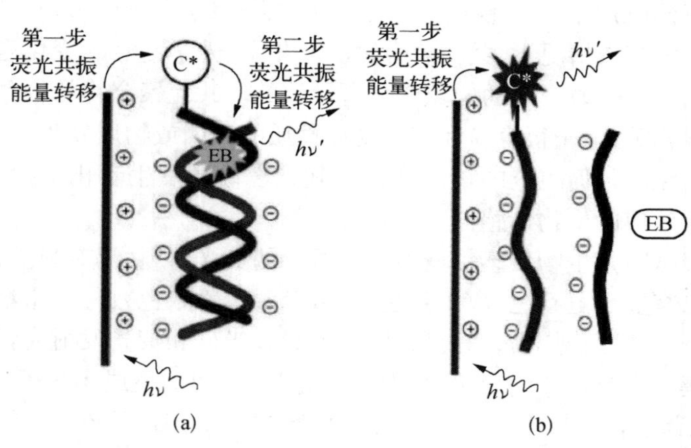

图 2.5 基于两步 FRET 原理的基因检测[7]

（a）互补链；（b）不互补链

除了检测基因杂交以外，DNA 的氧化损伤、单核苷酸多态性的检测在生物医学领域也具有重要的作用。Wang 课题组建立了基于两步 FRET 原理的 DNA 构象转变的检测方法[8]。G-四链体是端粒 DNA 抑制端粒酶活性形成的四分体构象，在大多数肿瘤细胞中，具有调控基因表达的作用。G-四链体的结构稳定性是实现其生物功能的关键。G-四链体结构在有互补链存在的情况下可以转变为双链。富 G 的 DNA 用荧光素（Fl）修饰。在 K^+存在下，可形成 G-四链体，其与 CP 2 之间发生静电相互作用，发生高效的 FRET。由于 EB 不能嵌入 G-四链体结构，此时只观测到 CP 2 和 Fl 的荧光。当加入互补链，由于形成了 DNA 双链，EB 可嵌入其中，发生两步 FRET，因此可观测到 Fl 到 EB 的 FRET。有效检测这种结构转变将为癌症、HIV 感染及其他疾病的端粒酶抑制剂的设计提供有价值的参考思路。

溶液相检测具有反应快速、操作简便的优势，但无法分离多余的反应物质。因此，研究人员开发了固相的生物芯片用于基因的检测。2005 年，Bazan 课题组报道了基于 FRET 原理的芯片方法用于 DNA 杂交的检测[9]。为了满足芯片检测的需要，合成了与常用的 DNA 微阵列检测器的激发光源相匹配的共轭聚合物 PFBT。PNA 探针为 NH_2末端修饰的肽核酸，通过 NH_2与 COOH 之间的反应将其固定在固相表面上。由于 PNA 与 PFBT 之间不存在静电相互作用，PFBT 存在于溶液中，而不在固相表面上。杂交后，固相表面的负电荷增加，与 PFBT 之间的静电作用增强。因此,通过表面杂交引起的电荷变化而产生的 DNA 与 PFBT 之间的静电相互作用而导致的光学信号的变化,为 DNA 检测提供了一种实质性的放大途径。

2.1.2 基于构象转变原理的基因检测

共轭聚合物的物理、化学性质与其在不同环境中的构象密切相关。水溶性共轭聚合物在不同溶剂中可以形成从高度柔性的无规线团(random coil)到相对有序的刚性结构。大多数情况下,共轭聚合物的电化学、光学信号的变化是由于其与生物大分子或细胞结合时产生的构象变化所导致的。共轭聚合物的构象与主链上的电子结构高度相关,电子很容易和带有受体性质的基团或物质发生作用,从而影响主链的构象变化。任何主链的扭曲都会使其光学性质发生变化,这为设计基于共轭聚合物构象效应的生物传感器奠定了基础。

水溶性聚噻吩是生物传感领域中一类重要的荧光材料,具有显著的热致色、溶剂致色、构象致色、压电致色、离子致色、光致色和生物致色效应。水溶性聚噻吩和待检测生物分子相互作用后,通过紫外-可见吸收光谱和荧光发射光谱可监测聚合物分子的聚集状态或构象的变化,从而实现对 DNA、蛋白质或小分子的检测。2003 年,Nilsson 课题组首次报道了基于两性离子型聚噻吩衍生物 POWT 的溶液相和芯片检测 DNA 的方法[10]。该方法基于单/双链 DNA 与聚噻吩之间的不同的非共价相互作用。单链 DNA 可使 POWT 形成平面结构,并使聚合物链发生聚集,可检测到荧光强度的下降和光谱的红移。然而,加入互补链后,体系的荧光强度增加,发射光谱发生蓝移。可检测低至约 10^{-11} mol 的 DNA。这种方法具有很高的序列特异性,在 5 min 内可实现对单碱基错配的检测,无须任何变性步骤。当聚合物沉积在固相表面时,其响应与在溶液中基本一致。这为无标记的 DNA 芯片检测提供了新的方法。本小节述及的共轭聚噻吩衍生物的结构式如图 2.6 所示。

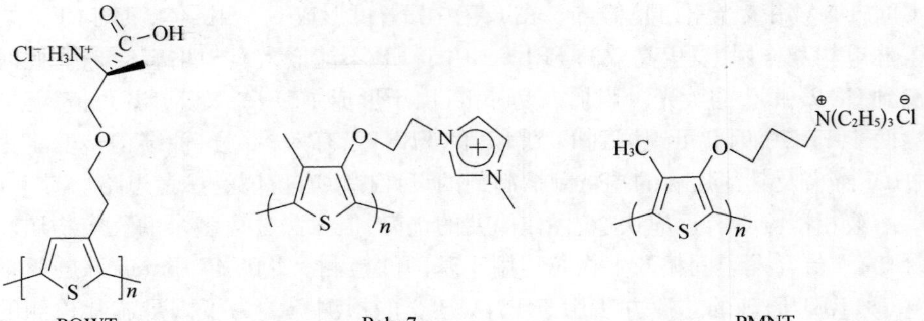

POWT　　Poly 7　　PMNT

图 2.6　聚噻吩衍生物的结构式

Leclerc 课题组报道了基于阳离子型聚噻吩衍生物 Poly 7 的比色法基因检测(图 2.6 和图 2.7)[11]。Poly 7 在水溶液中以无规线团形式存在,共轭程度较低,溶液呈黄色;在与单链 DNA 静电结合后形成一个平面构型的复合物,聚噻吩链高度共轭,溶液转变成红色;而在与双链 DNA 结合后,柔性的聚噻吩链缠绕在刚性的 DNA 双螺旋结构上,形成右手螺旋结构,共轭体系被破坏,溶液又变为黄色。因此,通过阳离子聚噻吩分别和单、双链 DNA 形成不同构象的复合物所产生的颜色变化,就可以很容易地用肉眼分辨基因检测的结果。

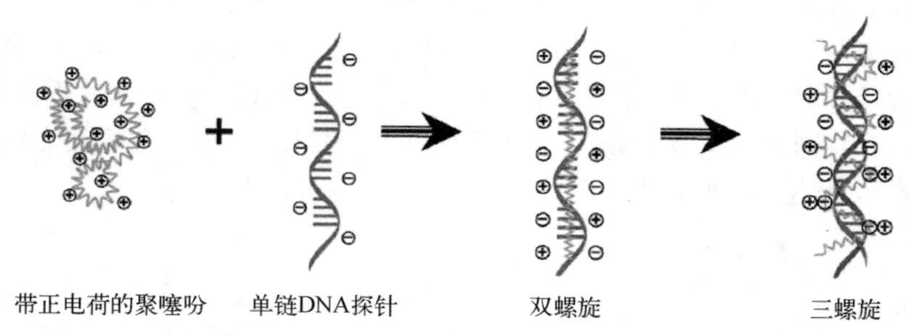

图 2.7　基于聚噻吩构象效应的基因检测原理[11](彩图见封底二维码)

Wang 课题组报道了基于聚噻吩衍生物 PMNT 的 DNA 氧化损伤检测[12]。由于静电相互作用,PMNT 可以与单链 DNA 形成复合物,此时 PMNT 呈高度共轭的平面构象,紫外吸收发生相对红移。当 ssDNA 被 S1 酶或 · OH 水解为小片段后,不能形成 PMNT/ssDNA 复合物。此时,PMNT 呈自由卷曲构象,具有相对短波长的吸收。ssDNA 被酶消化或被 · OH 氧化损伤的分辨可以通过观察吸收光谱的变化或只观察 PMNT 的颜色变化来实现。这种方法简单、快速,无需对 DNA 底物进行标记。为基于 DNA 氧化损伤抑制剂的药物筛选提供了一种新的途径。

Fan 和 Huang 课题组合作报道了基于 PMNT 构象变化的 DNA 的 i - motif 结构转变检测。i - motif 结构是由富含 C 碱基的 DNA 形成的四链体结构[13]。其在酸性条件下可以形成 i - motif 结构,但在中性及碱性条件下以单链形式存在。他们设计了两种传感策略: 一种可以检测 i - motif 和自由卷曲的富 C 核酸之间的构象转变;另一种可以检测双链 DNA 和 i - motif 之间的平衡。所有这些变化可以在几分钟内直接观察到。其检测限可低至 4×10^{-8} mol/L。更重要的是,通过调控体系的 pH,可实现可逆的构象转变检测。

2.2　基于有机光电子材料的蛋白质类生物大分子检测

蛋白质的定性和定量检测在临床检验、生物医药等领域起着重要的作用,对于肿瘤标志物测定、临床疾病的诊断与治疗、蛋白质和多肽药物的质量检验等都具有重要的意义。基于有机光电子材料的蛋白质传感机理主要包括: ① 蛋白质与有机光电子材料之间的直接相互作用;② 基于 DNA 与蛋白质之间的特异性结合作用;③ 基于酶对底物的切割作用。目前,可检测的目标物质包括蛋白质、酶和肿瘤标志物等。

2.2.1 蛋白质检测

蛋白质具有两性解离性质，与带有一定电荷的共轭聚合物之间常常会产生静电相互作用，这是早期基于水溶性共轭聚合物的蛋白质传感检测的重要基础。2002 年，Heeger 等发现细胞色素 c（Cyt *c*）可以高效猝灭聚苯撑乙烯衍生物 MBL－PPV的荧光，为蛋白质的简便、快速检测提供了新的途径[14]。Cyt *c* 是一种电子转移蛋白，可以作为 MBL－PPV 的高效猝灭剂，根据 Stern－Volumer 曲线计算的猝灭常数超过 10^8。研究发现，Cyt *c* 在中性 pH 时为阳离子聚电解质，容易与阴离子的聚合物形成静电复合物，并且表面电荷越多，Cyt *c* 对聚合物荧光的猝灭越有效。本小节述及的水溶性共轭聚合物的结构式如图 2.8 所示。

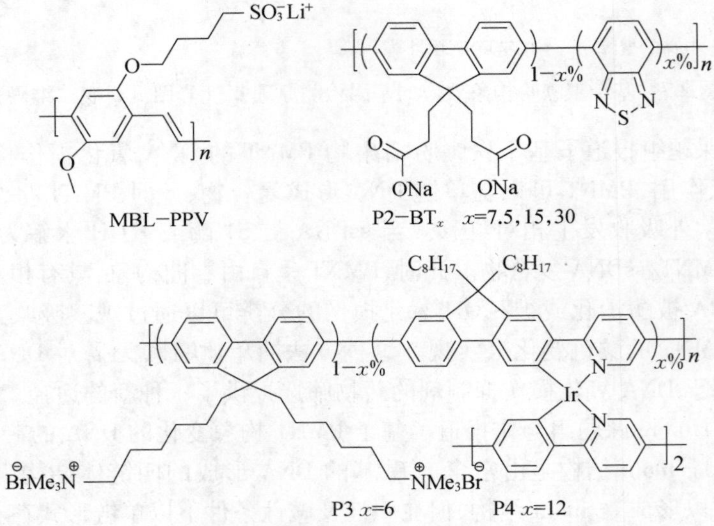

MBL－PPV　　P2－BT_x　x=7.5,15,30

P3 x=6　　P4 x=12

图 2.8　水溶性共轭聚合物的结构式

Liu 课题组报道了基于分子内电荷转移原理的蛋白质多色检测[15]。水溶性阴离子共轭聚合物 P2－BT_x主链由芴和不同含量的 BT 基团构成。利用蛋白质介导的聚集引起的 P2－BT_x的荧光变化可实现对不同蛋白质的检测。由于不同的蛋白质具有不同的等电点，其与聚合物作用时会造成微环境和静电作用的差异。光谱和光散射研究表明，这些聚合物在水中时，在低 pH 条件下聚集，随着 pH 的升高，聚集程度减小。在 pH＝3 时，可观察到大的聚集体（约 2 000 nm）。随着 pH 的增加，聚集体被破坏，这是由于负电荷的聚合物链之间的静电排斥作用增大的缘故。随着聚集体的形成和破坏，聚合物的荧光发射的颜色从黄色变为蓝色。在 pH 大于 9 时，大多数羧酸基团去质子化，可观察到增强的蓝光发射。以 P2－BT30 为例，分别加入溶菌酶、BSA 和 Cyt *c* 时，发射光颜色从蓝色变为黄色、绿色、黑色。这种颜色变化是由于从芴到BT单元的高效的分子内/间能量转移，以及聚合物和蛋白质之间的电子转移。加入不同蛋白质时，聚合物发射颜色不同是由于其疏水性质、净电荷及蛋白质结构的不同。

有机重金属配合物也是一种重要的有机光电子材料，近年来在生物医药领域得到了广泛的应用。2011年，Fan课题组报道了基于含铱配合物的阳离子共轭聚合物P3和P4，用于组蛋白的检测(图2.9)[16]。含有12%(摩尔百分数)铱配合物的聚合物P4在水溶液中显示出特有的荧光共振能量转移，这是由于其在水中的溶解度较小，发生了聚合物的聚集的缘故。由于主链芴单元到Ir配合物之间的FRET，P4具有双发射红色荧光。加入组蛋白后，聚合物的聚集程度减小，显示出较弱的FRET，荧光发射的颜色为紫色。然而，加入其他蛋白质时，不会有这种现象。这种选择性的FRET的降低，以及发射光颜色从红色到紫色的变化只有在加入组蛋白时才会出现，因而可通过比色实现对组蛋白的检测。此外，这种组蛋白介导的FRET效率的减弱具有很好的线性关系，可进行组蛋白的定量检测，检测限为6×10^{-8} mol/L。

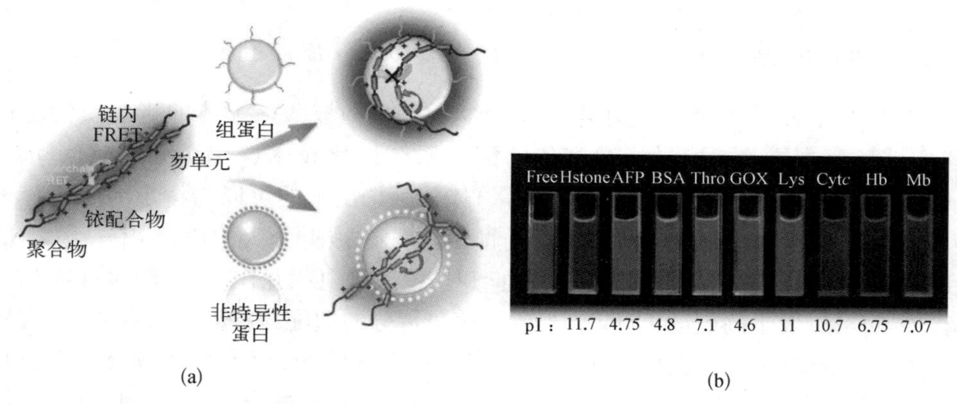

图2.9　组蛋白检测原理及比色结果图[16](彩图见封底二维码)

(a) 基于含铱配合物的共轭聚合物的链内FRET的组蛋白检测原理；(b) 聚合物与各种蛋白质作用后365 nm照射的荧光比色图

传统的蛋白质检测大多基于蛋白质-蛋白质之间的相互作用。然而，由于蛋白质为两性分子，其表面电荷会随着所处环境的不同而发生变化。对于水溶性共轭聚合物而言，很容易与蛋白质之间发生非特异性吸附作用，从而使蛋白质检测的灵敏度降低。

DNA与蛋白质之间的特异性结合为蛋白质的高灵敏度检测提供了一种新的途径。Liu等报道了一种基于水溶性共轭聚合物PFEP和DNA-蛋白质特异性结合的无标记蛋白质检测方法(图2.10)[17]。转录因子(核因子NF-κB)是一种DNA结合蛋白，可与具有特殊序列的双链DNA结合，在蛋白质组学、基因组学及生物医药领域具有重要的意义。他们分别设计了含有一个或两个结合位点的核酸探针。不存在结合蛋白时，核酸探针可以被核酸外切酶III(Exo III)水解，从而不能使染料 Sybr Green I 嵌入其中。两荧光基团之间的距离较远,不能发生有效的 FRET。当 NF-κB 结合到核酸探针上后,可以起到很好的保护作用,从而使核酸探针不被 Exo III 水解,可以嵌入 Sybr Green I 染料,由于静电吸引作用,其和阳离子的共轭聚合物形成复合物,两荧光基团之间的距离很近,可发生高效的 FRET。该方法可检测 HeLa 细胞提取物中的转录因子,最低检测限可低至 1 pg/μL。与文献报道的方法相比,灵敏度提高了 10 000 倍。

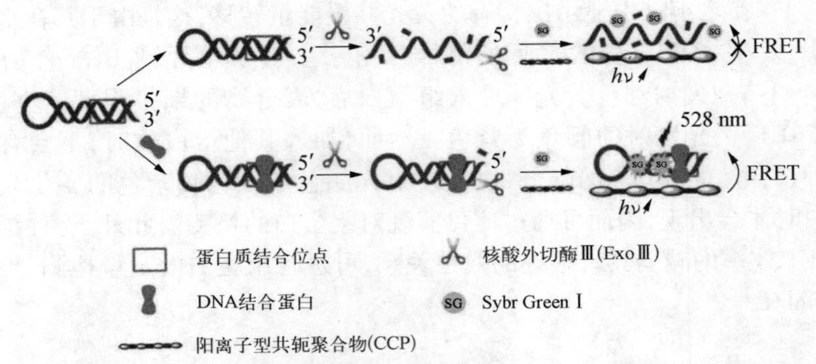

图 2.10 基于 DNA-蛋白质之间特异性结合及 FRET 原理的蛋白质检测[17]

2014 年,Liu 等报道了基于共轭聚合物 PFEP 和核酸适配体的蛋白质传感策略[18]。适配体是一类通过指数富集的配体系统进化技术(systematic evolution of ligands by exponential enrichment, SELEX)体外筛选出来的可以与特定的配体分子相结合的一段 DNA 或 RNA 分子。凝血酶的适配体被拆分为两段,其中一段 DNA 用荧光素进行标记。不存在靶蛋白凝血酶时,由于静电相互作用,共轭聚合物和荧光素之间可以发生高效的 FRET。当凝血酶与拆分的适配体特异性结合时,形成核酸适配体/凝血酶复合物,由于蛋白质具有相对大的体积,使荧光素与聚合物之间的距离较远,不能发生 FRET。他们进一步利用共轭聚合物分子刷 ThNI,通过其与 G-四链体嵌入染料硫黄素 T(ThT)之间的 FRET 实现了对凝血酶的无标记检测(图 2.11、图 2.12)[19]。不存在靶蛋白时,富 G 的核酸适配体可形成 G-四链体结构,ThT 分子可嵌入该结构并发射荧光,其与聚合物之间由于静电相互作用,距离较近,FRET 效率较高。存在靶物质时,由于适配体与凝血酶之间的特异性结合,形成体积较大的适配体/凝血酶复合物,ThT 分子嵌入的很少,与聚合物之间的距离也较远,体系的 FRET 效率显著降低。

水溶性共轭聚合物的构象效应也是蛋白质生物传感的重要基础之一。Leclerc 课题组报道了一种基于荧光共轭聚合物 Poly 7 的构象效应的蛋白质检测策略(图 2.13)[20]。单链核酸适配体(aptamer)与 Poly 7 可以发生静电结合,从而使聚噻吩的构象变为刚性的平面结构。当其与人 α-凝血酶特异性结合时,由于聚噻吩的构象效应,将会通过静电作用吸附在 G-四链体结构周围,呈现不同的颜色和荧

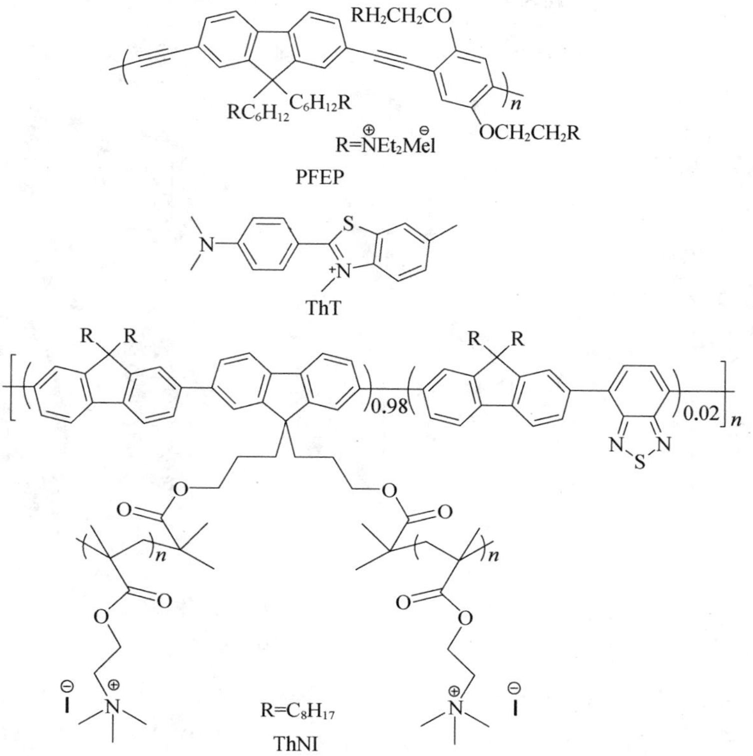

PFEP

ThT

ThNI

图 2.11 共轭聚合物及核酸染料 ThT 的化学结构式

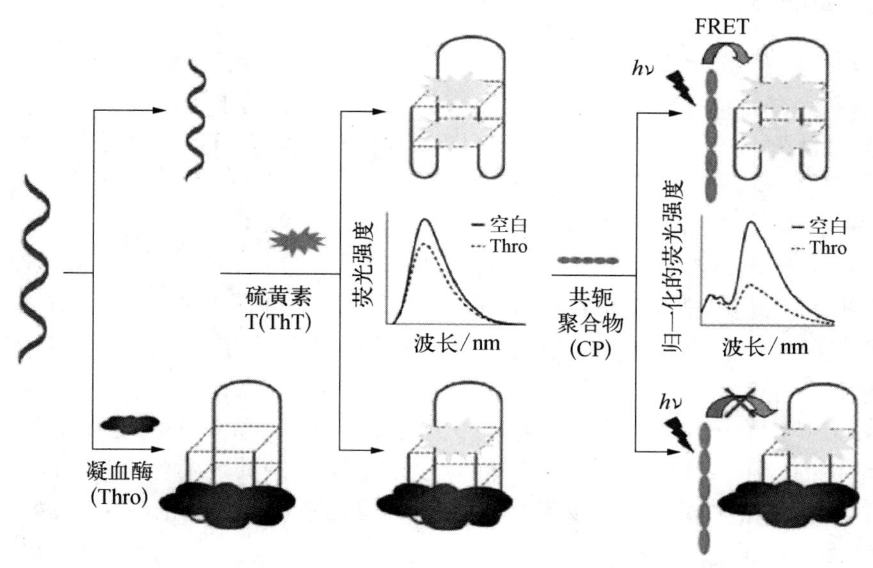

图 2.12 基于聚合物分子刷和 G-四链体嵌入剂 ThT 之间 FRET 原理的蛋白质检测[19]

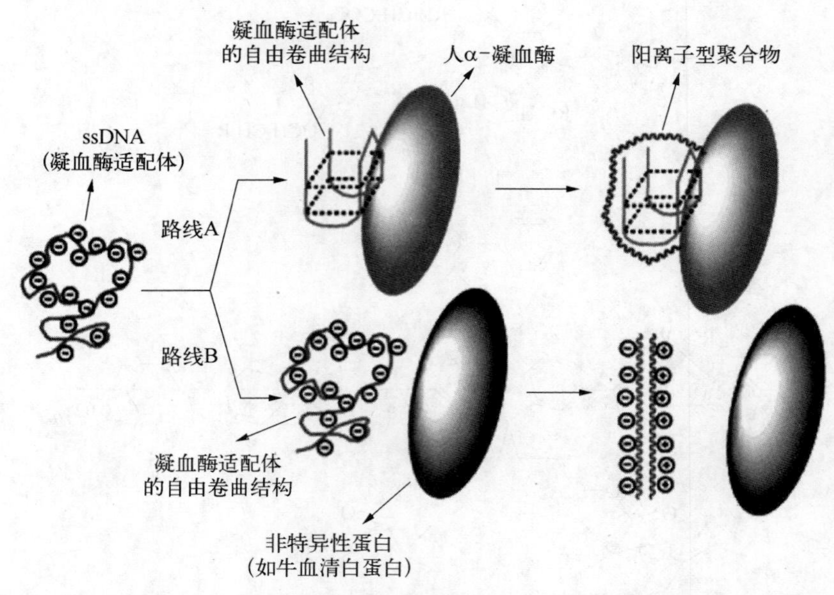

图 2.13　基于单链 DNA(ssDNA)适配体和共轭聚噻吩构象变化的人 α-凝血酶检测[20]

光。因此,聚噻吩可以将这种靶蛋白的结合过程转变为可以检测的光学信号(比色和荧光),无须对探针或靶进行标记。这种方法可检测 10^{-15} mol/L 数量级的人 α-凝血酶,有望用于其他各种蛋白质的检测及新药的筛选。

2.2.2　酶检测

酶对底物的消化作用是生物体中的一类重要反应。酶活性检测在临床检验、疾病诊断等方面具有重要的意义。Wang 课题组报道了基于水溶性共轭聚合物的磷酸酶和肽酶的连续、实时、灵敏检测(图 2.14)[21]。含有 BT 的阳离子聚芴衍生物 Polymer 1、Polymer 2 作为荧光传感材料,在一定的条件下可发生分子内 FRET。Polymer 1 用于检测碱性磷酸酶(ALP),Polymer 2 用于检测丝氨酸蛋白酶(trypsin)。酶作用的底物为阴离子的腺苷三磷酸(ATP)。带正电荷的水溶性聚芴含有 BT 单元,当有带相反电荷的底物存在时,会发生分子内的从芴到 BT 单元的 FRET,发射光颜色从蓝色变为绿色。当底物被切割为小的片段后,其与聚合物之间的静电作用减弱,聚合物主链之间保持相对独立的状态,分子内 FRET 较弱,聚合物发射蓝色荧光。通过观察发射光颜色的变化及发射光强度的变化,可以实现对酶活性的检测以及对酶抑制剂药物的筛选。该方法中共轭聚合物起了两方面的作用:第一,水溶性共轭聚合物作为荧光基团使传感器具有高的灵敏度;第二,这种方法无须对底物进行标记,大大降低了成本。本小节述及的共轭聚合物的结构式如图 2.15 所示。

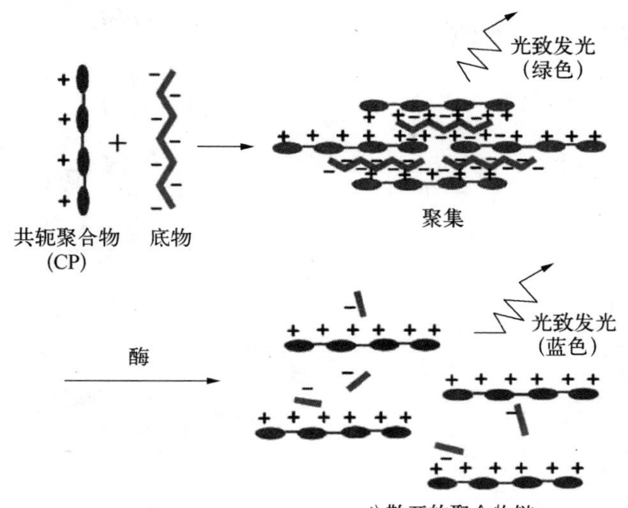

图 2.14　基于酶诱导的聚集状态的改变检测酶原理图[21]（彩图见封底二维码）

Polymer 1

Polymer 2

MEOPS-CNPPV

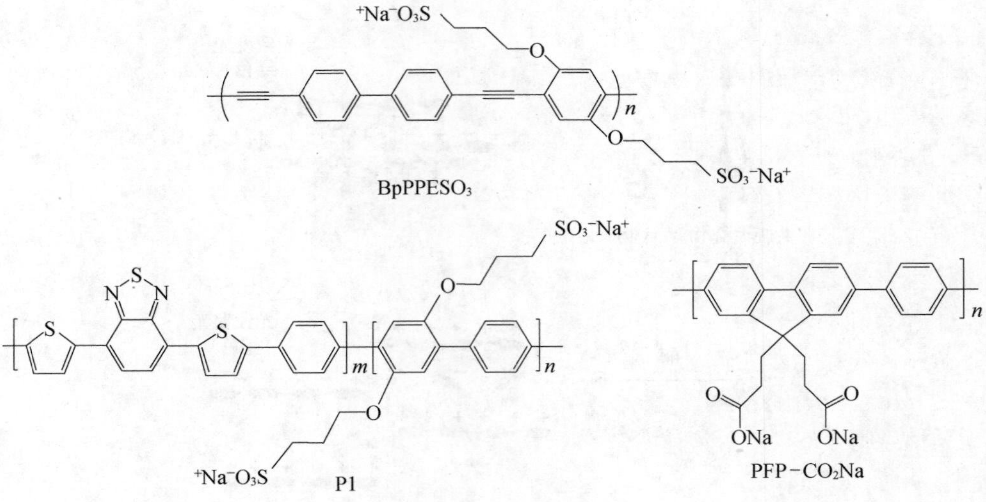

图 2.15 共轭聚合物的结构式

Lee 课题组报道了基于阴离子水溶性共轭聚合物 P1 对胰蛋白酶的检测[22]。P1 含有电子给体单元和电子受体单元,侧链带有磺酸根基团,因此带有负电荷。阳离子多肽(如聚赖氨酸、聚精氨酸)作为底物。通过聚集-解聚集引起的聚合物/多肽组装体的变化引起的荧光性质的不同可实现对酶活性的放大检测。该聚合物在水溶液中发射蓝光,在固态时由于分子内能量转移而发射红光。多肽底物与聚合物之间由于静电相互作用而发生聚集,发射红光。在有丝氨酸蛋白酶存在时,多肽被酶水解,静电复合物被破坏,恢复蓝色荧光。这种发射可调的组装体可检测 10^{-9} mol/L 范围的胰蛋白酶,可实现裸眼检测。

Schanze 等报道了基于共轭聚合物 $BpPPESO_3$ 的磷酸化酶 C(PLC)的 turn - on 模式检测策略[23]。其中,卵磷脂被作为酶的天然底物。在 $BpPPESO_3$ 的水溶液中加入卵磷脂后,形成聚集的静电复合物,荧光显著增强。继续加入磷酸化酶 C 后,由于 PLC 酶催化卵磷脂的水解,有效地破坏了 $BpPPESO_3$-磷脂复合物,荧光猝灭。磷脂分子去磷酸后,电荷发生变化,与聚合物之间不发生作用。这时磷脂底物的浓度为 10^{-6} mol/L 数量级,分析物 PLC 的检测限小于 10^{-9} mol/L。优化条件后,可进行对磷酸化酶 C 的方便、实时检测。

Liu 课题组也报道了基于阴离子聚芴衍生物 PFP - CO_2Na 的蛋白酶活性的实时 turn - on 检测[24]。PFP - CO_2Na 的荧光性质对 Cyt *c* 和其被水解的片段会产生不同的响应。由于电子转移,PFP - CO_2Na 的荧光可被 Cyt *c* 强烈猝灭。加入丝氨酸蛋白酶后,由于丝氨酸蛋白酶催化 Cyt *c* 的水解,使 Cyt *c* 血红素基团远离聚合物,体系的荧光逐渐恢复。因此,以 PFP - CO_2Na/Cyt *c* 复合物为底物,观测体系的荧光变化可实现丝氨酸蛋白酶活性的实时监测。

乙酰胆碱被乙酰胆碱酯酶(AChE)水解是神经响应系统调控的一个重要过程。在脑中,该过程被阻断可以加速β淀粉样多肽转变为淀粉样纤维,导致阿尔茨海默病的发生。Yang等报道了一种红光发射聚合物MEOPS-CNPPV,用于乙酰胆碱酯酶的检测[25]。MEOPS-CNPPV的吸收和发射波长与聚合物所在的溶剂有关。在缓冲溶液中,其荧光可被阳离子的二硝基苯化合物猝灭。基于此,他们合成了两种含有二硝基苯的底物(带正电荷)用于AChE的检测。合成的阳离子底物可以和阴离子聚合物之间发生静电吸引。由于发生了电子转移,聚合物的荧光被二硝基苯基团猝灭。加入AChE后,底物被水解为胆碱和带负电荷的含有二硝基苯的残基,猝灭基团与聚合物之间相互排斥而导致距离较远,聚合物荧光恢复。

Tang等报道了基于共轭聚合物CP 2和两步FRET的腺苷脱氨酶的检测[26]。聚芴衍生物CP 2作为能量供体,DNA用荧光素标记,EB作为FRET受体。没有腺苷脱氨酶时,适配体与腺苷A形成茎环结构,与互补链的距离较远(互补链标记荧光,DNAc-Fl)。当聚合物被380 nm的光激发时,可观察到荧光素发射的绿色荧光,此时发生一步FRET。加入脱氨酶后,A被转变为肌苷,适配体与互补链之间形成双链,EB嵌入其中,发生两步FRET。当CP 2被激发时,EB将发射黄色荧光,发生两步FRET。对腺苷脱氨酶的检测限可达0.5 U/L。该分析可在25 min内完成,无须进一步的处理。

2.2.3 肿瘤标志物检测

肿瘤标志物是特征性存在于恶性肿瘤细胞,或由恶性肿瘤细胞异常产生的物质,能反映肿瘤发生、发展,并监测肿瘤对治疗反应的一类物质。常见的肿瘤标志物有甲胎蛋白(AFP)、癌胚抗原(CEA)、前列腺抗原(PSA)、端粒酶等。近年来,端粒酶作为一种广泛的肿瘤标志物,引起了研究者极大的关注。Xia课题组报道了一种基于共轭聚合物CP 4的端粒酶检测方法(图2.16)[27]。他们设计了一种两极探针,通过共价连接的方式将DNA连接在聚合物的侧链上。这种两极探针,一端是亲水性的DNA,一端为疏水性的聚合物。在水溶液中,可聚集形成胶束结构。胶束的形成使荧光基团聚集引起荧光猝灭。当有端粒酶存在时,DNA链被延长,破坏了聚集的胶束结构,将荧光基团自发地释放出来,荧光增强。该方法可实现对实际病人尿液(38份样品)中端粒酶的检测。

Liu等报道了一种基于分子刷型共轭聚合物ThNI的超猝灭法检测肿瘤标志物AFP[28]。由于ThNI与AFP之间的能量转移作用,AFP对分子刷型聚合物ThNI具有特异性超猝灭作用,而其他的肿瘤标志物(如PSA等)则不会产生这种响应。这种超猝灭作用是由于以下三个原因:① 能量供体的发射光谱和能量受体的吸收光谱之间具有很好的光谱重叠,这为高效的能量转移提供了可能;② 与传统的带有限电荷的聚合物相比,分子刷型聚合物侧链带有高密度的电荷,使其与蛋白质之间的作用力更强;③ 纳米粒子的聚集引起荧光不变或增强,而不是猝灭,这使得对照蛋白对靶物质检测的干扰更小。

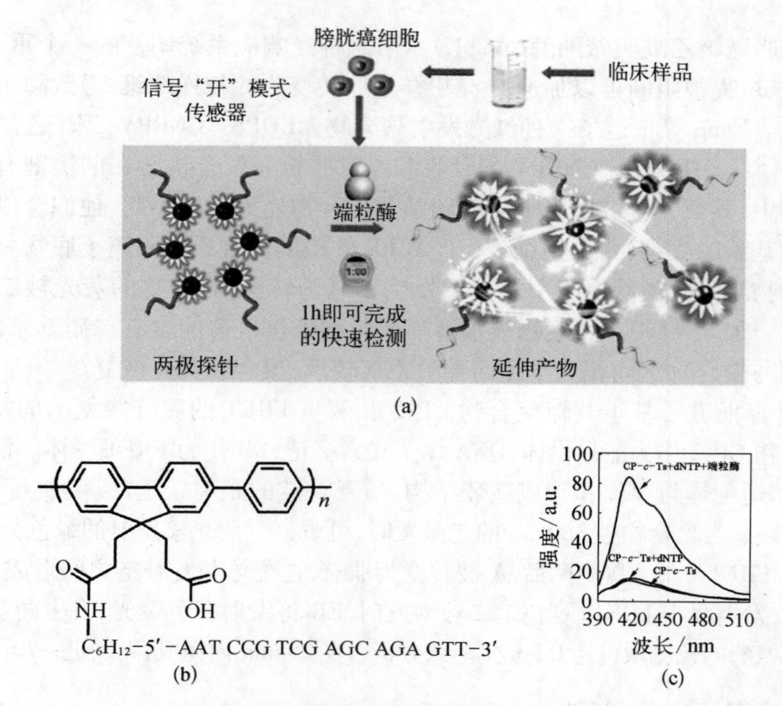

图 2.16　基于共轭聚合物的端粒酶检测[27]

(a) 基于聚合物连接 DNA 的胶束检测端粒酶原理图；
(b) 聚合物化学结构式；(c) 加入端粒酶前后荧光光谱图

Wang 课题组报道了基于共轭聚合物 PFVCN 和银纳米棱金属增强荧光方法，实现了对 PSA、CEA 等肿瘤标志物的检测(图 2.17)[29]。这种共轭聚合物/银纳米棱被称为“光学纳米尺”，基于距离依赖的金属增强荧光(MEF 效应)，可用于蛋白质的无标记检测。吸附了银纳米棱的石英片作为金属放大的纳米结构，然后在金属基底上覆盖一层由 PEI 和 PAA 组成的内层膜。抗体可以与 PAA 的—COOH 进行结合，抗原抗体的结合反应可以通过调节表面的聚合物与底部的 Ag 纳米结构之间的距离来调控 MEF 效应。通过连接不同的抗体，可实现对不同肿瘤标志物的检测。

PEI　　PAA　　PFVCN

(a)

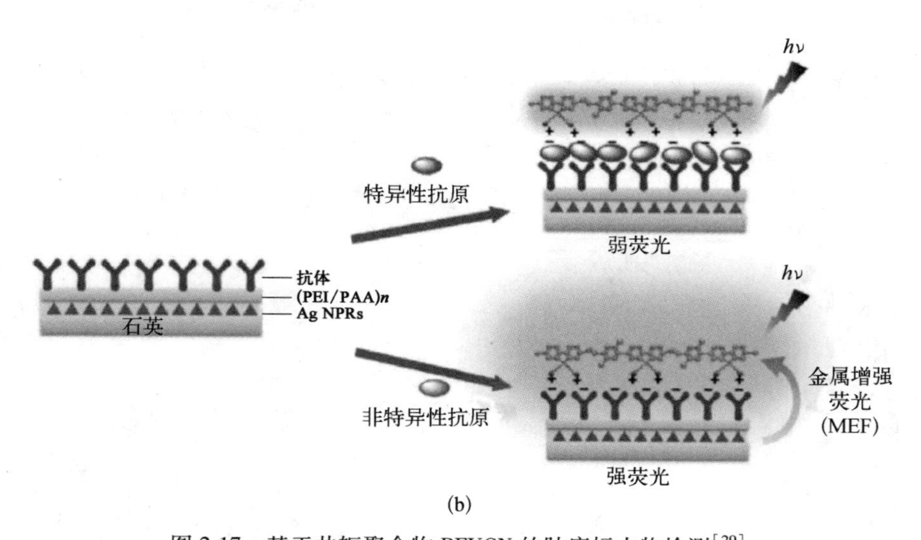

图 2.17　基于共轭聚合物 PFVCN 的肿瘤标志物检测[29]

(a) PEI、PAA 和 PFVCN 的化学结构式;(b) 基于金属增强荧光机理肿瘤标志物检测原理

2.3　基于有机光电子材料的生物小分子检测

生物活性小分子,如腺苷三磷酸(ATP)、生物巯基分子、肝素、溶血磷脂酸等,在物质代谢及信息传递过程中扮演着重要角色。这些物质的快速、灵敏检测在疾病诊断、治疗等方面具有重要的意义。

2.3.1　ATP 检测

ATP 是一种核苷酸,作为细胞内能量传递的“分子通货”,能够储存和传递化学能。ATP 在核酸合成及信号转导过程中都具有重要的作用。Li 等报道了基于共轭聚合物 PF-DBT-BIMEG 的聚集诱导能量转移用于检测 ATP[30]。该共轭聚合物结构(图 2.18)中含有噻吩和 DBT 单元,其水溶液发射粉色荧光。加入 ATP 时,由于共轭聚合物的聚集,可发生从芴到 DBT 基团的分子内能量转移,发射红色荧光。这种比率荧光探针,对 ATP 具有高度的选择性,可以很好地区分 ATP 与其他的阴离子,对 ADP 和 AMP 也有很好的选择性,这是由于 ADP 和 AMP 所带磷酸根比 ATP 少,其负电荷相对较少的缘故。

Wang 等报道了基于聚噻吩 PEMTEI 构象效应对细胞内 ATP 的成像检测[31]。这种结构的水溶性阳离子聚噻吩衍生物(图 2.18),可以特异性地定位在溶酶体中,作为探针检测溶酶体中的 ATP。星形胶质细胞和小胶质细胞中的溶酶体可以释放 ATP,作为信号分子通过 Ca^{2+} 依赖的胞吐作用对外界做出响应。在生理 pH 条件下,该聚合物对 ATP 具有高度的选择性和灵敏度,检测限可达 10^{-11} mol/L。该探针

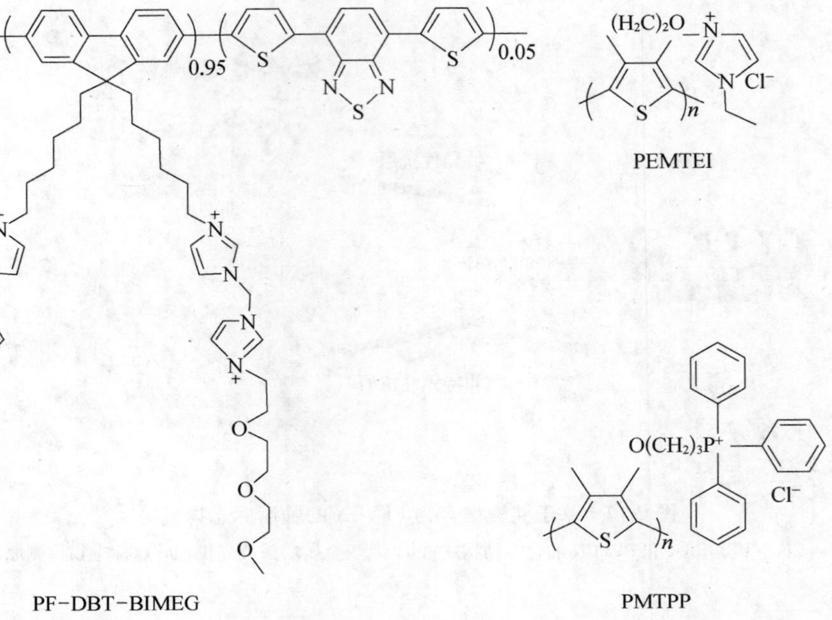

PF-DBT-BIMEG

PEMTEI

PMTPP

图 2.18 共轭聚合物化学结构式

具有低细胞毒性、良好的细胞渗透性和在细胞内的高的光稳定性，被用于溶酶体中 ATP 浓度变化的实时监控。他们同时也证实 HeLa 细胞内的溶酶体可以通过 Ca^{2+} 依赖的胞吐作用释放 ATP 来对药物刺激做出响应。进一步地，Wang 等又研究了另一种聚噻吩衍生物 PMTPP（结构如图 2.18 所示）用于检测细胞凋亡过程中细胞膜中 ATP 水平的变化[32]。没有 ATP 时，聚噻吩呈柔性单链构象，荧光较强。有 ATP 时，聚噻吩发生聚集，荧光降低。

Woo 课题组报道了基于共轭聚合物的 ATP 检测范围的调控（图 2.19）。通过改变重复单元中阳离子基团的数量，合成了三种水溶性共轭聚电解质 MP2 - MP6[33]。他们设计了一个包含 ATP 的适配体（aptamer）的茎环结构探针 MBA，环部位含有 ATP 的 aptamer，两端分别标记荧光素 6 - FAM 和猝灭基团。无 ATP 时，茎环 MBA 与共轭聚电解质可形成静电复合物，茎环结构打开，荧光基团与聚合物之间发生能量转移。有 ATP 存在时，aptamer 形成 G -四链体结构，荧光基团与猝灭基团的距离拉近，发生猝灭，只能检测到聚合物的荧光。这种 aptamer 与 ATP 之间的结合反应及结构转变与聚合物的离子密度有关。通过增加聚合物的离子密度，会加速向开链的 MBA/MP 复合物的转变，这是由于增强了 MBA 和 MP 之间的静电反应，使检测范围向更高浓度 ATP 的范围转变。通过简单调控聚合物中离子基团的数量，可成功调控向开链 MBA/MP 的转变，使检测 ATP 的范围为 10^{-9} ～10^{-3} mol/L。

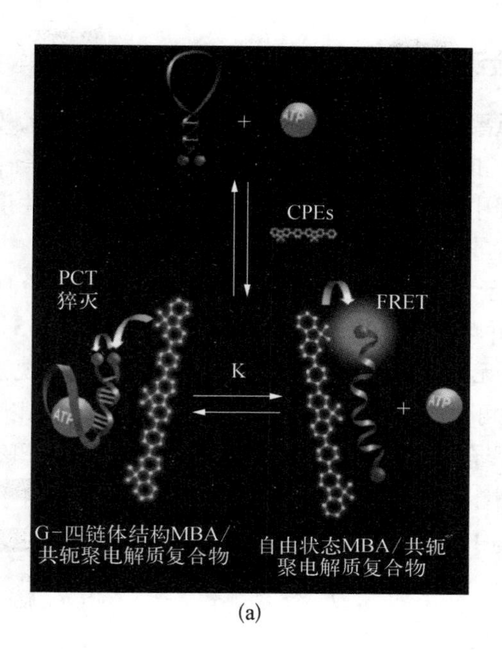

(a)

MP2　MP4　MP6

(b)

R =　Br^-

MBA1　MBA2　MBA3

3′-DABCYL

5′-6′-FAM

(c)

图 2.19　基于共轭聚电解质的 ATP 检测[33]

（a）ATP 检测原理图；（b）聚合物 MP2、MP4、MP6 的化学结构式；（c）茎环结构序列

2.3.2 生物巯基检测

生命体内许多重要的巯基小分子,如半胱氨酸(cysteine, Cys)、同型半胱氨酸(homocysteine, Hcy)和还原型谷胱甘肽(glutathione, GSH)等,在维持生命体系中的氧化还原平衡过程中发挥着重要作用。定量检测和专一性识别巯基生物分子在生物医学研究中具有非常重要的意义。

Lee 等报道了基于水溶性共轭聚合物 CP 5 的半胱氨酸检测[34]。聚合物主链由含 S 的噻吩单元、苯并噻唑及苯单元构成(图 2.20)。通过 CP 5 与半胱氨酸之间的直接作用,可实现快速、无标记的半胱氨酸检测,通过肉眼直接观察发射光颜色从红色到蓝色的变化。Hg^{2+}可以与 T 形成 T－Hg^{2+}－T 复合物,也可以与含 S 的物质结合。不存在半胱氨酸时,聚合物、Hg^{2+}、T 之间由于Hg^{2+}和 T 介导的聚合物分子间的π－π堆积,使聚合物发生聚集,发射红色荧光。有半胱氨酸存在时,由于半胱氨酸与Hg^{2+}之间的结合力大于 T 与Hg^{2+}之间的作用力,聚集体解离,溶液呈现透明的蓝色荧光。

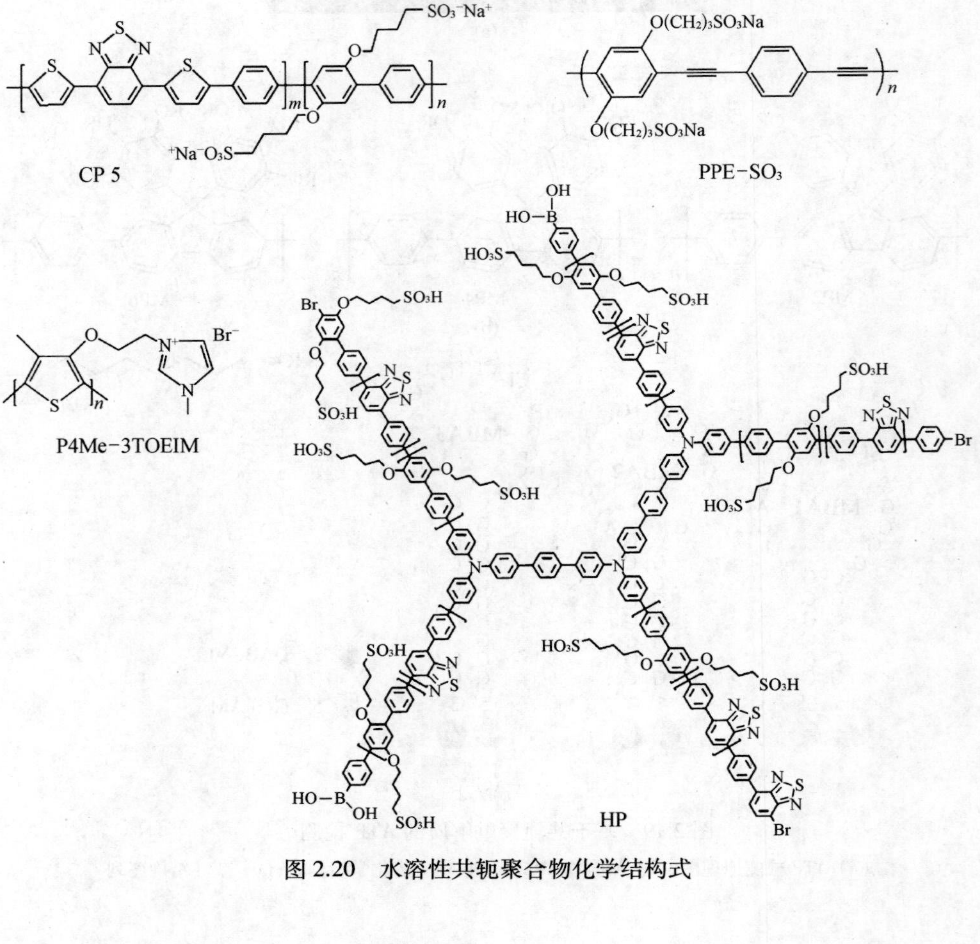

CP 5

PPE－SO_3

P4Me－3TOEIM

HP

图 2.20 水溶性共轭聚合物化学结构式

2012年，Lee课题组报道了基于超支化共轭聚电解质HP的Co^{2+}介导的半胱氨酸检测[35]。这种超支化结构含有磺酸基团(图2.20)，其检测机理为Co^{2+}存在时，HP的荧光被轻微猝灭，这是由于HP－Co^{2+}复合物的吸收屏蔽效应，阻止了HP吸收激发能。继续加入半胱氨酸后，HP－Co^{2+}复合物的荧光恢复。

Su等报道了基于共轭聚合物－Cu^{2+}体系的turn－on模式的半胱氨酸和谷胱甘肽检测[36]。由于强的静电相互作用和从聚合物PPE－SO_3(结构如图2.20所示)到Cu^{2+}的电子转移，聚合物的荧光可以被Cu^{2+}猝灭。在有生物巯基如GSH和Cys存在时，Cu^{2+}更容易与生物巯基反应生成Cu－S键，二者之间的亲和力更强。荧光恢复的程度与生物巯基的浓度有关。对GSH和Cys的检测限分别为4.0×10^{-8} mol/L和4.5×10^{-8} mol/L。更重要的是，这种PPE－SO_3－Cu^{2+}体系也可以用于对HepG2细胞内生物巯基的荧光成像检测，在生物成像领域具有较好的应用前景。

Fan课题组基于含二硫键的共轭聚合物PF－DBT－PEG，构建了一种高效的比率型探针，通过溶解度的改变引起的荧光变化实现对巯基的检测(图2.21)[37]。他们用低带隙的荧光基团DBT对聚合物进行掺杂，通过二硫键将PEG连接在其侧链，以增加其水溶性。聚合物本身发射紫色荧光，这是由于DBT的掺杂比例很低。当存在靶物质半胱氨酸时，二硫键被打断，PEG链从共轭主链上脱落，聚合物的溶解性显著降低，使疏水的共轭主链发生聚集，分子内的FRET增强，发射红色荧光。检测限为2.56 μg/mL。该方法还可以对HeLa细胞内的生物巯基进行成像分析。

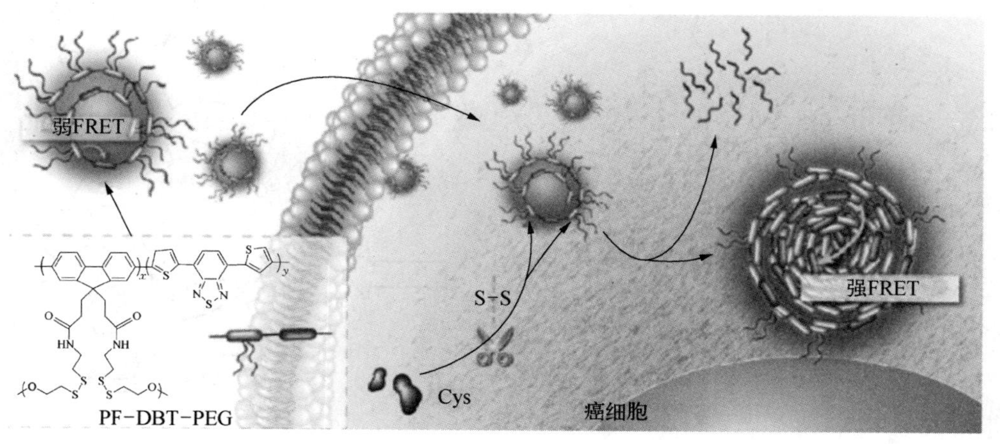

图2.21 基于分子内FRET的生物巯基检测[37]

2.3.3 其他生物小分子检测

肝素是一种酸性黏多糖，主要是由肥大细胞和嗜碱性粒细胞产生，具有很强的抗凝作用。Liu课题组报道了基于阳离子聚噻吩P4Me－3TOEIM检测胎牛血清中肝素的比色方法[38]。P4Me－3TOEIM 为柔性的带正电荷的聚合物(结构式如图2.20 所示),溶液呈黄色,其与富有负电荷的肝素发生静电结合形成刚性的复合物,使聚噻吩的构象发生变化,吸收光谱发生红移,溶液颜色变为橘色。然而,当加入肝素的衍生物(如透明质酸和 4－硫酸软骨素)时,溶液颜色变化很小,这是由于二者的电荷密度比肝素低的缘故。升高检测温度或加入有机溶剂会减小聚合物-聚合物之间的π堆积反应,从而可更显著地区分肝素及其类似物。通过检测聚合物吸收光谱的变化,可对肝素进行定量检测,在纯水中的线性范围为(0～60)×10^{-6} mol/L,在牛血清中的线性范围为(0～20)×10^{-6} mol/L。

溶血磷脂酸(lysophosphatidic acid, LPA)作为一种构成细胞膜的分子和代谢的中间物,在生物化学、生理学和病理学中扮演着重要角色。例如,刺激癌细胞的生长、使肌肉伸缩平滑、神经递质的释放、促进血小板的聚集等。Wang 等报道了基于噻吩共聚物 CPT9 的溶血磷脂酸检测方法(图 2.22)[39]。CPT9 作为光学报告基团,由于静电作用、疏水作用和氢键作用,其与溶血磷脂酸之间可发生特殊的作用,而其他负电荷的分子几乎不造成干扰,检测限可达 0.6×10^{-6} mol/L,低于对人血浆样品中溶血磷脂酸的检测限。CPT9 的这种性质来自多点反应引起的共轭骨架的构象变化和减弱的电子转移效应,使结合溶血磷脂酸后的荧光发射峰发生红移,并且荧光增强。

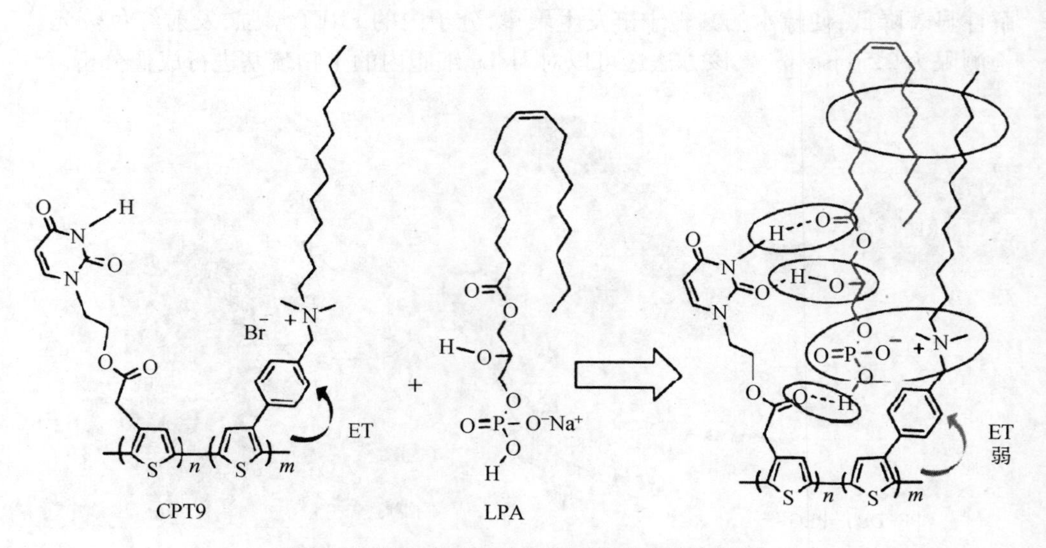

图 2.22 聚噻吩衍生物与溶血磷脂酸反应机理

2.4 基于有机光电子材料的生物信号分子检测

活性氧(reactive oxygen species, ROS)是生物有氧代谢过程中产生的一类重要的生物信号分子,在调节细胞生命活动(调节蛋白质合成、DNA 损伤、细胞凋亡等过程)的信号转换和免疫活性中起重要作用。ROS 调控的氧化-抗氧化平衡,对于细胞维持正常的功能具有重要的作用。细胞内的 ROS 缺乏或累积过多都会导致疾病的发生。例如,慢性肉芽肿病、某些自身免疫性疾病可能与细胞内 ROS 的缺乏有关。而癌症、关节炎、动脉硬化可能与细胞内 ROS 的过量累积有关。

大部分细胞内的 ROS 来自代谢过程中分子氧的还原。主要包括:① 中性分子,如过氧化氢(H_2O_2)、单线态氧($^1O_2$);② 离子,如超氧阴离子($O_2\cdot^-$)、次氯酸根阴离子(ClO^-);③ 含 N 的过氧亚硝酸盐($ONOO^-$);④ 自由基,如羟基自由基($\cdot OH$)。由于 ROS 较高的反应活性和瞬时存在性,检测 ROS 特别是生物体系中的 ROS 是很困难的。它们在生物体内的含量往往不高,不像大分子蛋白质、DNA 等有特异性识别位点,也不像金属阳离子有很强的电荷和络合作用。因此,对此类化合物的检测必须通过底物的特定化学反应,引入能与被检测物发生化学反应的活性位点,才能达到检测的目的。

目前,已发展了基于各种材料的用于检测活性氧的荧光、发光和比色探针[40-41]。此处主要介绍有机光电子材料(特别是有机小分子)光学探针对活性氧物种的检测。

2.4.1 超氧阴离子($O_2\cdot^-$)检测

$O_2\cdot^-$具有很高的反应活性,被认为是其他 ROS 的前体。$O_2\cdot^-$的寿命相当短,在细胞内的浓度很低,因此一般很难检测到。Tang 课题组报道了一种可逆荧光探针 TCA,该探针具有单光子和双光子荧光特性,适用于对 $O_2\cdot^-$进行选择性和实时监测[图 2.23(a)][42]。基于咖啡酸苯乙酯和 $O_2\cdot^-$之间的反应,设计了一种 turn - on 模式的探针 TCA。在有 $O_2\cdot^-$存在的情况下,TCA 的咖啡酸残基可以转变为邻苯二酚,这是一种电子给体,可以将电子转移给苯醌(TCAO),苯醌作为电子受体。TCA 的激发位于 491 nm(单光子激发)和 800 nm(双光子激发),发射峰位于 515 nm。加入 $O_2\cdot^-$时,荧光显著增强。同时,由于 TCA 的邻苯二酚向 $O_2\cdot^-$之间的质子转移,TCA 转变为 TCAO。在单光子荧光检测中,当 $O_2\cdot^-$的浓度在 10^{-8}～2×10^{-5} mol/L 时,具有良好的线性关系,最低检测限为 2.3×10^{-9} mol/L。加入 GSH 后,GSH 可作为向 TCAO 提供质子的质子给体,会迅速形成弱荧光的 TCA。该探针具有很高的选择性,其他的活性氧(如 H_2O_2、叔丁基过氧化氢、ClO^-、$^1O_2$、$\cdot OH$)、活性氮(NO、$ONOO^-$)以及金属离子(Fe^{3+}、Fe^{2+}、Cu^{2+}、Cu^+、Zn^{2+})都不干扰对其的检测。在凋亡刺激物的作用下,可对细胞内 $O_2\cdot^-$进行选择性的动态监测。此外,通过单光子和双光子成像,可方便地观察到肝细胞、斑马鱼、小鼠体内 $O_2\cdot^-$的变化。

进一步地,Tang 等报道了用于 $O_2\cdot^-$检测的双光子荧光探针 PY - CA,该方法具有高度的选择性和灵敏度[图 2.23(b)][43]。基于咖啡酸对 $O_2\cdot^-$的清除活性,他们设计了 PY－CA 探针,两个咖啡酸分子与一个对称的苯乙烯吡嗪作为双光子吸收截面,可产生对 $O_2\cdot^-$的自发响应和可逆反应。$O_2\cdot^-$的传感机理是基于邻苯二酚向苯醌的转变。与 $O_2\cdot^-$发生反应后,生成 PY－CAO 在 520 nm 可发射很强的荧光,双光子激发波长位于 800 nm。

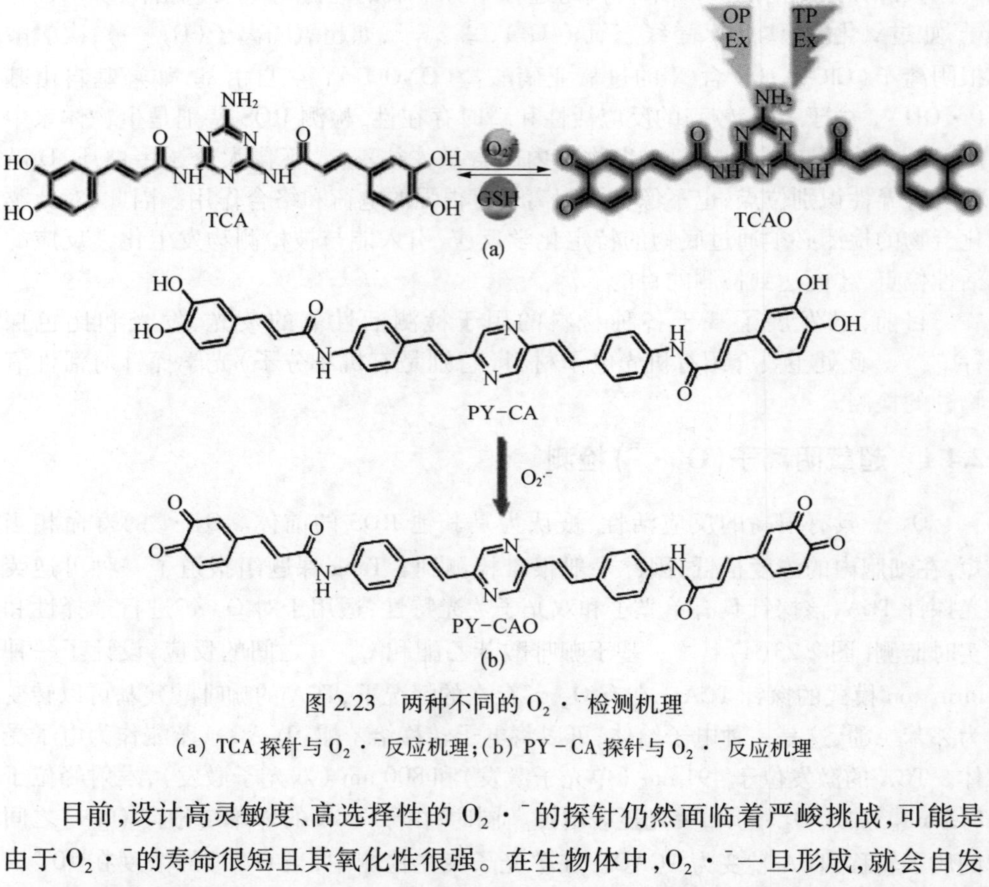

图 2.23　两种不同的 $O_2\cdot^-$检测机理

(a) TCA 探针与 $O_2\cdot^-$反应机理;(b) PY－CA 探针与 $O_2\cdot^-$反应机理

目前,设计高灵敏度、高选择性的 $O_2\cdot^-$的探针仍然面临着严峻挑战,可能是由于 $O_2\cdot^-$的寿命很短且其氧化性很强。在生物体中,$O_2\cdot^-$一旦形成,就会自发地或被酶催化转变为 H_2O_2。因此,设计对 $O_2\cdot^-$可产生瞬态响应的发光和荧光探针仍然是一个重要的研究领域。

2.4.2　单线态氧($^1O_2$)检测

单线态氧($^1O_2$)是一种激发态的氧分子,由于处于较高的激发态能级,$^1O_2$具有很高的化学活性,容易与其他物质发生反应转变成能量较低的化合物。在生物体内它能够氧化破坏生物分子,甚至杀死细胞。一些光敏剂(如 BODIPY、卟啉等)在光照作用下,与氧分子发生相互作用产生$^1O_2$,是目前光动力学治疗的主要手段之一。

$^1O_2$与蒽类化合物反应生成内过氧化物，是目前应用最广泛的$^1O_2$检测机制。在这一反应过程中，一分子蒽捕获一个$^1O_2$分子，形成一个分子内过氧化物。蒽环和9,10-二苯基蒽是最常用的$^1O_2$捕获基团。捕获基团通过化学键和荧光基团相连形成一个荧光探针。由于光致电子转移(PET)作用，荧光基团发射的荧光被猝灭，探针分子是没有荧光的。当捕获基团与$^1O_2$反应后，生成的内过氧化物能级改变，不能再与荧光基团之间发生电子转移，PET过程受阻，荧光恢复。这类探针在$^1O_2$的检测中都表现出荧光增强的特性。

Mokhir等报道了基于9, 10-二烷基蒽结构的单线态氧探针(图2.24)[44]。基于9,10-二烷基蒽结构，他们合成了一种含有该结构的亚磷酰胺，并与各种分子相连接，包括核苷酸、染料、胆固醇衍生物。这种荧光探针通过对$^1O_2$敏感的桥梁分子分别与荧光素和罗丹明相连接。不存在$^1O_2$时，荧光基团的荧光是被猝灭的。有$^1O_2$存在时，桥梁分子被切断，将荧光基团释放出来，可观察到明亮的荧光。

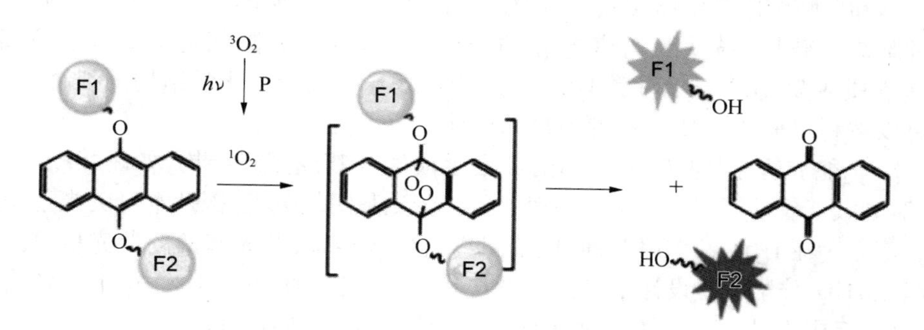

图2.24 蒽衍生物与$^1O_2$反应机理

$^1O_2$与咪唑类可发生1,4-环加成反应，形成新的化合物。组氨酸可以通过咪唑环的1,4-环加成反应清除自由基而生成羟基化合物。Tang课题组合成了以花菁染料为发光基团的近红外荧光探针His-Cy用于细胞内$^1O_2$的检测(图2.25)[45]。他们选用三羧基花菁(Cy)作为近红外荧光基团，其具有高的摩尔吸光系数。组氨酸作为识别$^1O_2$的探针。这是一个线粒体靶向性探针，因为反应性活性氧最初的来源是线粒体。由于组氨酸与激发态的花菁染料之间的PET作用，整个分子表现为弱荧光，与$^1O_2$反应后咪唑环被氧化，形成氧化态的His-Cy，PET过程受阻。花菁的荧光恢复，整个分子表现为强荧光。该探针对$^1O_2$的响应非常快，10 min时即可观察到明显的荧光。该探针还具有极高的选择性，其他的活性氧(H_2O_2、ClO^-、$O_2\cdot^-$、t-BuOOH、·OH)、活性氮($ONOO^-$)和氧化剂(GSH和维生素C)对其干扰都很小。在RAW264.7细胞中的荧光成像测试中His-Cy也表现出对$^1O_2$浓度的良好响应性。

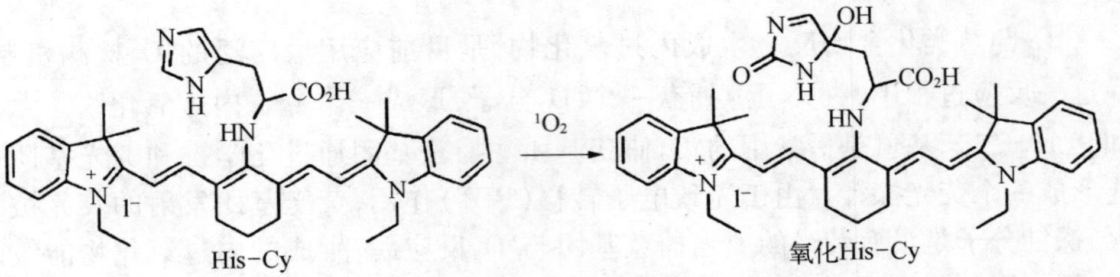

图 2.25 His - Cy 与$^1O_2$反应机理

2.4.3 过氧化氢(H_2O_2)检测

与其他 ROS 相比,H_2O_2是一种相对稳定的活性氧物种,也是目前研究最广泛的一种活性氧种类。当一些细胞表面受体受到刺激时正常细胞中会应激产生H_2O_2,承担着细胞信号转导第二信使的作用。H_2O_2对生物体有杀伤作用,在体内,白细胞和巨噬细胞等细胞应激产生 H_2O_2用于消灭细菌感染。过量的 H_2O_2浓度会对细胞造成破坏,被认为与衰老和帕金森病、阿尔茨海默病等有密切的关系。H_2O_2性质活泼,能参与多种类型的反应,能够诱导一些特定化学结构的裂解,这些都可以被利用来进行 H_2O_2检测原理的设计。

H_2O_2能够诱导某些特定基团的离去生成酚羟基或醌式结构,如硼酸酯、磺酸酯、对硼酸苄氧基等。这些基团一般能猝灭荧光基团的荧光,探针本身荧光很弱或没有荧光。在 H_2O_2的作用下,取代基团离去生成羟基,荧光基团的荧光恢复。硼酸酯在 H_2O_2分子探针设计中已被广泛应用,硼酸酯基团在 H_2O_2作用下水解为羟基,这一反应为设计高选择性的 H_2O_2荧光探针提供了有力支持。

硼酸盐类荧光探针,主要基于分子内电荷转移(intramolecular charge transfer, ICT)机制,被广泛用于体内、体外的 H_2O_2 检测。这是由于 H_2O_2与苯-硼酸盐之间的反应具有高度的选择性,而且与其他 ROS 相比,反应更快。此外,如果苯-硼酸盐通过酯键与荧光基团相连接,在 H_2O_2与苯-硼酸盐发生反应时,*p* -甲基对苯醌将被释放出来。当硼酸盐探针离去时,探针将产生很强的荧光。大多数探针在细胞内 H_2O_2检测时都具有良好的性能。

2013 年,Chang 等报道了一种线粒体过氧黄 1 探针 MitoPY1,可选择性检测线粒体中的 H_2O_2(图 2.26)[46]。MitoPY1 是一种小分子荧光探针,可以选择性地定位在线粒体,并对其中的 H_2O_2产生 turn - on 荧光响应。这种双功能的染料以三苯基膦为靶向性基团,以硼酸盐基分子开关为 H_2O_2响应基团。可用于检测细胞培养液和组织中的 H_2O_2。H_2O_2介导的硼酸盐向酚的转变触发了底部内酯的开环反应,从而将完全共轭的氧杂蒽荧光基团暴露出来,该基团可发明亮的荧光。该探针具有线粒体靶向性、可对细胞器中的 H_2O_2进行检测。不足之处是合成时间比较长,需要 7 天时间。

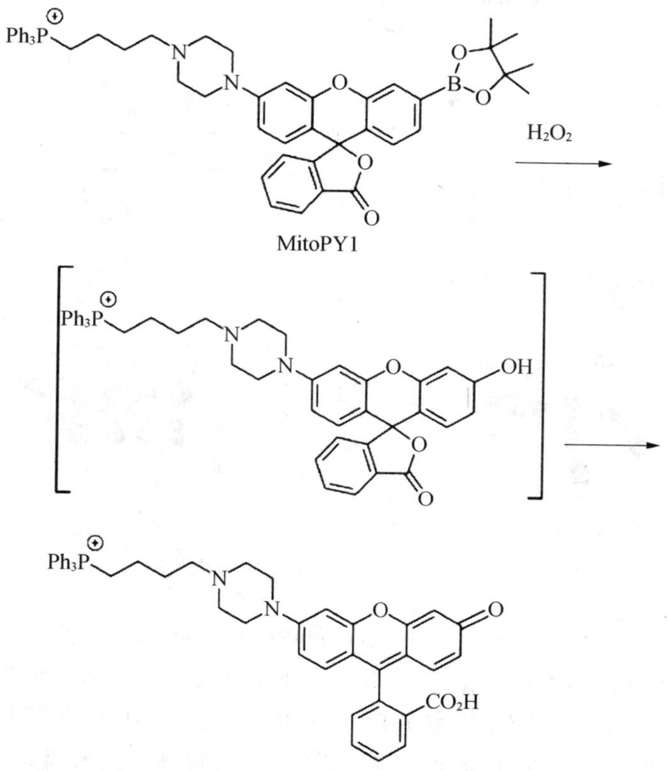

图 2.26　MitoPY1 与 H_2O_2 反应机理

Li 等合成了一种具有聚集诱导增强特性的荧光探针 TPE - BO,可用于活细胞内 H_2O_2 的快速、高选择性可视化检测(图 2.27)[47]。TPE - BO 探针由四苯基乙烯(TPE)和硼酸酯构成。其激发峰位于 400 nm,发射峰位于 500 nm。通过理论计算研究了硼酸酯基团和 TPE 之间的化学键的特征,电负性方面的研究发现,TPE 的 π 电子共轭结构可以增加 C—B 键的极性,更容易被攻击。正如所预期的,TPE - BO 很容易识别 H_2O_2,并对其产生荧光动力学响应。加入 H_2O_2 后,探针的荧光迅速增强,并且在很短的时间(几分钟)内即达到平衡。探针的荧光在 $(10\sim200)\times10^{-6}$ mol/L 时具有良好的线性关系,最低检测限可达 0.52×10^{-6} mol/L。他们进一步对活鼠巨噬细胞(RAW264.7)内的 H_2O_2 进行了检测。用佛波醇 12 -十四酸酯- 13 -乙酸酯 (PMA) 通过细胞的炎症响应来产生 H_2O_2。当探针与巨噬细胞共孵育时,有非常微弱的绿色荧光。用 PMA 刺激后,细胞内的绿色荧光显著增强,这是由于刺激后产生了大量 H_2O_2 的缘故。

由于具有优异的光化学和光物理性质,萘酰亚胺被广泛用作荧光基团。Lin 等报道了一种快速响应的、双光子特性的荧光探针 Lyso - HP,具有很强的 turn - on

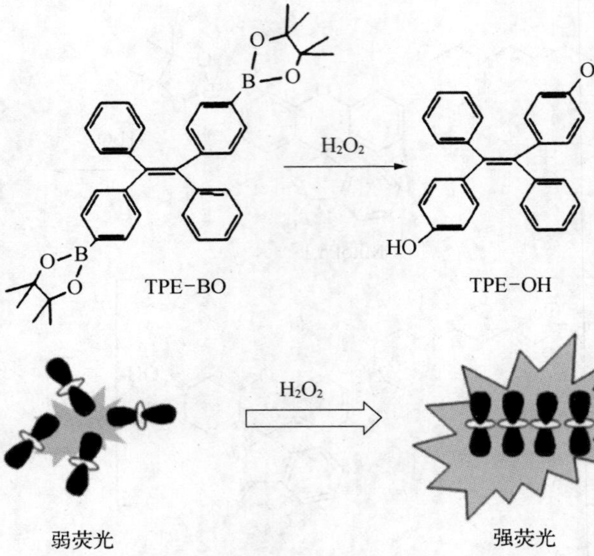

图 2.27　TPE－BO 与 H_2O_2反应机理

模式的荧光信号(图 2.28)[48]。加入 H_2O_2后,550 nm 的荧光显著增强(增强 80 倍),可用于细胞内 H_2O_2的检测。这种双光子探针使其具有深层组织渗透性,可用于溶酶体内 H_2O_2水平的监控。该策略中,1,8－萘酰亚胺作为荧光基团。硼酸盐作为反应基团,其可以与 H_2O_2发生反应生成酚,具有很高的选择性。吗啡啉作为靶向溶酶体的基团。将缺电子的硼酸盐与萘酰亚胺基团连接,构成具有 A－π－A 电子结构的探针。该探针具有弱荧光,但是与 H_2O_2反应后,硼酸盐转变为 OH(电子给体基团),探针电子结构转变为 D－π－A 结构,由于分子内电荷转移,探针发射很强的荧光。该探针具有很强的选择性,其他的活性氧、活性氮、氧化及还原性物质对其荧光的影响都很小。进一步地,他们研究了该探针对 HeLa 细胞和 RAW 264.7

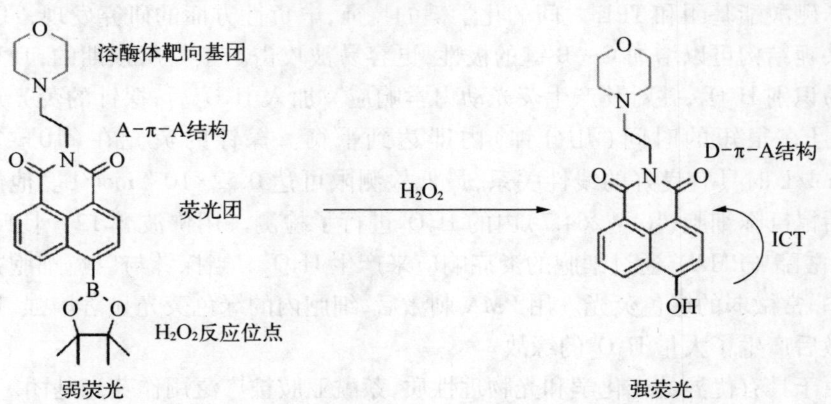

图 2.28　Lyso－HP 探针与 H_2O_2反应机理

细胞内 H_2O_2的检测。只用该探针染色时，细胞呈现很弱的荧光。继续用 H_2O_2（30×10^{-6} mol/L）处理时，细胞呈现强烈的绿色荧光。

单发射荧光探针往往无法对 H_2O_2进行定量。比率型荧光探针同时观测两个发射峰，并将其中一个作为内参，可以减少信号的不确定性。比率型探针是两个波长处荧光强度的比率，与激发强度、发射效率、样品厚度、探针浓度等无关，是检测细胞内 H_2O_2的一种准确而有效的方法。

荧光或发光纳米粒子，例如包裹了荧光基团的聚合物纳米粒子，由于其低毒性、良好的水溶性、高度的光稳定性和表面易于功能化以进行特殊靶向性修饰等特点，被广泛用作荧光探针。Niu 等报道了一种基于 FRET 的多功能比率荧光探针，四苯乙烯基-硼酸胶束（图 2.29）[49]。其中，具有自组装性能的聚醚 F127 作为载体

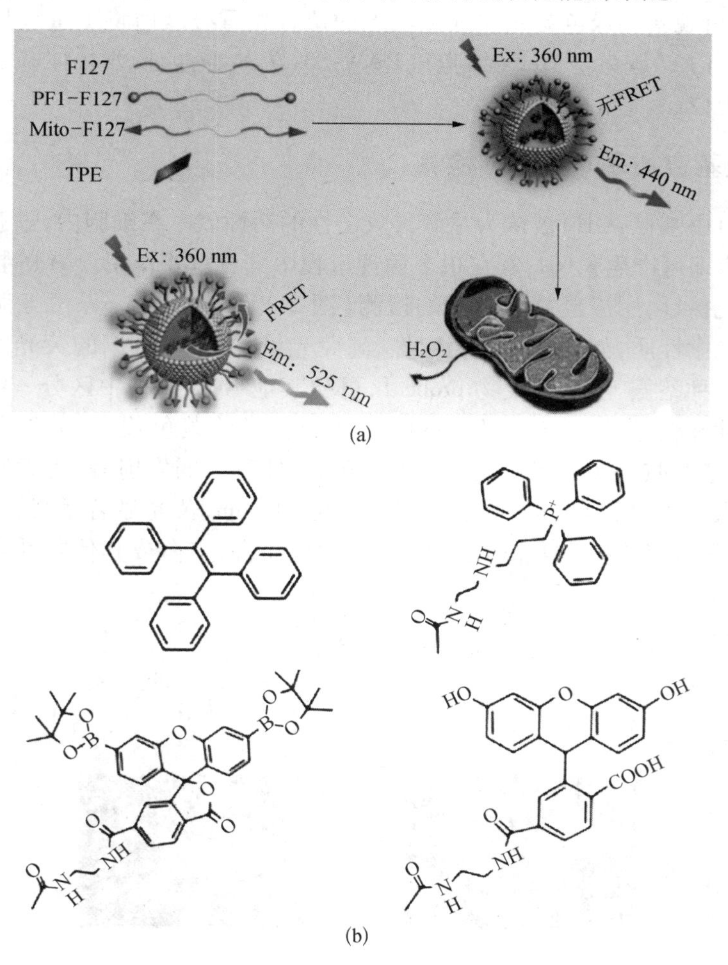

图 2.29 基于多功能比率探针的 H_2O_2 检测[49]

（a）H_2O_2检测原理图；（b）小分子结构式

以获得生物相容性。具有聚集诱导增强发射特性的四苯基乙烯(TPE)作为FRET的能量供体。荧光硼酸盐(PF1－COOH)作为对H_2O_2响应的受体。三苯基膦(TPP)作为线粒体靶向性配体。将F127、PF1－F127、Mito－F127和TPE在溶液中混合进行组装。组装后,疏水的TPE分子位于中心并作为能量供体,能量受体PF1－COOH位于探针外部。当PF1－COOH与H_2O_2反应生成荧光基团时,可发生FRET。线粒体靶向性配体TPP位于胶束的外表面。无H_2O_2存在时,用360 nm的光激发可产生440 nm的荧光,在520 nm处可观察到氧化型PF1的弱发射。加入H_2O_2后,440 nm的发射显著降低,而525 nm的发射则显著增强,这是由于TPE与PF1的产物之间发生了有效的FRET。对H_2O_2的最低检测限为0.95×10^{-6} mol/L。细胞成像分析表明,探针主要分布于线粒体内,用深红色的商业化试剂LysoTracker进行染色,可观察到绿色荧光和红色荧光的位置相重叠。而将不带线粒体靶向基团的TPE－F127胶束与HeLa细胞和RAW 264.7共孵育时,线粒体和溶酶体中没有明显的定位。

2.4.4 羟基自由基(·OH)检测

羟基自由基(·OH)被认为是最具攻击性的活性氧。在细胞内,过渡金属发生Fenton反应即可产生·OH,其在很多病理过程中具有重要作用。Yi等报道了一种比率型荧光探针,用于羟基自由基的检测(图2.30)[50]。1,8－萘酰亚胺衍生物具有优异的光学性质,如良好的光稳定性、高荧光量子效率、可调的荧光发射等。他们合成了一种萘氨-萘氨衍生物probe 1,可从其他ROS物种中区分·OH,具有很高的选择性和较短的响应时间。probe 1溶液具有淡黄色荧光,最强发射峰位于552 nm(萘酰亚胺基团的特征发射峰),426 nm处有一弱发射峰,为萘啶的特征发射峰。加入·OH后,426 nm的发射峰蓝移至418 nm,荧光显著增强,产生明亮的蓝色荧光,发射峰比率为$F_{418}/F_{552}=53.2$。相比而言,空白或其他阴性对照组的发

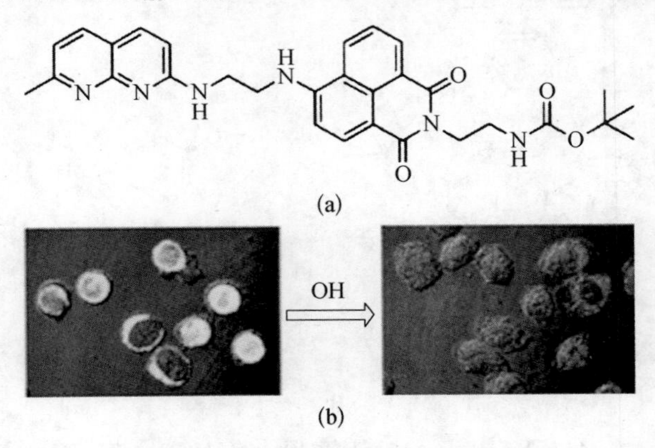

图2.30 基于probe 1的·OH检测

(a) 比率探针probe 1结构式;(b) 细胞内·OH检测荧光成像图

射峰比率都很小,最大为1.2。研究发现,probe 1分解为蓝色荧光的萘啶和无荧光的萘酰亚胺。细胞成像分析表明,当probe 1与RAW264.7细胞共孵育,然后用405 nm激发时,可观察到绿色荧光位于细胞质中,几乎观察不到蓝色荧光。然而,当细胞与可以产生·OH的Fenton试剂共孵育后,原来的绿色荧光完全被猝灭,而蓝色荧光显著增强。进一步地,用PMA刺激产生ROS后,观察到的荧光现象与Fenton试剂的相同,表明该探针可对细胞内生理刺激产生的·OH进行灵敏检测。

2.4.5　次氯酸($HClO/ClO^-$)检测

$HClO/ClO^-$是一种重要的活性氧族,它由过氧化氢和细胞内的氯离子在髓过氧化物酶的催化下反应生成。次氯酸是一种天然的杀菌剂,能与许多生物分子发生反应,如脂肪酸、胆固醇、DNA、RNA以及多种蛋白质。次氯酸具有弱酸性,在中性生理环境下会部分电离成为次氯酸根(ClO^-),保护机体免受微生物的侵害。次氯酸根对机体组织的修复有益,但过量也会对组织造成损伤,引起关节炎、动脉硬化等疾病。此外,次氯酸/次氯酸根水平的异常也被认为与神经元退化、癌症等疾病密切相关。细胞内次氯酸的出现通常被认为是白细胞活化和先天性免疫应答的特征。因此,活体内次氯酸/次氯酸根的检测与成像具有重要的生理学和医学价值。

Ye等报道了两种Ru配合物磷光探针$[Ru(bpy)_2(DNCA-bpy)](PF_6)_2$和$[Ru(bpy)_2(DNCH-bpy)](PF_6)_2$,用于HClO的检测(图2.16)[51]。其中,Ru配合物作为磷光信号基团,氨作为与HClO反应的识别基团,氨的氧化反应由HClO引发,产生的—N—Cl可以进一步水解形成强发光性能的复合物。室温下,两种探针的荧光都非常弱,具有很强的金属-配体电荷转移吸收,吸收峰分别位于470 nm和478 nm。与次氯酸反应后,两种化合物都发射很强的荧光,发射峰位于626 nm,发射强度分别增强为原来的190倍和1 100倍。这是由于次氯酸介导的两种化合物的氧化形成了发强荧光的羧基化合物。该传感器具有很高的选择性,其他的活性氧(·OH、$^1O_2$、$ONOO^-$、H_2O_2、O_2^-)、活性氮对探针的荧光几乎没有响应。对巨噬细胞中HClO的荧光成像检测发现,在细胞质中可观察到明亮的红色磷光,表明只在细胞质中有次氯酸产生。

进一步地,Chao等报道了双光子磷光Ir配合物Ir-dmn,用于检测细胞内次氯酸根离子(图2.32)[52]。该探针Ir-dmn具有线粒体靶向性,750 nm的双光子吸收截面为78.1 GM①。Ir配合物带有二氨基马来腈基团作为ClO^-反应基团,对其他的离子或ROS不产生响应。当探针与ClO^-发生反应形成氧化性的羰基产物时,在单光子激发(402 nm)和双光子激发(750 nm)下都可以产生显著增强的磷光信号。细胞成像结果表明,探针对线粒体具有高度的特异性。可用于体内和体外ClO^-的检测。

① $1\ GM=10^{-50}\ cm^4\cdot s$/光子

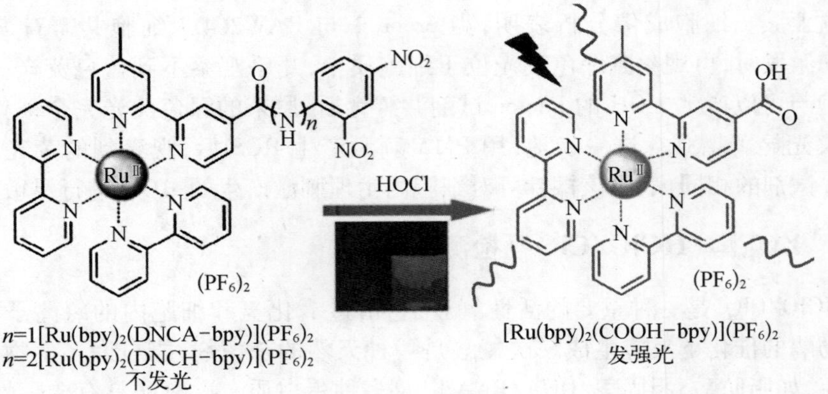

图 2.31 Ru 配合物探针与 HOCl 反应机理

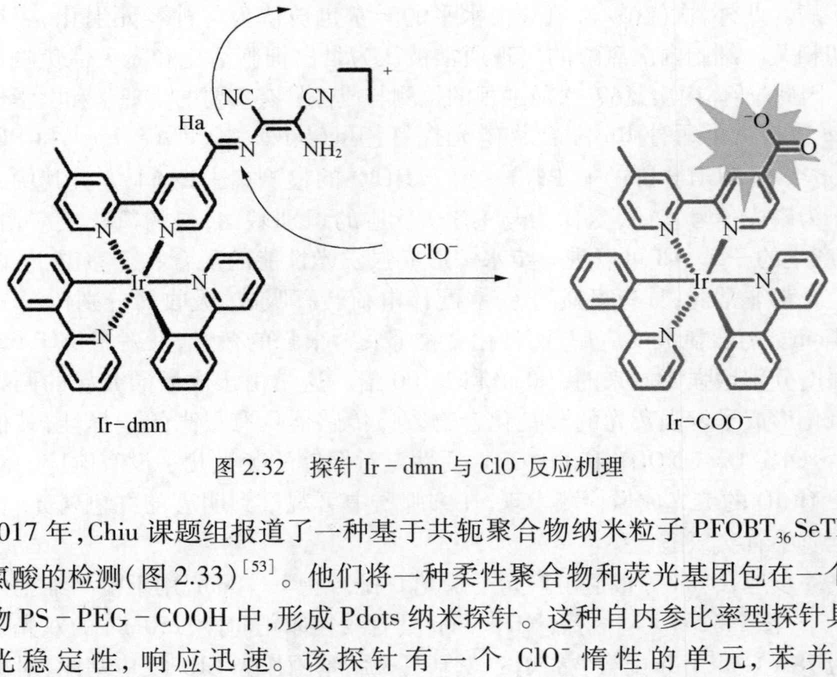

图 2.32 探针 Ir－dmn 与 ClO^- 反应机理

2017 年,Chiu 课题组报道了一种基于共轭聚合物纳米粒子 $PFOBT_{36}SeTBT_{3,5,7}$ 对次氯酸的检测(图 2.33)[53]。他们将一种柔性聚合物和荧光基团包在一个共轭聚合物 PS－PEG－COOH 中,形成 Pdots 纳米探针。这种自内参比率型探针具有很好的光稳定性,响应迅速。该探针有一个 ClO^- 惰性的单元,苯并呋喃(benzoxadiazole, OBT)作为能量供体和对 ClO^- 有特异性响应的荧光基团,SeTBT 作为能量受体,可在没有 ClO^- 的条件下发生 FRET。有 ClO^- 时,可将 SeTBT 氧化,阻碍 FRET 过程,导致 OBT 的绿光发射增强,而近红外-红外通道的发射减弱。MTT 实验表明该探针具有很好的生物相容性和抗光漂白性。该探针基于远红外-近红外 Pdots,可通过比率法检测活细胞内和活鼠体内的次氯酸。

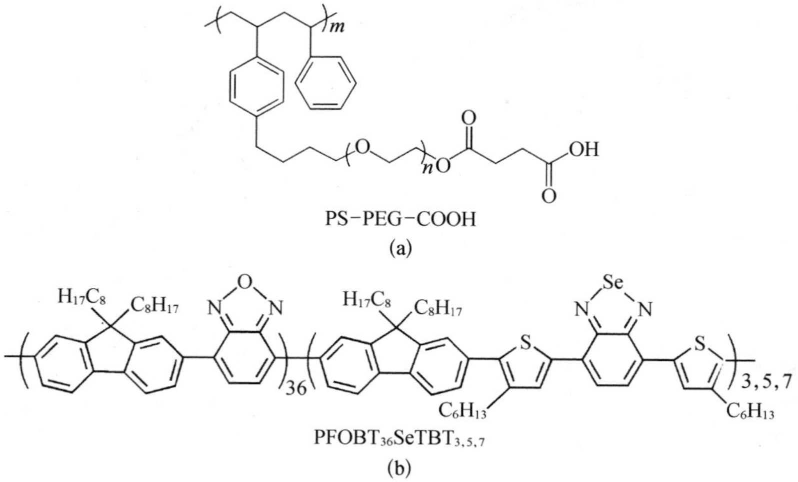

PS-PEG-COOH

(a)

PFOBT$_{36}$SeTBT$_{3,5,7}$

(b)

图 2.33 共轭聚合物及纳米粒子结构式

(a) 共轭聚合物;(b) 聚合物纳米粒子

2.5 基于有机光电子材料的病原体检测

细菌、病毒、立克次氏体、真菌等常见病原体微生物可使生物体感染疾病，严重影响健康。快速检测这些微生物在疾病早期诊断方面具有重要的意义。

大肠杆菌(*Escherichia coli*, *E. coli*)是一种危害极大的病原体，可引起严重的食物传播疾病，因此需要快速而准确的检测方法。*E. coli* 表面有很多微小的手指状的突起，这些突起含有凝集素(lectin)。凝集素是一种可以与糖进行特异性结合的蛋白质，与细胞信号转导、细胞表面识别及病原体感染密切相关。伴刀豆球蛋白A(Con A)是刀豆的凝集素，其毒性很小，常被用于研究配体-蛋白质之间反应。Con A 与葡萄糖和甘露糖都可以结合，但其对甘露糖的亲和性更强。

Bunz 课题组报道了两种糖基取代的聚苯撑乙炔衍生物 P5 和 P7。P7 带三个甘露糖基团，P5 带两个甘露糖基团[54]。他们详细研究了聚合物与 Con A 和细菌(*E. coli*)之间的相互作用(图 2.34)。研究发现，两种聚合物都可以与 Con A 发生强烈反应而使聚合物的荧光猝灭，K_{sv} 超过 10^8 L/mol。P7 带有三个甘露糖基团，其与 Con A 的亲和力更强，因而其 K_{sv} 也更大，检测限更低。通过等温滴定量热法分析可得 P7 与 Con A 结合常数为 10^6 L/mol，P5 的结合常数为 10^5 L/mol。他们进一步地研究了两种聚合物和 *E. coli* (ORN 178 和 ORN 208)之间的反应。ORN 178 为甘露糖结合型菌株，ORN 208 为突变的不结合甘露糖的菌株。将聚合物 P5 或 P7 加入 ORN 208 中时，细菌会被染色，但是不会聚集。细菌被染色是由于聚合物的芳香族骨架与细菌细胞壁上的芳香族氨基酸的苯环之间的疏水反应，因为两种聚

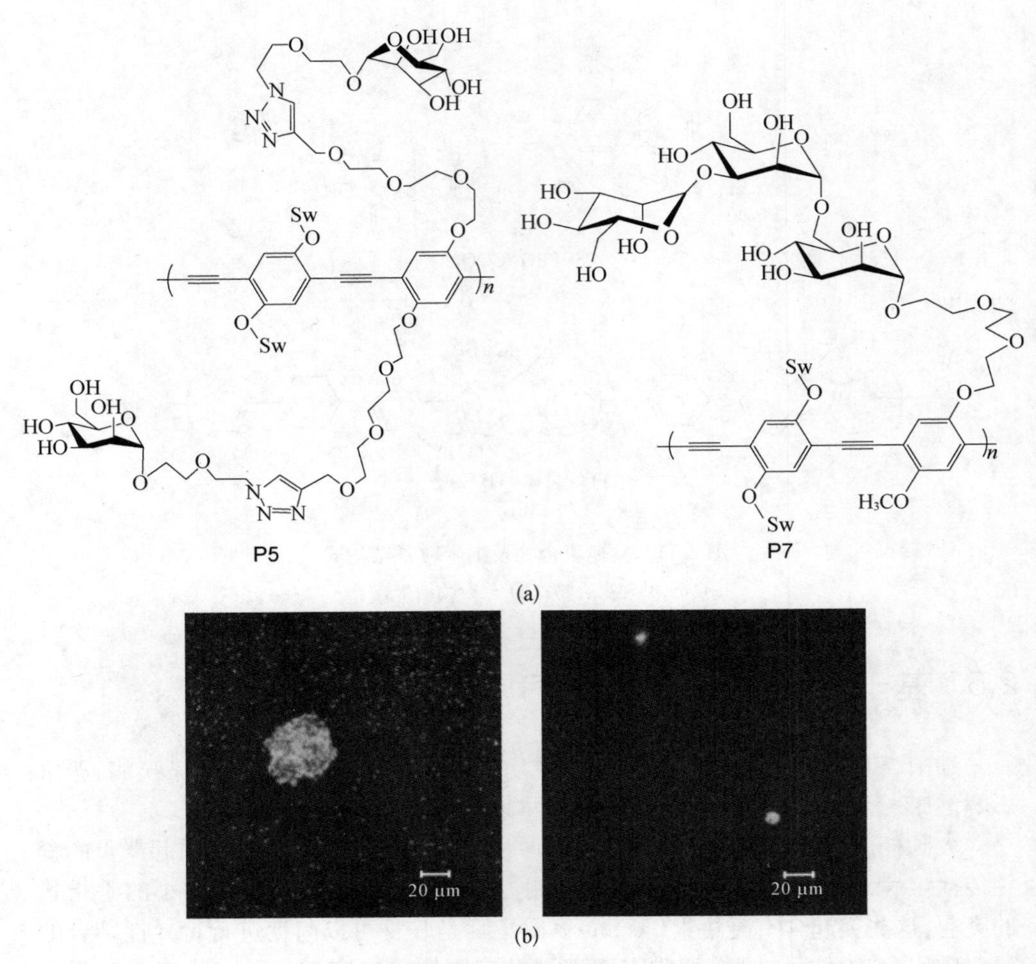

图 2.34　基于聚合物 P5 和 P7 的细菌检测

(a) P5、P7 的化学结构式；(b) P5(左)和 P7(右)与细菌 ORN178 共孵育后的共聚焦荧光显微成像图

合物都是中性不带电荷的，其与细菌之间不存在静电反应。然而，当将 P5 或 P7 加入 ORN178 中时，可观察到明显的细菌凝集。在 P5 中，可观察到松散的聚集体和单个的浮游细胞；而在 P7 中，浮游的细菌细胞消失了，只观察到密集的细菌聚集体的荧光，这是由于 P7 与甘露糖结合型 *E.coli* 之间的结合力更强的缘故。

氧化石墨烯(graphene oxide, GO)是一种二维的碳纳米片层材料，由石墨烯氧化得到。其表面为异质的平面结构，含有离子和芳香基团，可以进行进一步化学偶联或与生物分子之间进行非共价反应[55]。特别地，GO 的 sp^2 芳香基团可通过 FRET 或非辐射的偶极-偶极耦合[56]，引起邻近荧光基团的荧光有效猝灭，因此 GO 可以作为荧光传感的独特平台。

Fan 和 Liu 课题组合作报道了一种石墨烯和糖基取代的共轭寡聚物 FBT 复合

探针，可用于 turn－on 模式的大肠杆菌检测（图 2.35）[57]。FBT 侧链含有高密度的 α－甘露糖，共轭骨架相对较短以增加其水溶性。共轭骨架中含有苯并噻唑基团（BT），其荧光发射对环境的极性非常敏感，当环境的疏水性增强时，BT 的发射会明显增强。Con A 是一种甘露糖特异性凝集素，含有四个相似的亚基，每个亚基含有一个甘露糖结合位点。FBT 有两个特征吸收峰，分别位于 314 nm 和 412 nm，分别对应芴和 BT 的吸收。用 350 nm 的光激发时 FBT 发射绿色荧光，发射峰位于 595 nm。结合 Con A 后，FBT 的疏水性增强，其荧光发射增强，595 nm 处的绿色荧光增强约 3 倍，同时发射峰明显蓝移到 555 nm。这是由于甘露糖与 Con A 之间的结合是通过氢键、疏水作用以及与金属的配位作用来实现，FBT 被带入到 Con A 的疏水口袋附近。此时，环境的疏水性增强，从而导致发射的增强和发射峰的蓝移。而其他的非同源蛋白如 BSA、溶菌酶、细胞色素 c、肌红蛋白、胃蛋白酶、胰蛋白酶、凝血酶等，对其荧光的影响很小。进一步地，他们在体系中加入氧化石墨烯（GO）来抑制背景的荧光，FBT 可以通过糖基吸附在石墨烯表面，由于 FBT 与 GO 之间强的π－π相互作用，其荧光可以被 GO 高效猝灭，约 95% 的荧光都被猝灭，K_{sv} 为 5.024×10^4 L/g。加入 Con A 后，凝集素与糖基之间结合，从而将糖基化聚合物从石墨烯表面拉开，荧光恢复，加入 GO 时，只有 33% 的荧光被猝灭。由于 GO 的加入抑制了背景的荧光，因此信噪比大大增强。提高了在含有干扰蛋白的复杂体系中检测靶蛋白的选择性。最后，他们对 *E. coli* 进行了检测。MG 1655 菌株可产生含有 fim H 蛋白的 I 型菌毛，该蛋白含有碳水化合物识别位点，其与甘露糖具有很高的亲和力（结合常数 $K_d = 2.3\times10^{-6}$ mol/L）。而 Top 10 菌株不能产生 I 型菌毛。因此，没有 GO 时，FBT 虽然可检测 Con A，但由于背景荧光太高，不适合可视化检测，

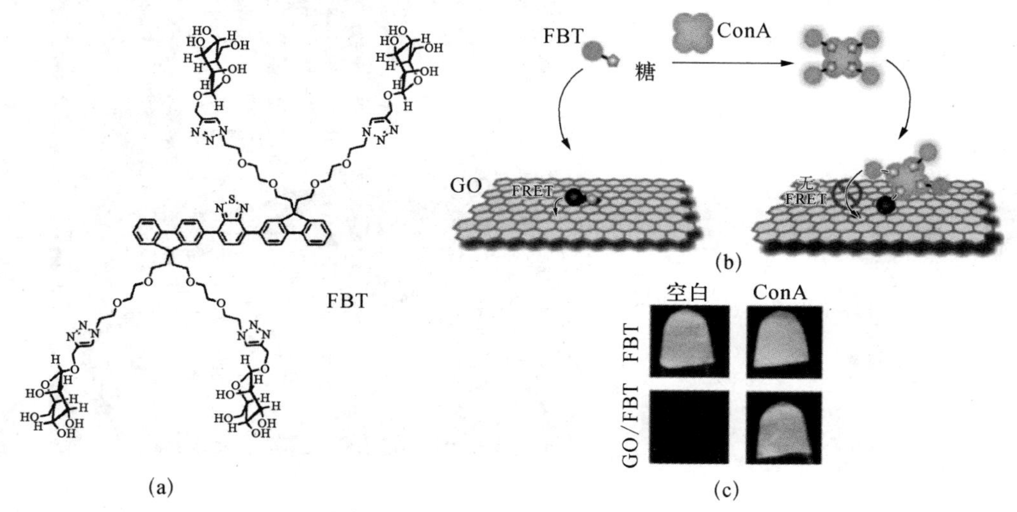

图 2.35　基于 GO 和聚合物 FBT 的 Con A 检测[57]

（a）FBT 的化学结构式；（b）Con A 检测原理图；（c）加入 GO 前后的 Con A 检测荧光成像图

因此不能区分不同的大肠杆菌菌株。但是加入 GO 后,可显著降低背景的荧光,因而可明显区分不同菌株。

Wang 课题组将两种阳离子共轭高分子 PFP - NMe_3^+和 PPV - NMe_3^+混合,通过微生物介导的 FRET,实现了对两种不同病原体的快速、简便、可视化区分并检测(图 2.36)[58]。在各种引起疾病的真菌和细菌中,大肠杆菌(*E. coli*)和白色念珠菌(*C. albicans*)是两个必须引起重视的病原体。*E. coli* 是一种革兰氏阴性菌,大多数菌株是无害的,然而,某些细胞系,如具有食物传播性的 *E. coli* O157∶H7,可引起严重的疾病甚至死亡。*C. albicans* 是一种条件致病性真菌病原体,可引起严重的感染疾病。这两种细菌最大的不同在于其细胞壁的化学组成不同。真菌(包括 *C. albicans*)具有典型的细胞壁,主要由 β -葡聚糖、几丁质和甘露糖蛋白构成。而细菌的细胞壁主要由糖肽构成。两种水溶性阳离子聚合物,蓝色荧光的 PFP - NMe_3^+和绿色荧光的 PPV - NMe_3^+,分别作为能量供体和受体。二者的吸收和发射光谱满足发生 FRET 所需的光谱重叠条件。PPV - NMe_3^+为侧链带有 PEG 基团的结构,可以有效避免对蛋白质和细胞表面的非特异性吸附。*E. coli* 和 *C. albicans* 的膜

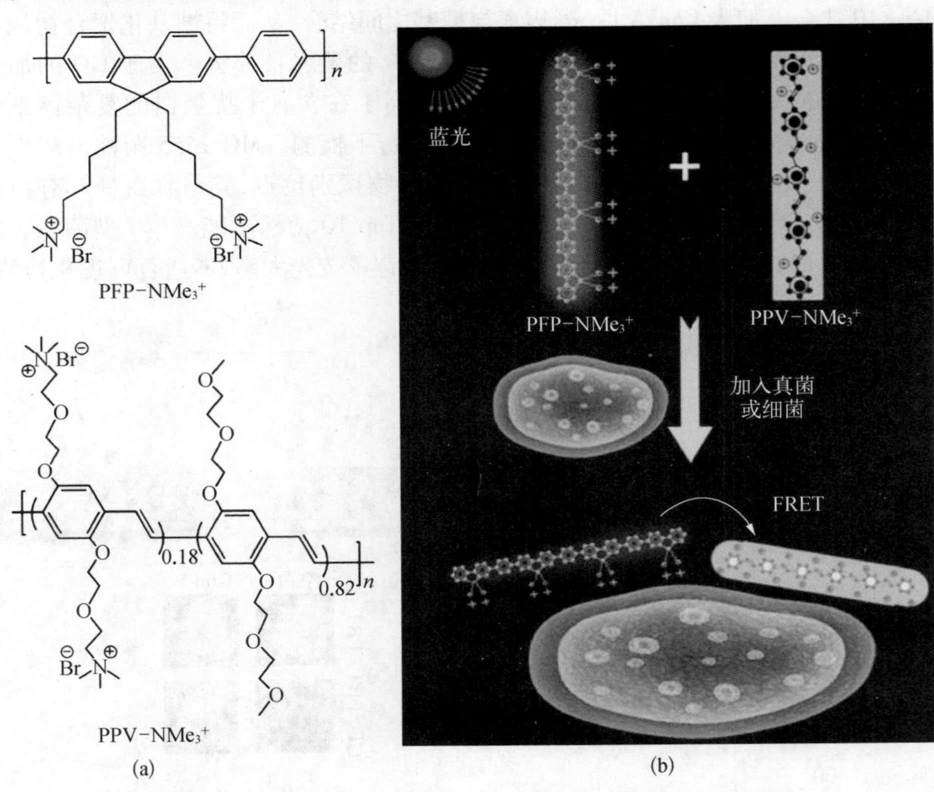

图 2.36 基于 PFP - NMe_3^+ 和 PPV - NMe_3^+ 的细菌检测[58]

(a) PFP - NMe_3^+和 PPV - NMe_3^+的化学结构式;(b) 细菌检测原理图

表面都带有净负电荷，两种阳离子聚合物可以通过静电相互作用与膜表面进行结合。然而，由于真菌和细菌的细胞壁组成的不同，使其与聚合物结合时有不同的亲和力，这可以通过结合不同病原体前后 ξ 电位变化量的不同来进行区分。研究发现，PFP－NMe_3^+对真菌 CA10231 的选择性更强，$\Delta\xi_{CA10231}$ = 20.25 mV，而与细菌结合时$\Delta\xi_{JM109}$ = 13.5 mV。相比而言，PPV－NMe_3^+对细菌的选择性更强，$\Delta\xi_{JM109}$ = 5.6 mV，$\Delta\xi_{CA10231}$ = 2.9 mV。因此，供体和受体相对数量的不平衡就会导致两个荧光基团之间 FRET 的不同。有 *E. coli* 存在时，可发生有效的 FRET，发出黄色荧光，这是由于两种聚合物对细菌的吸附基本相等。而有 *C. albicans* 存在时，只有少量 PPV－NMe_3^+被吸附到膜表面，导致弱的 FRET。这种方法可进行特异性的病原体检测，无须电泳分析和实时 PCR，也无须昂贵的引物标记。

Liu 课题组报道了一种阳离子型 PPV 衍生物 CP 6，通过调控磷酸盐缓冲溶液（PBS）中的离子强度，可实现对不同微生物的检测，包括真菌、革兰氏阳性菌、革兰氏阴性菌（图 2.37）[59]。真菌和细菌最大的不同是细胞壁的化学组成的不同。革兰氏阳性菌和革兰氏阴性菌的细胞壁结构差异很大。革兰氏阴性菌（如 *E. coli*）是由一个外层膜和一个交联网状的肽聚糖内层薄膜构成。革兰氏阳性菌（如 *B. subtilis*）由一个深度交联的肽聚糖厚膜层构成，位于细胞质膜的外面，使细胞壁具有多孔性。真菌和细菌的细胞壁都带有负电荷。高分子的侧链带有季铵基团，可以使其在不同浓度的缓冲溶液中调控与不同表面结构的细菌和真菌之间的反应。通过等温滴定分析法研究聚合物和不同病原体之间的反应。在革兰氏阳性菌 *B. subtilis*中加入不同离子强度的 CP 6 时，其焓的变化很小，表明其与 *B. subtilis* 之间的反应几乎不受离子强度的影响。对于真菌 *C. albicans* 和革兰氏阴性菌 *E. coli*，加入不同离子强度的 CP 6 后焓值的变化非常大，表明 CP 6 与 *C. albicans* 和 *E. coli* 之间的结合受 PBS 浓度的强烈影响。对结合数量、焓变和结合常数的计算表明，CP 6 与*C. albicans*和 *E. coli* 之间的结合主要是由于静电作用；而 CP 6 与 *B. subtilis* 之间的结合主要是由于疏水作用。随着离子强度的增加，静电作用逐渐被屏蔽。在低 PBS 浓度（5×10^{-3} mol/L）时，对 *C. albicans* 的结合常数最大，表明 CP 6 对 *C. albicans*更具选择性；在离子强度为 20×10^{-3} mol/L 时，对 *E. coli* 更具选择性；而在高离子强度（40×10^{-3} mol/L）时，对 *B. subtilis* 更具选择性。这样 CP 6 与不同病原体之间的反应就可以通过调控缓冲溶液的离子强度来实现。

细菌群体感应效应，是指细胞的密度依赖性行为。近年来的研究证明细菌之间存在信息交流，多种细菌都能合成并释放一种被称为自诱导剂（autoinducers，AI）的信号分子。胞外的 AI 浓度能随细菌密度的增加而增加，达到一个临界浓度时，AI 能启动菌体中相关基因的表达，调控细菌的生物行为，如产生毒素、形成生物膜、产生抗生素、生成孢子、产生荧光等，以适应环境的变化，这种现象称为群体感应调节（quorum sensing，QS）。这一感应现象只有在细菌密度达到一定阈值后才会发生。

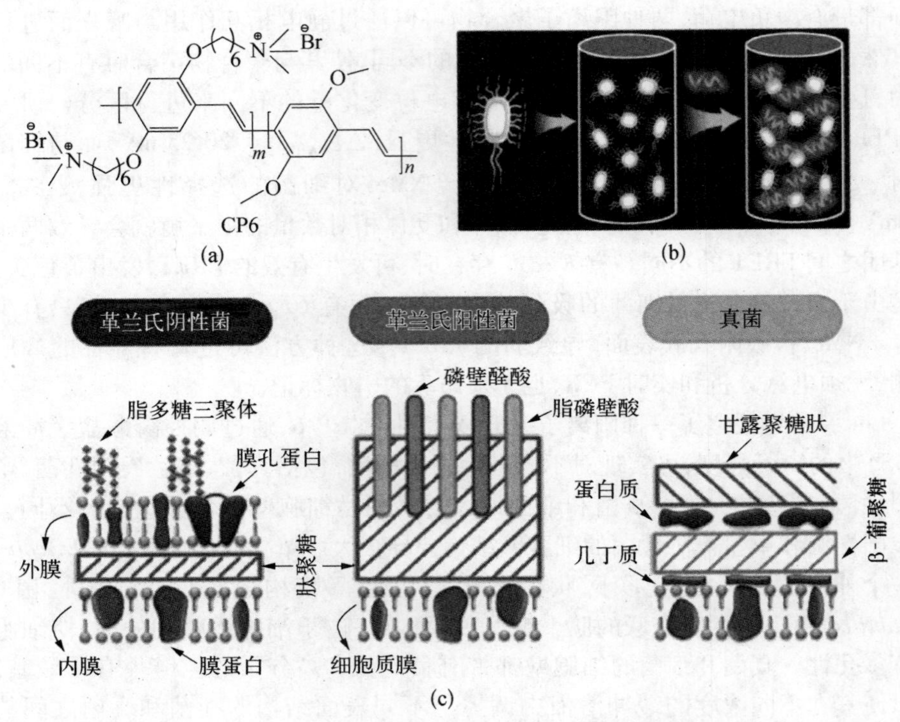

图 2.37 基于聚合物 PPV - NMe^{3+} 的细菌检测[59]

(a) PPV - NMe^{3+} 的化学结构式;(b) 细菌检测原理图;(c) 细菌和真菌结构示意图

细菌 QS 系统的信号传递大致可分为以下几个步骤：① 在胞内合成 AI;② AI 被释放到细胞外,并达到一定的浓度;③ AI 被识别系统识别启动一系列的激酶反应,或直接进入菌体内与胞质受体蛋白结合形成 AI -受体复合物;④ 调控相关靶基因的转录表达,进而实现对细菌行为的调控。在启动相关功能的靶基因转录时,位于其上游,编码 AI 合成酶的基因也同时被启动,AI 合成酶大量增加,继而使 AI 的合成也大量增加,这样就在 QS 系统中形成了一个正反馈回路,使这一调控作用得到放大。

大部分细菌有两套 QS 系统,一套用于种内信息交流,一套用于种间信息交流。革兰氏阴性菌常利用高丝氨酸内酯类物质作为种内交流的 AI 信号分子,革兰氏阳性菌则多利用自诱导肽(autoinducing peptides, AIP)作为种内交流的 AI 信号分子。还有一种自诱导物质被称为 AI - 2,其结构是呋喃酮酰硼酸二酯,在革兰氏阴性菌与革兰氏阳性菌中均存在,被用于种间信息交流。

2016 年,Wang 课题组报道了基于树枝状阳离子共轭聚合物 PFP - G2 的细菌群体感应检测(图 2.38)[60]。细菌进入静息态前,细菌产生的自诱导剂 AI 浓度与细胞密度成正比。一旦 AI 浓度达到一个阈值,更多的 AI 就可以与特殊蛋白质结合,并

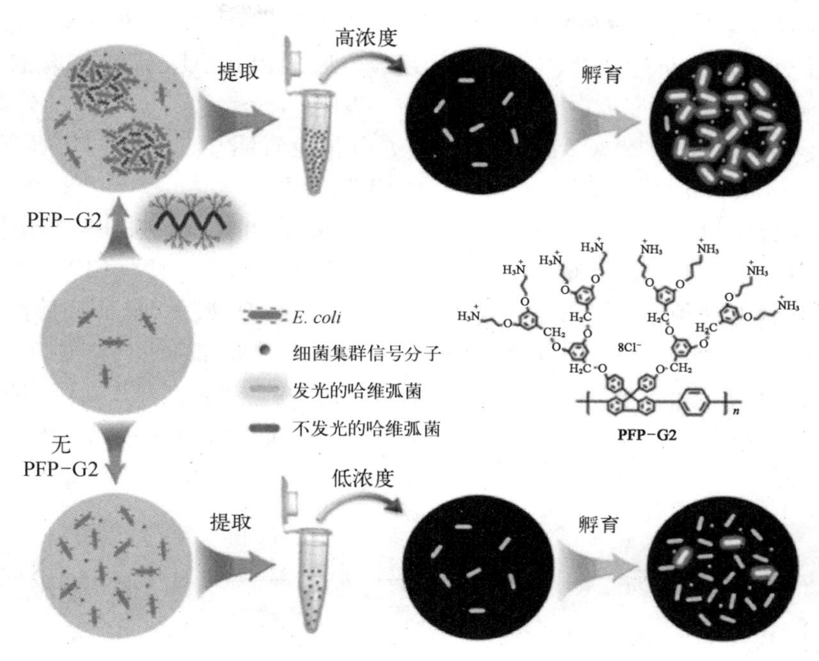

图 2.38　细菌群体感应检测原理图[60]

调控下游的基因表达,使细胞做出响应(如发光等)。AI 也可以帮助细菌优化其生存条件,使其在不利的环境下可以生存。树枝状离子聚合物含有线型聚合物核和重复的树枝状基团,这在某种程度上可以防止聚合物在水溶液中的自聚集,提高其荧光量子效率。末端带有氨基或季铵基团的树枝状聚合物,可以与细菌发生多价结合反应,从而形成紧密的细菌-聚合物的聚集体。*E. coli* MG1655 作为与共轭聚合物反应的细菌。基于 CP 与细菌之间的反应来形成细菌集群感应并对 QS 信号分子进行检测的原理如下。向 *E. coli* 的培养介质中加入 PFP－G2 时,静电相互作用使二者相互吸引并形成 PFP－G2/*E. coli* 聚集体。培养一段时间后,*E. coli* 就被包埋在聚集体中,既不能从培养介质中获得充足的营养,也由于空间的限制而不能生长,同时这些细菌产生的 QS 信号分子也不能向外扩散,结果使 QS 信号分子的量显著增加。作为唯一的在革兰氏阳性菌和革兰氏阴性菌间通信的信号分子,自诱导剂－2(autoinducer－2, AI－2)被作为模型信号分子。细菌 *V. harveyi*(BB170)作为报告细菌,这是一种只对 AI－2 产生生物发光响应的细菌。*V. harveyi*的生物发光的增强是由于在 *E. coli* 和 PFP－G2 体系的上清液中存在AI－2 的缘故。然而,没有 PFP－G2 存在时,*E. coli* 不能形成聚集体。上清液中AI－2 的浓度远低于有 PFP－G2 的体系。因此,更少的 AI－2 分子回到 *V. harveyi* 中去而调节下游的基因表达,产生的生物发光大大降低。激光共聚焦显微分析表明,PFP－G2 和 *E. coli* 形成聚集体,可观察到明亮的 PFP－G2 的蓝色荧光,其位置和细胞所在位置重叠。

对照组的结果表明,没有加入 PFP - G2 的 *E. coli* 不发生聚集。进一步地,他们通过 ξ 电位分析 *E. coli* 与 PFP - G2 之间的反应。加入 PFP - G2 后,*E. coli* 的 ξ 电位从(−39.40±3.01)mV 变为(−26.8±2.10)mV,表明 PFP - G2 与 *E. coli* 的外表面成功结合。没有加入 PFP - G2 的 *E. coli*,其 ξ 电位没有明显变化。这些研究表明,PFP - G2 与 *E. coli* 之间的反应主要是静电相互作用。

Wang 课题组又报道了一种基于超分子共轭聚合物的原位、快速检测病原体的方法(图 2.39)[61]。阳离子聚芴衍生物 PFP - NMe_3^+ 与葫芦[7]脲(CB[7])可形成超分子复合物,这种结构可被金刚烷胺(amantadine, AD)破坏,从而释放出 PFP - NMe_3^+。阳离子 PFP - NMe_3^+ 为两性结构,具有疏水的骨架和亲水的侧链,可通过多价(静电作用和疏水作用)反应与病原体的负电荷细胞膜结合。CB[7]具有疏水的空腔和亲水的外部结构,通过包裹侧链的烷基和季铵(QA)基团可将 PFP 包埋起来。在 PFP - NMe_3^+/CB[7] 复合物中加入 AD 后,PFP - NMe_3^+ 被竞争取代下来,这

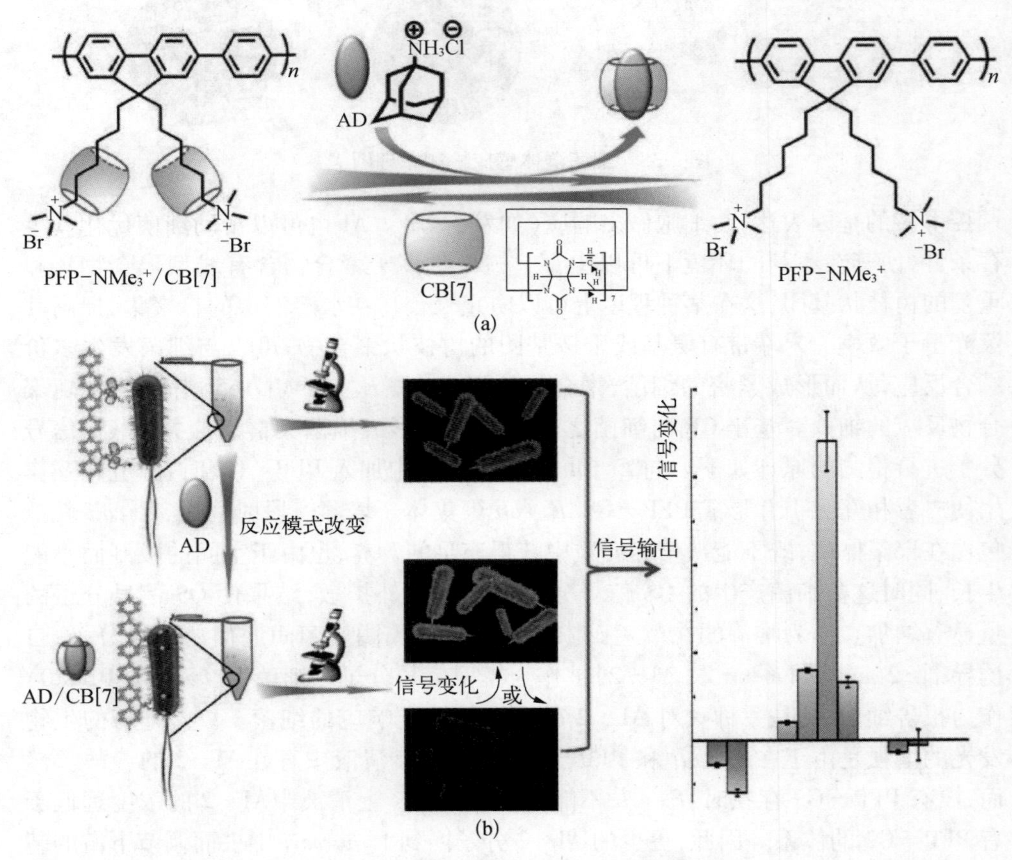

图 2.39 基于超分子聚合物的病原体检测[61]

(a) 反应机理图;(b) 病原体检测原理图

是由于形成了更稳定的CB[7]/AD复合物。这样PFP－NMe_3^+在与CB[7]组装前后与病原体的反应模式是不同的，产生的荧光响应也不同。这种传感器可以实现原位检测，区分革兰氏阴性菌(*E. coli*, *P. aeruginosa*)、革兰氏阳性菌(*B. subtilis*, *S. aureus*, *E. faecalis*)和真菌(*C. albicans*, *S. cerecisiae*)，并且可区分同一物种的不同系。与单独的PFP－NMe_3^+相比，PFP－NMe_3^+/CB[7]的最大吸收峰从原来的385 nm红移到397 nm，荧光强度大大增强，表明PFP－NMe_3^+与CB[7]的组装减小了聚集，也减少了聚合物在溶液中的自猝灭。动态光散射结果表明，形成PFP－NMe_3^+/CB[7]复合物后，粒径从(167±5) nm增大到(246±1) nm，而ξ电位从(50±3) mV下降到(18±2) mV。通过ξ电位和扫描电镜分析了PFP－NMe_3^+/CB[7]被AD解组装前后与各种病原体的不同反应模式。对PFP－NMe_3^+/CB[7]复合物而言，阳离子季铵QA基团不能嵌入病原体的细胞膜。被AD释放出来的季铵基团却可以与病原体的细胞膜反应并嵌入其中(通过静电和疏水作用)。PFP－NMe_3^+/CB[7]复合物与革兰氏阴性菌和真菌具有更高的亲和力，这主要是由于静电相互作用；而被AD解聚后更容易与革兰氏阳性菌作用，主要通过疏水作用力。对各种病原体而言，加入AD前后其荧光的变化程度是不同的。加入AD后，革兰氏阳性菌的荧光显著增强，而革兰氏阴性菌和真菌的荧光则显著下降。此外，可观察到革兰氏阴性菌的荧光下降比真菌更显著，同种病原体的不同菌株的荧光变化程度也是不同的。因此，通过计算加入AD前后荧光变化的不同程度，在2 h内即可实现对八种病原体的检测。

2.6　基于有机光电子材料的细胞内金属离子检测

细胞内金属离子如Fe^{3+}、Zn^{2+}、Cu^{2+}、Al^{3+}等，是细胞内代谢必需的离子，是人体新陈代谢和生理活动所必需的，其浓度过高将会引起诸多不良反应甚至导致疾病。而细胞内的Hg^{2+}、Pb^{2+}、Cd^{2+}、As^{3+}等有毒重金属离子，对人体没有任何有益作用。重金属离子能够与生物体内带有N、S、O的生物分子特异性结合形成复合物，从而影响蛋白质的折叠、氢键的断裂，甚至抑制一些酶的活性。它们常常是通过食物摄入或环境因素引起的，在体内长期积累，会导致严重的疾病和代谢障碍。因此，细胞内金属离子的检测具有重要的临床和实际意义。

在重金属离子的检测中，金属离子与选择性受体之间的非共价相互作用是实现其特异性检测的关键，其中包括氢键作用、金属离子配位、疏水作用、范德瓦耳斯力、π-π作用以及静电或者电磁效应。通常，金属离子荧光探针包含两大特征：第一，具有金属离子螯合或者结合位点；第二，至少有一个荧光基团可以吸收并且发射荧光。作为一个探针，这类分子必须在与金属离子结合之后产生电子结构或者化学结构的改变，化学结构的改变可引起吸收/发射强度或者波长的变化，或者引起“供体-受体”这种特定荧光基团之间的距离或者方向的变化。金属离子调节电子结构乃至荧光通常通过金属与被激发荧光基团之间的能量转移和电子转移。这两种途径都可以使探针荧光产生相应的猝灭或者增强(通常所说的“turn－off”或“turn－on”效应)。现已有大量利用此性质来设计光学平台实现金属离子检测的报道,所使用材料包括小分子荧光基团、共轭聚合物、量子点、纳米金、碳纳米管等。本书中主要针对有机光电子材料及其检测金属离子的相关机理展开论述。共轭聚合物由于其强烈的荧光发射和发射波长的可调控性,可作为优异的荧光基团用于金属离子的检测。磷光过渡金属配合物,如 Pt^{2+}、Re^{+}、Ir^{3+}、Ru^{2+}复合物,不仅具有很高的稳定性和水溶性及在 ms 水平相对长的寿命,而且可以被可见光激发。

2.6.1 细胞内 Hg^{2+}检测

汞在人体内的代谢主要通过消化道、呼吸道和皮肤吸收。汞吸收后主要分布在大、小脑组织,其他实质性器官中也有明显分布。金属汞可通过血脑屏障进入脑组织。大量吸入汞蒸气会出现急性汞中毒,表现为肝炎、肾炎和尿毒症等。无机汞主要对肾脏、肝脏造成损害,然而 Hg^{2+}在细菌的作用下可以转变为甲基汞,甲基汞在体内累积可引起急慢性中枢神经系统损害及生殖发育毒性。Hg^{2+}探针的设计可以通过硫脲、硫代酰胺和硫酮中的活性 C═S 与 Hg^{2+}结合形成不溶性的 HgS 沉淀的方式来实现。

Li 和 Hua 课题组合作报道了基于共轭聚合物纳米粒子的细胞内 Hg^{2+}的检测(图 2.40)[62]。喹吖二酮是一种被广泛应用的有机小分子染料,具有很高的光、热稳定性和高的荧光量子效率。聚合物纳米粒子(PTQA－NPs)的主链包含硫代羰基喹吖二酮和芴,其 C═S 键可以与 Hg^{2+}形成不溶的 HgS 沉淀。喹吖二酮 PQA 的溶液发射强烈的橘色荧光(566 nm),其荧光量子效率可达 0.905(以罗丹明 B 为参比)。含不同比例硫代羰基的喹吖二酮 PTQA1～3 荧光量子效率大大降低,分别为0.122、0.025、0.017,1～3 中硫代羰基的比例分别为 40%、60%和100%。这是因为发生了链内激子转移的缘故,在共轭体系中,硫代羰基基团可作为捕获激子的陷阱。当聚合物纳米粒子被激发时,可发生从芴单元(能量供体)到硫代羰基喹吖二酮基团的 FRET,因而荧光猝灭。当溶液中有 Hg^{2+}时,硫代羰基的 C═S 跟 Hg^{2+}反应生成 HgS 沉淀,同时硫代羰基喹吖二酮转变为喹吖二酮,发射橘色到红色荧光(560～750 nm)。引入不同的硫代羰基作为猝灭剂,喹吖二酮骨架上的硫代羰基基团作为识别 Hg^{2+}的基团,C═S/C═O 比例可以用于调控聚合物的发光强度。在脱硫的过程中,S 原子捕获 Hg^{2+}形成不溶的 HgS 沉淀,而原来的巯基变为氧,产物发强烈荧光。其对水溶液中 Hg^{2+}的检测可达到 10^{-9} g/L,该浓度低于美国 EPA 对血液中 Hg^{2+}水平的要求(5.8×10^{-9} g/L)。进一步地,用激光共聚焦扫描显微镜对 HeLa 细胞内 Hg^{2+}进行了监测。将细胞与 PTQA－NPs 在生长介质中 37℃孵育 1 h,然后再与 Hg^{2+}孵育 20 min,可观察到细胞内的红色荧光明显增强。

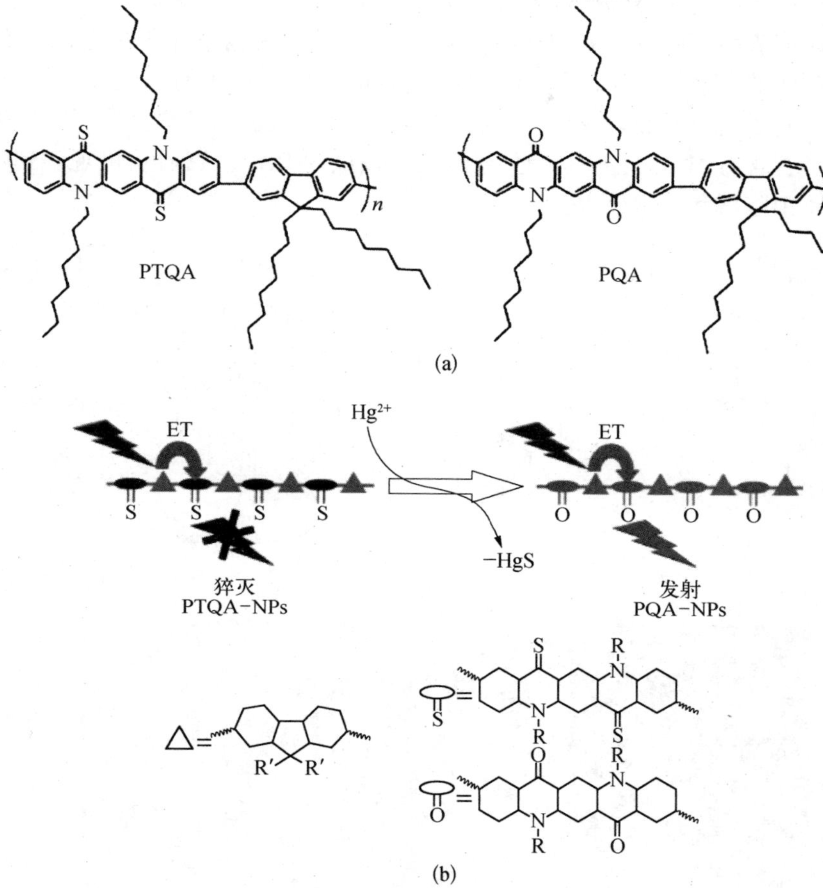

PTQA PQA

(a)

Hg2+ ET ET 猝灭 PTQA-NPs −HgS 发射 PQA-NPs

(b)

图 2.40 基于共轭聚合物纳米粒子的 Hg^{2+} 检测[62]

(a) PTQA 和 PQA 的结构式;(b) 利用 PTQA-NPs 检测 Hg^{2+} 的原理图

Liu 等报道了基于磷光 Ru 配合物(Ruphen-1)的细胞内 Hg^{2+} 检测(图 2.41)[63]。通过 Hg^{2+} 介导的脱硫和硫脲的分子内环化反应生成荧光基团。Ruphen-1 不仅拥有更长的激发波长、大的斯托克斯位移和良好的水溶性,而且具有快速的磷光 turn-on 响应、高的选择性和灵敏度,在很大的 pH 范围内(4.0～9.0)可实现检测。在生理条件下(pH=7.2),对汞离子的检测限可达 5.4×10^{-9} mol/L。在配体结构中,硫脲作为识别基团,与配位的 Ru 复合物相结合,可观察到硫脲单元环化形成咪唑啉单元。467 nm 激发时,Ruphen-1 具有弱的单发射峰(610 nm),加入 Hg^{2+} 后,发光显著增强,并且光谱蓝移到 598 nm。而加入其他离子时,光谱没有明显变化。利用 SMMC-7721 细胞研究了其细胞毒性,当 Ruphen-1 的浓度在 $(0～50)\times10^{-6}$ mol/L 范围时,细胞存活率接近 100%。当 Ruphen-1 的浓度在 $(100～250)\times10^{-6}$ mol/L

范围时,细胞存活率仍可达到 83%和 68%。其 IC_{50}值为(327.3±2.5)×10^{-6} mol/L。细胞成像研究表明,SMMC－7721 与 Ruphen－1 孵育后细胞保持良好的形态,细胞内可观察到弱的发射。然而,当细胞先与 Ruphen－1 孵育一段时间,然后再与 Hg^{2+} 孵育一段时间后,整个细胞具有明显的荧光增强,可以通过荧光颜色的不同显著区分细胞内是否含有 Hg^{2+}。进一步地,通过与染核试剂 DAPI 共染色,可观察到荧光探针存在于细胞质和细胞核中。

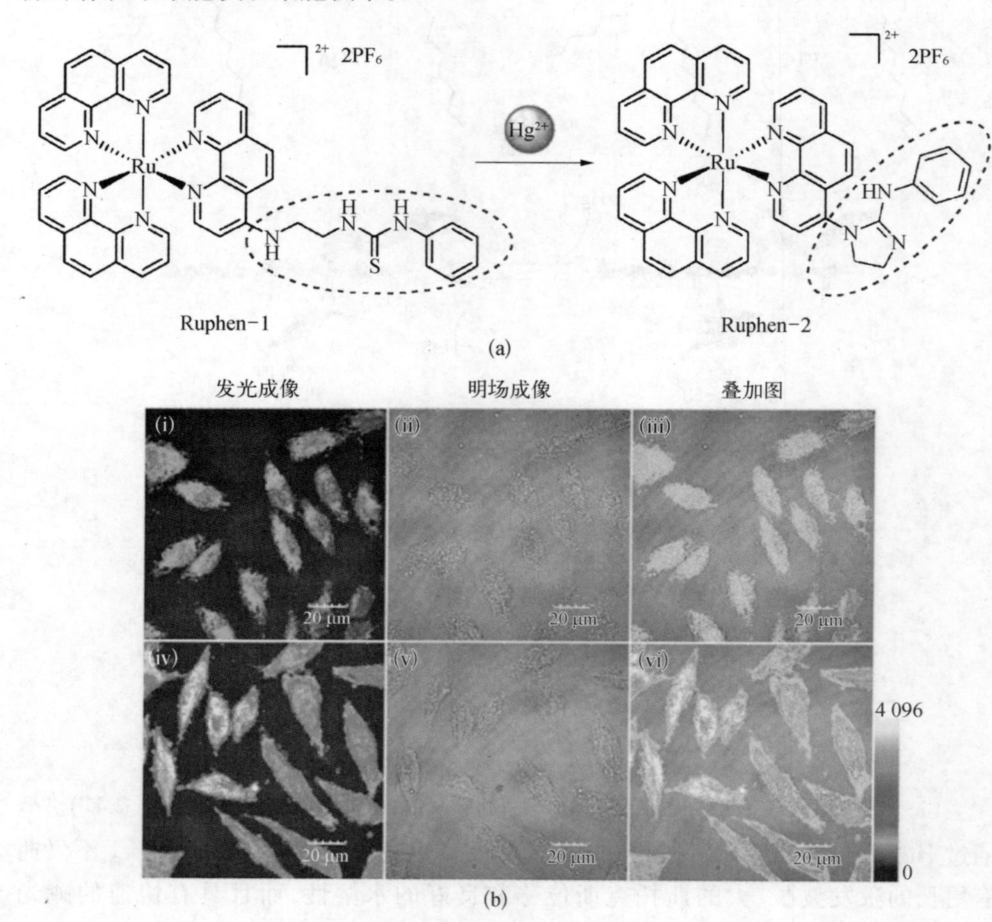

图 2.41 基于磷光 R_u 配合物的细胞内 Hg^{2+} 检测[63]

(a) Ruphen－1 结构式及 Hg^{2+} 检测机理;(b) SMMC－7721 细胞共聚焦发光成像图(i、ii、iii 为 Ruphen－1 与细胞共孵育 30 min;iv、v、vi 为继续与 Hg^{2+} 共孵育 30 min)

2.6.2 细胞内 Pb^{2+}检测

Pb^{2+}是一种非常重要的金属离子,广泛分布在我们的日常生活中。例如,在绝缘材料、电子封装材料、电池等中都含有 Pb^{2+}。对于人体和环境来说,Pb^{2+}是第二大毒性离子。Pb^{2+}进入人体后，会严重影响大脑和神经系统。研究发现，血样中Pb^{2+}的浓度即使保持在可接受水平，仍然会明显影响儿童智力发育。此外，Pb^{2+}还能影响酶和细胞代谢。

Huang 等报道了基于萘酰亚胺荧光探针 NPA 的细胞内 Pb^{2+} 检测(图 2.42)[64]。当溶液或活细胞中含有 Pb^{2+}时，NPA 具有显著的 turn - on 响应。为了研究其机理，合成了一系列模型化合物 M1、M2、M3，并研究了 NPA 在不同 pH 条件下的吸收和荧光性质。在 pH = 7.0～11.0 的范围内，NPA 的荧光强度几乎不变，表明在此范围内，NPA 对 pH 不敏感。当 pH 从 7.0 逐渐下降时，荧光强度逐渐增加，这是由于光致电子转移过程被抑制，所以发光增强了。加入 Zn^{2+}、Mn^{2+}、Ba^{2+}、Hg^{2+}、Ni^{2+}、Cu^{2+}、Co^{2+}、Pb^{2+}、Mg^{2+}、Cd^{2+}、Fe^{2+}、Al^{3+}、Ag^{+}、Na^{+}、Li^{+}时，荧光的增加非常小(小于 8%)。然而，加入 Cu^{2+}时，由于顺磁效应，NPA 的荧光几乎全部被猝灭。加入 Pb^{2+}后，NPA 的吸收光谱几乎不变，表明这是由于光致电子转移猝灭机理。为了进一步阐明猝灭机理，对比分析了 NPA 和 M1、M2、M3 的荧光及其对Pb^{2+}的响应。NPA 和 M1、M2、M3 的荧光强度相差不多，加入 Pb^{2+}后，NPA 和 M3 的荧光增强都非常显著(约为原来的 5 倍)，二者增强程度相当。而 M1 中加入Pb^{2+}后，荧光增强非常小。M2 中加入 Pb^{2+}后，荧光增强为原来的 1.5 倍左右。表明哌嗪上的 N 和二乙烯二乙醇胺上的 N 在萘酰亚胺通过光致电子转移机理发生荧光猝灭方面起重要作用。在 NPA 与 Pb^{2+}的结合方面，吡啶上的 N 和醚键上的 O 都起了重要的作用。一般情况下，N 与金属离子螯合时，吸收和发射光谱会发生位移，然而，加入 Pb^{2+}后，NPA 的吸收和发射并没有发生位移，表明与萘酰亚胺环连接的吡嗪的 N 并没有与 Pb^{2+}螯合。经紫外吸收、荧光、^{1}H NMR 及 MALDI - MS 分析表明，Pb^{2+}与 NPA 探针的配位结合方式如图 2.42 所示。进一步地，对 HeLa 细胞中的 Pb^{2+}进行了检测。与 NPA 一起孵育的 HeLa 细胞在荧光显微镜下是观察不到荧光的。而与 NPA 和 Pb^{2+}共同孵育的 HeLa 细胞中可以观察到明显的荧光信号。

Zhang 等报道了以树枝状聚乙炔撑 DPE - PPE^{+}为纳米载体的细胞内 Pb^{2+}的成像研究(图 2.43)[65]。功能核酸 8 - 17 DNAzyme 由于对 Pb^{2+}具有高度的选择性，近年来备受关注。然而，功能核酸向细胞内的有效递送是限制其应用的一个重要问题。共轭聚合物的共轭主链上有大量高度离域的电子，可沿主链进行快速迁移，因此又被称为“分子导线”。阳离子共轭聚合物可以和带相反电荷的生物分子(如 siRNA、DNA)发生反应，从而提高生物大分子的递送效率。该研究中，DPE - PPE^{+}作为 8 - 17 DNAzyme 的载体，这种几乎完全由 C—C 键构成的 DPE 树枝状结构，使 DPE - PPE^{+}具有极低的细胞毒性、高的荧光量子效率和更好的细胞穿透性。底物链的 5′端标记发近红外荧光的 Cy5.5。酶链的 3′端标记猝灭剂 BHQ - 3。无 Pb^{2+}时，酶-底物复合物呈双螺旋结构，Cy5.5 和 BHQ - 3 的距离很近，导致荧光猝灭。有 Pb^{2+}存在时，酶被激活，使底物上 RNA 碱基(rA)的磷酸二酯键被切断，酶-底物双链的稳定性下降，从而将 Cy5.5 标记的寡核苷酸片段释放出来。荧光基团和猝

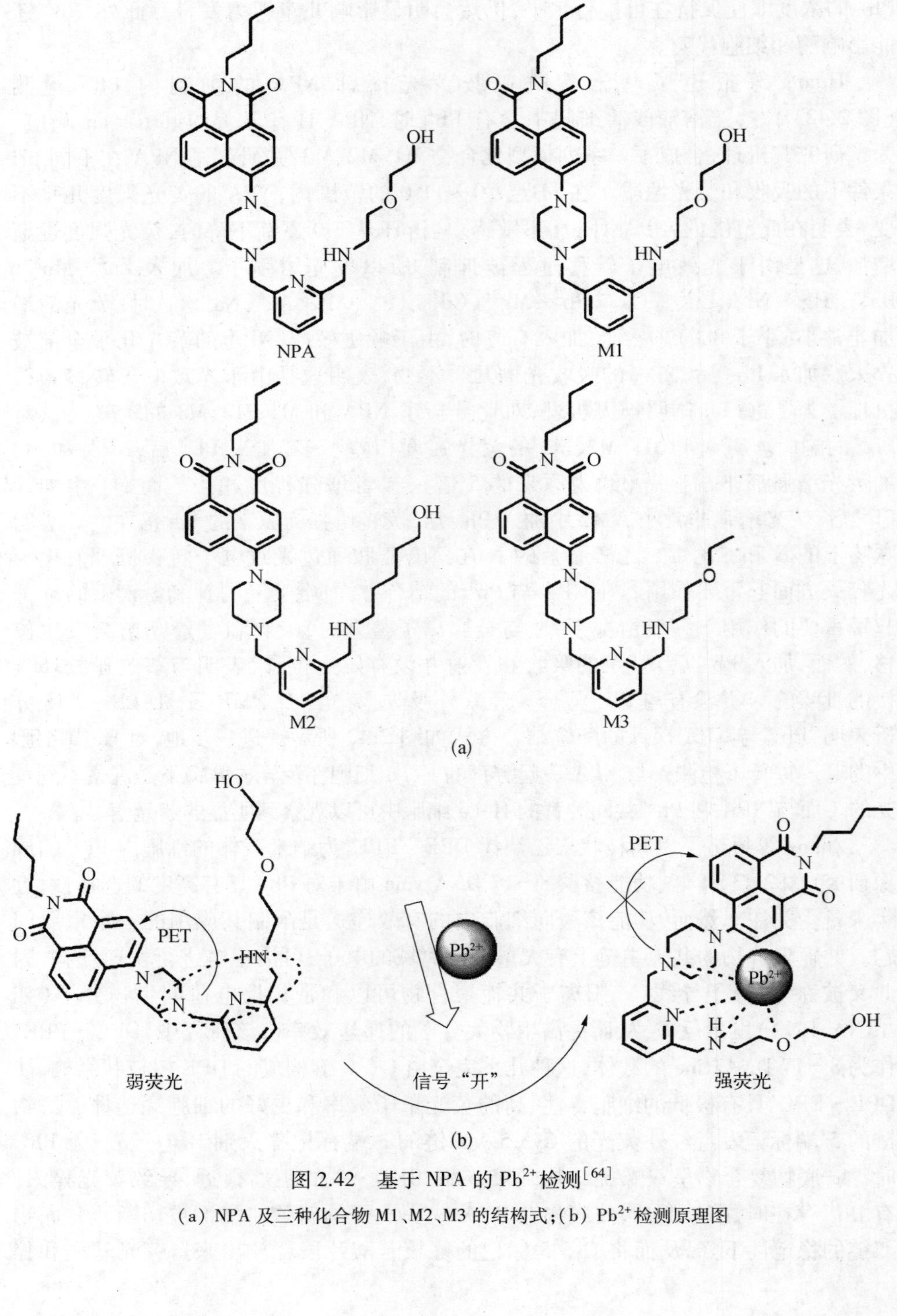

(a)

(b)

图 2.42 基于 NPA 的 Pb^{2+} 检测[64]

(a) NPA 及三种化合物 M1、M2、M3 的结构式；(b) Pb^{2+} 检测原理图

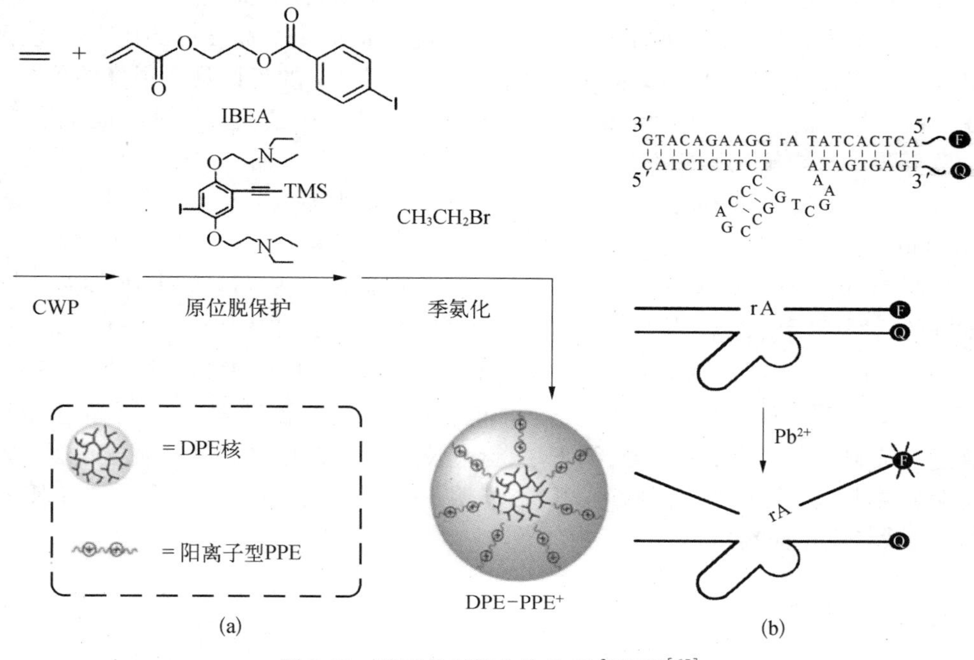

图 2.43　基于共轭聚合物的 Pb^{2+} 检测[65]

(a) DPE − PPE^+ 合成原理图;(b) 8 − 17 DNAzyme 结构及 Pb^{2+} 检测原理图

灭基团的距离较远,体系荧光恢复。将 DPE − PPE^+/8 − 17 DNAzyme 复合物与 HepG2 细胞共孵育时,只能观察到 DPE − PPE^+ 的蓝色荧光;当将 DPE − PPE^+/8 − 17 DNAzyme 复合物与 HepG2 细胞共孵育,然后再与 Pb^{2+} 孵育一段时间后,由于 8 − 17 DNAzyme 被激活可切割磷酸二酯键,此时 Cy5.5 的荧光恢复,可观察到蓝色荧光和红色荧光。表明,DPE − PPE^+/8 − 17 DNAzyme 复合物不但可以被细胞很好地吸收,而且在细胞环境中具有很好的稳定性。

2.6.3　细胞内 Fe^{3+} 检测

Fe^{3+} 是植物和动物维持生命活动所必需的离子。然而,过量的 Fe^{3+} 也会产生毒性,因为其会促进脂质、蛋白质和其他构成细胞的生物分子的氧化。基于荧光强度变化的金属离子探针很容易受到外界环境(如浓度、聚集状态、酸碱度、荧光穿透深度以及由检测器灵敏度造成的分辨率差异)的干扰,导致其在实际的生物体内检测中很难提供准确的检测数据。因此,研究人员开发了比率型的荧光探针,很好地避免了这一问题,实现了更准确的检测。

Yu 课题组合成了侧链挂接罗丹明螺内酰胺的水溶性共轭聚合物 CP 7,通过荧光比率法检测细胞内 Fe^{3+}(图 2.44)[66]。有机小分子探针的水溶性通常较差,为了增加溶解性而加入的有机溶剂会引起不可忽视的生物毒性和灵敏度的不足。该研究将小分子染料挂接在共轭聚合物侧链上，构建了水溶性好、亮度高的比率荧光探针。共轭聚合物 PPETE 作为能量供体，其与罗丹明 6G 的光谱具有很好的重叠。螺内酰胺形式的罗丹明的吸收很弱，不发射荧光。而 Fe^{3+} 会使其开环形成氨形式的罗丹明 6G，具有很强的吸收（溶液颜色为粉色），并发射强烈的长波长的荧光。CP 7 的最大吸收峰位于 400 nm。加入 Fe^{3+} 后，出现一个新的紫外吸收峰（530 nm），这是开环的罗丹明 6G 的特征吸收峰。CP 7 的最大发射峰位于 442 nm，罗丹明 6G 的发射峰位于 538 nm，随着 Fe^{3+} 浓度的增加，发生明显的 FRET，两个发射峰的比率（$R=I_{538}/I_{442}$）从 0.18 增加到 3.7。对 Fe^{3+} 的检测限为 3×10^{-7} mol/L。他们进一步研究了 HeLa 细胞内 Fe^{3+} 的双通道荧光成像。HeLa 细胞与探针 CP 7 孵育 1 h 后，可观察到细胞内有蓝色荧光和非常弱的橙色荧光，表明 CP 7 可穿透细胞膜进入细胞。当继续与 Fe^{3+} 孵育 1 h 后，蓝色荧光完全消失，橙色荧光显著增强，没有明显的细胞形态的变化和细胞死亡，表明 CP 7 的毒性非常小，可用于细胞内 Fe^{3+} 的荧光成像检测。

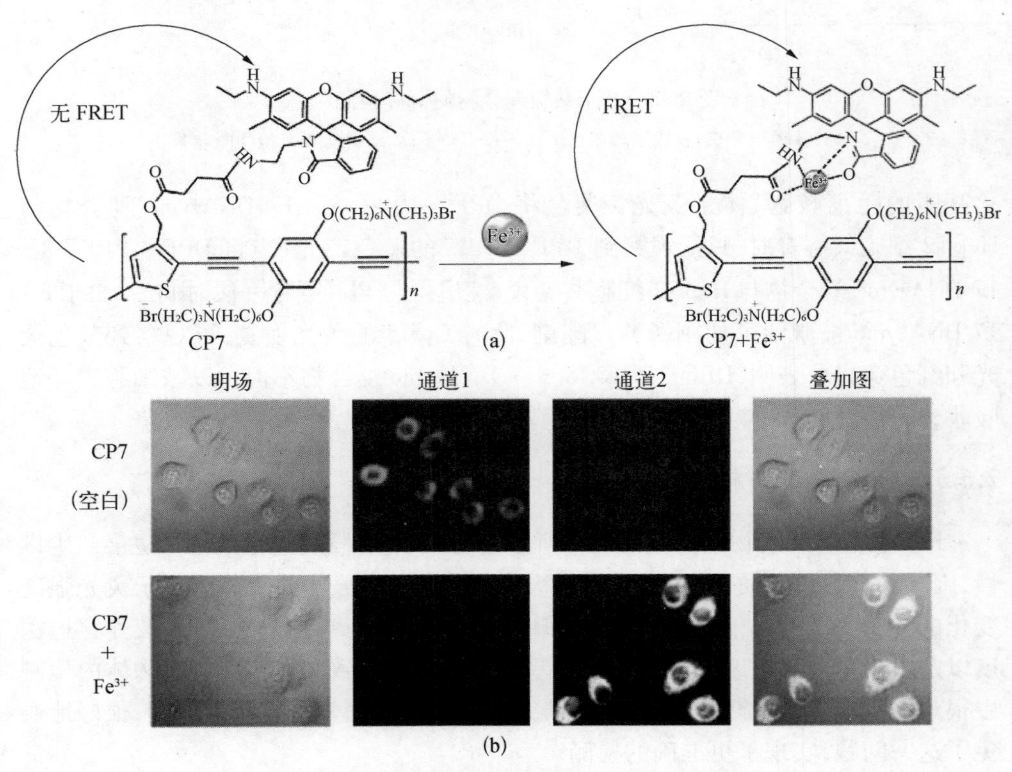

图 2.44 基于共轭聚合物的 Fe^{3+} 检测[66]

(a) Fe^{3+} 检测反应机理图；(b) 细胞内 Fe^{3+} 检测荧光成像图

2.6.4　细胞内 Zn^{2+} 检测

Zn^{2+} 为人体中含量居第二位的过渡金属离子，在生物系统中具有重要的作用。例如，当其与某些特殊蛋白质结合时，可作为催化和结构因子，使酶具有调节功能，可进行基因表达和神经相关的信号转导。尽管目前对锌离子的功能尚不完全清楚，但已有研究表明 Zn^{2+} 代谢的异常与很多神经疾病有关，包括阿尔茨海默病、癫痫和脑缺血等。Yi 等报道了一种新型的双发射比率荧光探针，可对 A549 细胞内 Zn^{2+} 进行实时成像监测（图 2.45）[67]。在 Zn^{2+} 荧光探针的设计中，喹啉基分子（尤其是 8－氨基喹啉和 8－羟基喹啉）被广泛应用。这是因为这类分子对 pH 不敏感，容易与周围的水分子和金属配体之间形成很强的分子间氢键。喹啉基 Zn^{2+} 传感器在光电分子器件的构建方面非常有用，其传感机理主要是光致电子转移和光致电荷转移。该研究中，树枝状聚合物聚乙烯亚胺（polyethylenimine，PEI）与 8－氯乙酰基－氨基喹啉结合形成水溶性的、生物相容性的喹啉基 Zn^{2+} 探针——PEIQ。然后，PEIQ 与三联吡啶包裹的 SiO_2 纳米粒子共价连接，制备得到 SiNP－PEIQ。PEI 带有大量氨基可产生细胞内吞效应，可穿透细胞膜进行细胞内细胞器的分解，从而使捕获的材料释放到细胞质中。制备得到的 SiNP－PEIQ 在 600 nm 具有强荧光发射，在 500 nm 具有极弱荧光发射。加入不同浓度的 Zn^{2+} 后 SiNP－PEIQ 在 500 nm 处的绿光发射持续增强，600 nm 处的红光发射不变。由于两个发射峰处荧光强度的变化，使体系的荧光颜色由红色逐渐转变为绿色。该探针具有良好的水分散性、生物相容性、细胞渗透性及高的选择性和灵敏度，检测限可低至 0.5×10^{-6} mol/L。其优点在于：① 识别基团是由树枝状的 PEI 和喹啉衍生物得到，这样可以减小 PEI 可能产生的毒性，增加水分散性和细胞穿透性；② 内参包裹在 SiO_2 内部，识别基团连接在 SiO_2 表面，因而可提供可靠的参比信号，形成稳定的纳米探针；③ 一个纳米粒子表面有大量 PEIQ 单元，可以使信号放大，因而可以实现快速和高灵敏度的离子检测。A549 细胞与纳米探针共孵育 2 h 后，可观察到很强的细胞内荧光。与 50×10^{-6} mol/L 的 Zn^{2+} 共孵育 2 h 后，A549 细胞内的荧光颜色由红色变为黄绿色，这与荧光光谱的结果一致。用三个检测通道进行观察时，荧光的变化更显著。与 Zn^{2+} 孵育后，绿色荧光变得更加明亮，而红色通道的荧光几乎不变。

Nam 等报道了一系列磷光 Ir 配合物 Zn^{2+} 传感器（图 2.46）[68]。他们选择一系列具有不同电子结构的 C^N 配体（包括 dCF3、dfppy、fppy、pbt、ppy、Btp、OMe）与杂化 Ir（III）配合物结合来构成磷光传感器，通过监测磷光强度和磷光寿命的变化可实现对细胞内 Zn^{2+} 的检测。研究发现，吸电子的取代基（如—F 和—CF_3）可以降低激发能，而供电子的取代基（如—OCH_3）则具有相反的作用。在 $[Ir^{III}(C^\wedge N)_2(N^\wedge N)]^+$ 结构中，与最低三线态跃迁有关的 LUMO 由 C^N 配体或 N^N 配体提供。例如，dfppy 比 1,10－邻二氮杂菲具有更高的电子能量，对 LUMO 的贡献较小。而 btp 具有更低的电子能量，对 LUMO 的贡献较大。将 HeLa 细胞与 Zn 螯合剂共孵

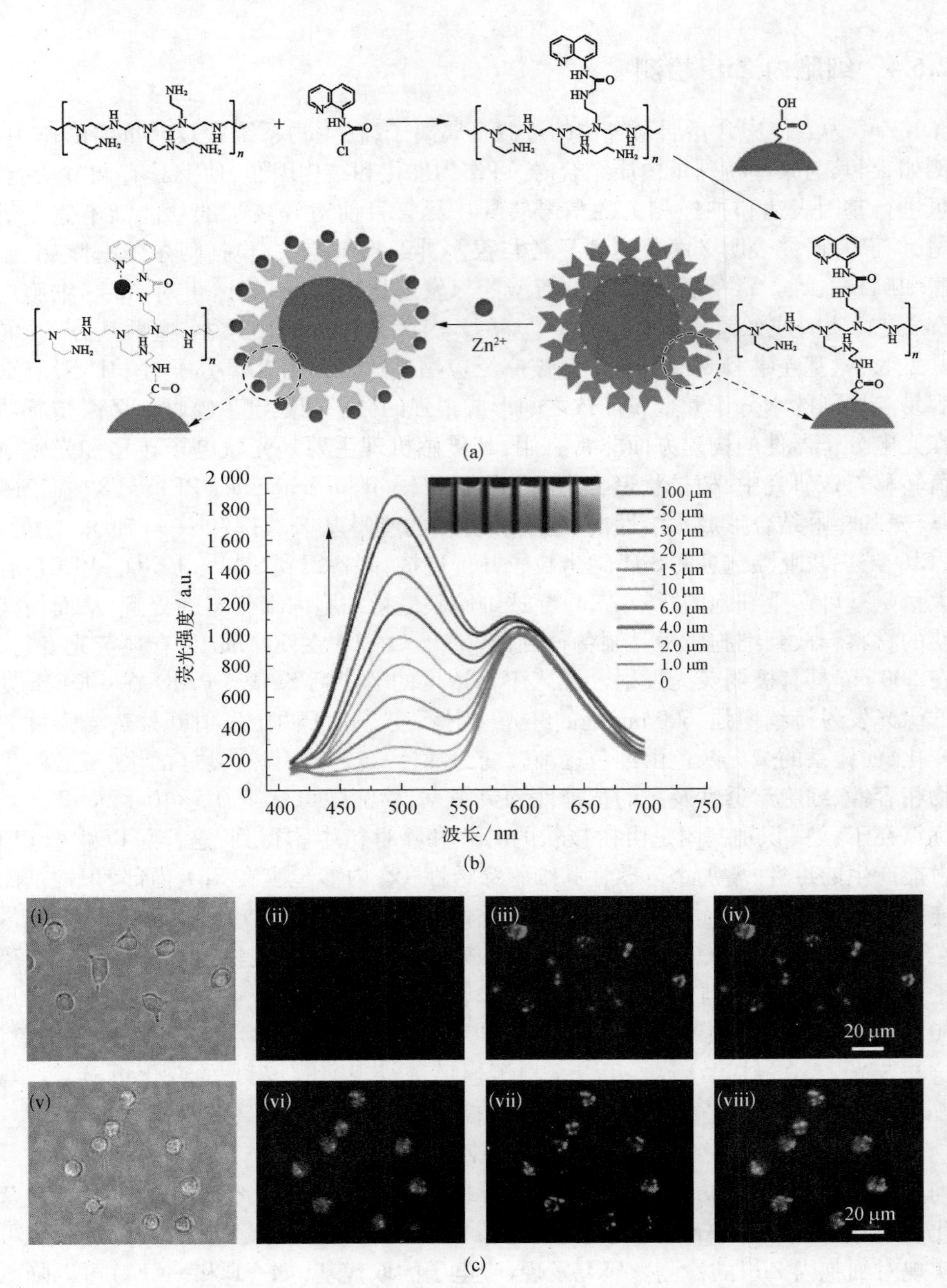

图 2.45 基于 SiNPs－PEIQ 的细胞内 Zn^{2+} 检测[67]（彩图见封底二维码）

（a）SiNPs－PEIQ 的合成路线及 Zn^{2+} 检测原理；（b）SiNPs－PEIQ 对不同浓度 Zn^{2+} 响应的荧光光谱图和比色图；（c）A549 细胞与 SiNPs－PEIQ 在 Zn^{2+} 存在前（i、ii、iii、iv）、存在后（v、vi、vii、viii）的荧光成像图，i、v 为明场和荧光成像的叠加图，ii、vi 为 470～530 nm 的荧光成像图，iii、vii 为 570～630 nm 荧光成像图，iv、viii 为荧光叠加图

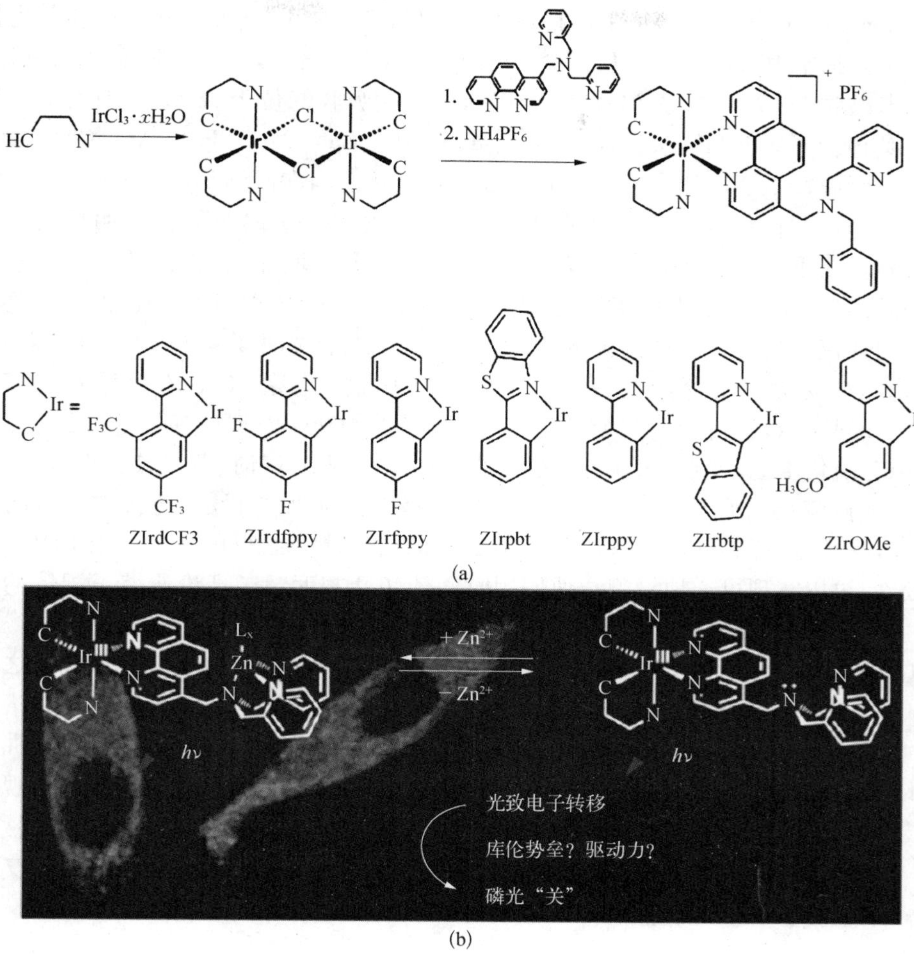

图 2.46 基于 Ir 配合物的 Zn^{2+} 检测[68]

(a) Ir 配合物及 6 种不同配体结构图;(b) Zn^{2+} 检测原理图

育 5 min,然后再与 ZIrdCF3 共孵育 10 min,用 405 nm 的光激发时,可在细胞质中观察到弱的不连续信号,继续与 2×10^{-4} mol/L ZnPT(2×10^{-4} mol/L $ZnCl_2$ + 4×10^{-4} mol/L羟基吡啶硫酮钠)共孵育 10 min 后,可观察到明显增强的磷光。

2.6.5 细胞内 Cu^{2+} 检测

铜是人体必需的微量元素,在多种基本的生理过程中都发挥着重要的作用。尽管与蛋白质有机结合的 Cu^{2+} 看起来毒性很小,但是溶解了的 Cu^{2+} 毒性却很大,因为其会催化反应性活性氧的生成,包括自由基和非自由基物种,他们会引起蛋白质、核酸和脂质的氧化损伤。Cu^{2+} 过量可引起氧化压力和神经紊乱,与阿尔茨海默病、帕金森病、门克斯病、威尔逊氏症及朊病毒病的发生有着密切的关系。

Govindaraju 课题组报道了两种基于席夫碱配体的可见–近红外比色和荧光探针用于活细胞内 Cu^{2+} 的成像检测[69]。探针分别为久洛利定–卡巴肼和久洛利定–硫代卡巴肼(图 2.47)。久洛利定–卡巴肼的最大吸收峰位于 380 nm,加入 Cu^{2+} 以外的其他离子(如 Li^{+}、Na^{+}、Ba^{2+}、Sr^{2+}、Mg^{2+}、Al^{3+}、Ca^{2+}、Mn^{2+}、Fe^{2+}、Ag^{+}、Cd^{2+}、Pb^{2+} 等)时,吸收峰不变。加入 Co^{2+}、Ni^{2+}、Zn^{2+}、Hg^{2+} 时,吸收峰下降并且略有红移。然而,加入 Cu^{2+} 时,在可见光区(495 nm)和近红外区(823 nm)分别出现明显的特征吸收峰。在用 Cu^{2+} 进行滴定时发现,随着 Cu^{2+} 浓度的增加,吸收光谱逐渐红移至 412 nm,溶液颜色也由无色变为浅绿色。继续增加 Cu^{2+} 浓度,溶液颜色由浅绿色转变为浅紫色,并且出现新的吸收峰(570 nm),近红外区的吸收峰(930 nm)非常强,当 Cu^{2+} 浓度为久洛利定–卡巴肼浓度的 6 倍时,摩尔吸光系数可达 $2\times10^{4}L\cdot mol^{-1}\cdot cm^{-1}$。但是,其荧光在加入 Cu^{2+} 或其他离子时都没有明显的变化。久洛利定–硫代卡巴肼,在 535 nm 有很强的荧光,当加入 Cu^{2+} 时,荧光被猝灭;加入其他离子时,荧光几乎不变。表明 Cu^{2+} 可以选择性猝灭久洛利定–硫代卡巴肼的荧光。进一步地,猝灭的荧光可通过调整配体的复合能力而得以恢复。用 EDTA 进行处理,可以实现可逆地检测。他们用时间依赖性密度泛函理论研究了配体的结构、电子特征和光学性质,发现久洛利定–卡巴肼和久洛利定–硫代卡巴肼与 Cu^{2+} 都以 1∶2 进行结合。久洛利定–卡巴肼在近红外区的吸收带是由于 Cu^{2+} 和配体之间形成了电荷转移复合物。久洛利定–硫代卡巴肼的荧光猝灭是由于激发态久洛利定–硫代卡巴肼到 Cu^{2+} 的电荷转移。进一步地,用久洛利定–硫代卡巴肼对 HEK293T 细胞中的 Cu^{2+} 进行了荧光检测,在 450～650 nm 光学窗口范围内可观察到荧光。被染色的细胞与 $Cu(ClO_4)_2\cdot6H_2O$ 共孵育 10 min,细胞内的荧光即被抑制。将过量的 $Cu(ClO_4)_2\cdot6H_2O$ 用 PBS 进行洗涤,然后用 EDTA 反应 10 min,又可观察到细胞内荧光的恢复。

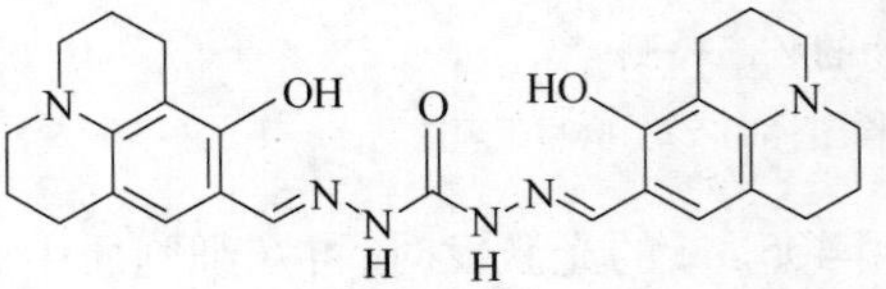

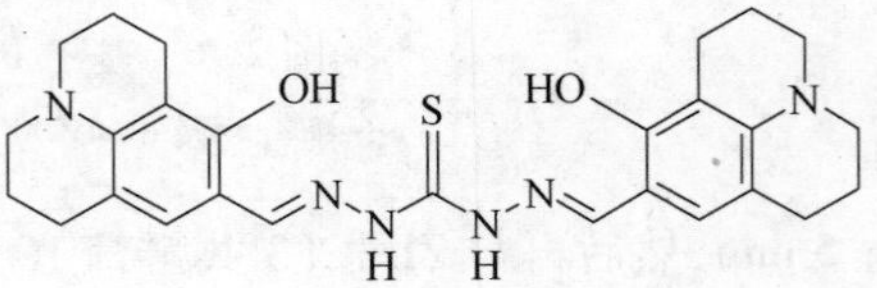

图 2.47 久洛利定–卡巴肼(1)和久洛利定–硫代卡巴肼(2)的结构式

Ramesh 等报道了吲哚功能化罗丹明衍生物作为红外荧光探针,通过 FRET 检测生理条件下和活细胞内的 Cu^{2+} 和 S^{2-}(图 2.48)[70]。罗丹明和吲哚衍生物作为两个发色团来设计配体 L_1。L_1 的最大吸收位峰于 324 nm,随着 Cu^{2+} 的加入,在 702 nm 和 557 nm 出现吸收峰,溶液从无色变为蓝色。继续增加 Cu^{2+} 浓度,溶液颜色从蓝色变为粉色,并且 557 nm 的峰变得尖锐。对 Cu^{2+} 的最低检测限可达 3.6 ng/L,比美国 EPA 规定允许的饮用水中 Cu^{2+} 的浓度(1.3 pg/L)要低得多。Cu^{2+}

与配体 L_1 的结合可触发罗丹明衍生物上环的打开，其吸收光谱与吲哚的发射光谱有很好的重叠，因此可以发生共振能量转移。细胞成像分析表明，将 HeLa 细胞与 L_1 一起孵育后，观测不到荧光，继续与 Cu^{2+} 共孵育形成 L_1-Cu 复合物后，在 HeLa 细胞内可观测到明亮的红色荧光。当将其与 Na_2S 共孵育一段时间后，红色荧光逐渐消失。表明该探针可以很好地检测细胞内的 Cu^{2+} 和 S^{2-}。

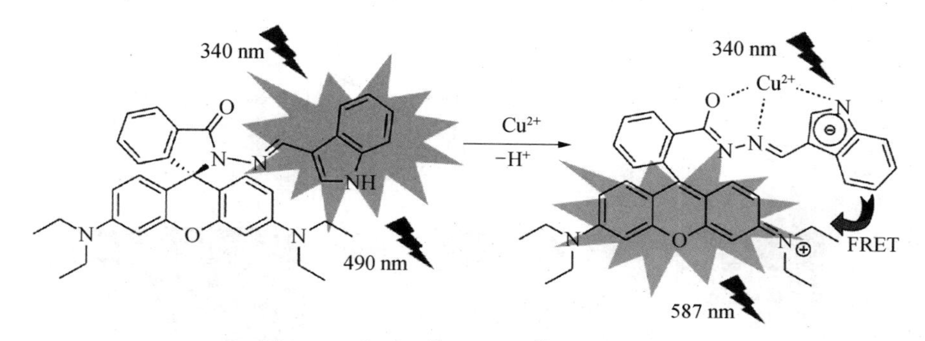

图 2.48　基于配体 L_1 的 Cu^{2+} 检测原理图

Iyer 课题组报道了基于阴离子共轭聚合物的多响应传感器，用于 Cu^{2+}、PPi 及碱性磷酸酶（ALP）的检测及细胞成像研究（图 2.49）[71]。焦磷酸（pyrophosphates，PPi）在很多生物过程中起着重要作用，PPi 的检测也可用于疾病的诊断和研究，如软骨钙化症或二水焦磷酸钙晶体沉积疾病。此外，PPi 还作为碱性磷酸酶 ALP 的底物。阴离子聚芴（PFT）侧链带有间苯二甲酸，可作为特异性识别 Cu^{2+} 的基团。PFT 有两个吸收峰，位于 372 nm 和 307 nm，分别对应聚芴骨架和侧链 Cu^{2+} 受体的吸收峰。加入 Cu^{2+} 后，位于 307 nm 处的吸收峰增加，而位于 372 nm 的吸收峰下降并在 344 nm 形成等吸光点，表明形成了 $PFT-Cu^{2+}$ 复合物。同时可观察到，PFT 的荧光被显著猝灭，猝灭常数 K_{sv} 可达 4.28×10^5 L/mol，其对 Cu^{2+} 的线性检测范围为 $0.066\times10^{-6}\sim2\times10^{-6}$ mol/L。加入 PPi 后，破坏了 $PFT-Cu^{2+}$ 复合物，从而使 PFT 的荧光恢复。极低浓度（0.79×10^{-6} mol/L）的 PPi 即可使体系的荧光恢复。当 PPi 的浓度为 8.3×10^{-6} mol/L 时，荧光可恢复 80%。加入 ALP 后，由于 PPi 可作为 ALP 的底物，因此 $PPi-Cu^{2+}$ 复合物被破坏。他们还选择小鼠巨噬细胞 J774A.1 和人乳腺癌细胞 MDA－MB231 进行细胞成像研究。这两种细胞的代谢比较活跃，PPi 水平变化比较显著。结果表明，有 Cu^{2+} 时，细胞的荧光被显著猝灭，但是由于细胞膜周围 PPi 的影响，膜周围的荧光并不能完全猝灭。继续用 PPi 处理细胞后，荧光明显恢复。

2.6.6　细胞内 Al^{3+} 检测

铝普遍存在于人们的日常生活中，如水处理、食品添加剂、铝基药物及餐具等。在细胞和人体体液中可检测到 Al^{3+}。铝不是生命所必需的元素，摄入过量铝会影响肠道内钙的吸收和血液中铁的吸收，从而导致骨质疏松和贫血。最近也有研究

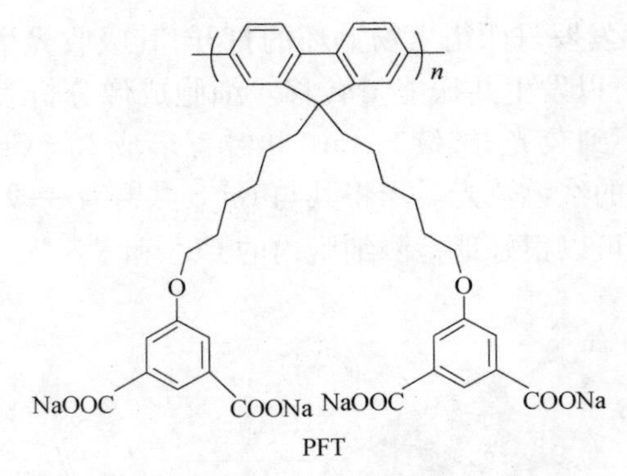

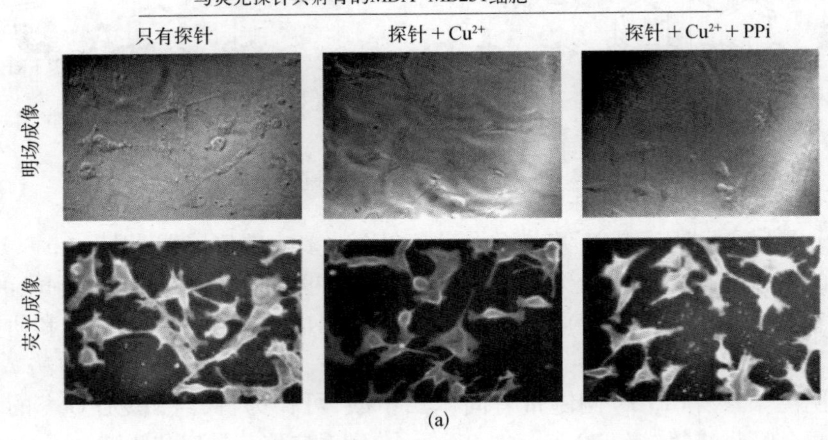

(a)

图 2.49　基于 PFT 的细胞内 Cu^{2+} 检测[71]

(a) PFT 的分子结构式;(b) 细胞内 Cu^{2+} 检测荧光成像图

表明,Al^{3+}是多种神经障碍性疾病的致病因子。

Huang 等报道了一种咔唑基共轭聚合物 PCzDCN/PST-SO_3H NP,将其用于细胞内 Al^{3+}的检测(图 2.50)[72]。具有远红外荧光发射的共轭聚合物 PCzDCN 为咔唑基二维 D-π-A 结构。电子给体(D)构成共轭骨架;聚苯乙烯基两性聚合物 PST-SO_3H 作为电子受体(A),位于聚合物侧链的末端,共轭骨架和侧链受体之间可发生强的分子内电荷转移反应。形成的纳米粒子直径约为 18 nm,远红外光发射峰位于 710 nm。不存在 Al^{3+}时,由于共轭骨架和侧链受体之间的分子内电子转移,聚合物的荧光被猝灭。存在 Al^{3+}时,分子内电荷转移被抑制,使红外荧光显著增强。研究发现,Al^{3+}完全不影响 PCzDCN 的荧光,表明 Al^{3+}的螯合只与侧链基团有关。与基于共轭聚合物的 Al^{3+}介导的荧光猝灭方法相比,这种纳米粒子可以使荧光发射增强,更利于检测,具有更好的选择性和灵敏度。位于近红外光学窗口(700～1 000 nm)的荧光发射在生物体系中应用时具有更显著的优点,可进行 Al^{3+}相关的生理和病理过程分析。

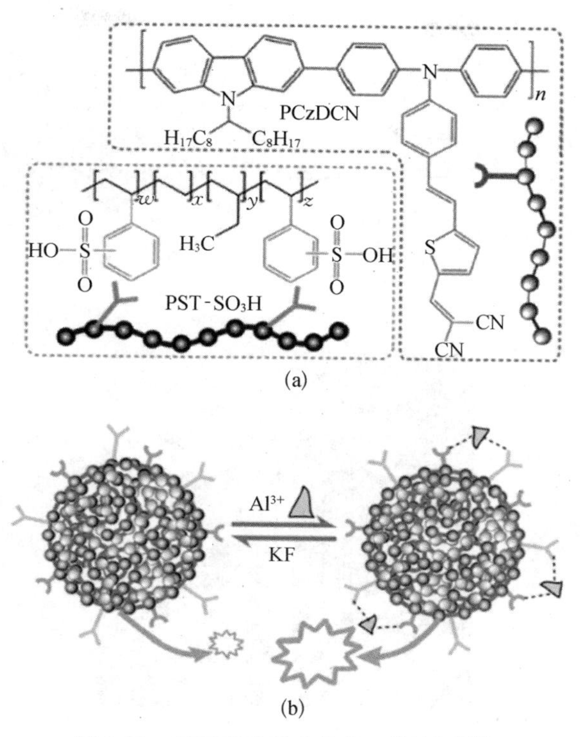

图 2.50　基于荧光聚合物的 Al^{3+} 检测[72]

（a）荧光聚合物 PCzDCN 和两亲性聚合物 PST－SO_3H 的结构式；

（b）基于 PCzDCN/PST－SO_3H 聚合物纳米粒子的 Al^{3+} 检测机理

Leung 等报道了基于长寿命发光 Ir 配合物的 Al^{3+} 检测（图 2.51）[73]。他们合成了一种环金属化 Ir 配合物 1，与常见的有机化学传感器相比，环金属化 Ir 配合物 1 具有更大的斯托克斯位移和长的发光寿命，使其可用于具有很强自荧光的生物体系。这种新的Ir（III）配合物，由酚基水杨酸亚胺作为 Al^{3+} 受体（*o*－phenolsalicylimine，PSI），由 N^N 配体和 C^N 配体作为 Al^{3+} 的配体。Ir（III）配合物的光物理性质与其溶剂环境和 C^N 配体或 N^N 配体的性质有关。该配合物的寿命约为 4.2×10^{-6} s。而有机化学传感器的寿命通常在 ns 范围。用 350 nm 的光激发时，其发射峰位于 573 nm，斯托克斯位移为 230 nm，比有机分子的要大得多。无 Al^{3+} 时，配合物的发光很弱。加入 Al^{3+} 后，荧光显著增强，在 5 min 内达到稳态。在 pH＝4～9 范围内，发光很稳定，不受 pH 的影响。随着 Al^{3+} 浓度的增加，配合物的荧光逐渐增强，在 Al^{3+} 浓度达到 45×10^{-6} mol/L 时，达到饱和，荧光增强为无 Al^{3+} 时的 13.5 倍。根据 Benesi－Hildebrand 方程计算得结合常数为 1.145×10^{4} L/mol。荧光增强的机理是 Al^{3+} 与连接在 PSI 上的 N^N 配体之间发生反应，使配合物的金属-配体之间的电荷转移状态发生了变化。对活细胞中 Al^{3+} 的成像研究发现，在细胞中可观察到黄色的荧光，表明配合物具有很好的细胞穿透性，可用于活细胞内 Al^{3+} 的有效检测。

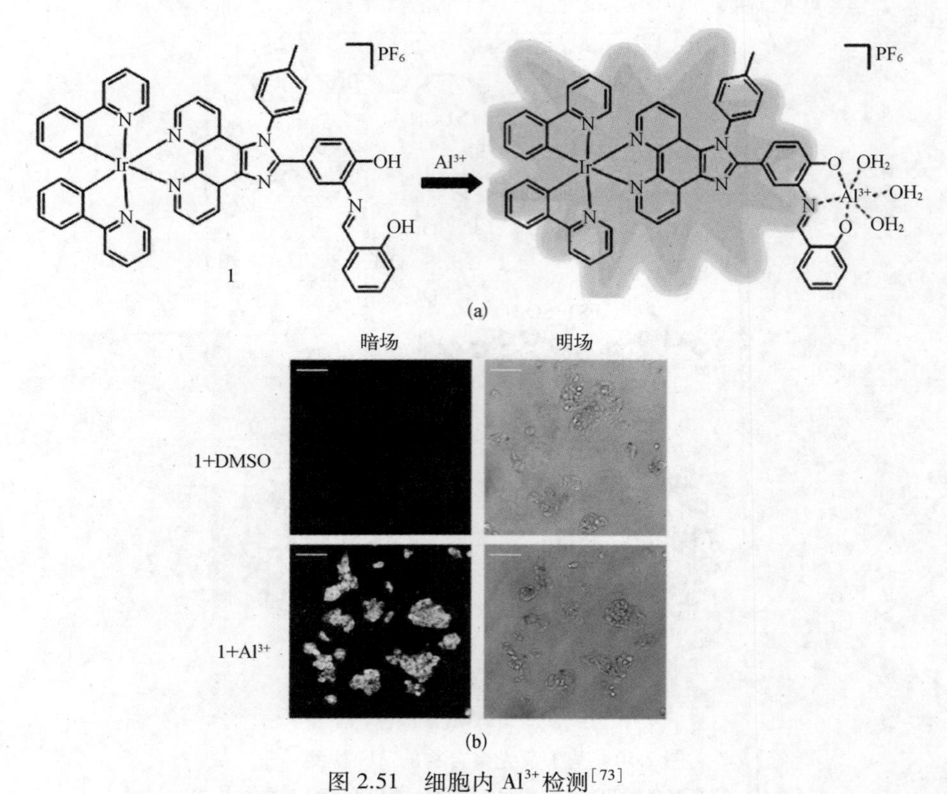

图 2.51　细胞内 Al^{3+} 检测[73]

（a）Ir 配合物 1 与 Al^{3+} 反应机理；（b）细胞内 Al^{3+} 检测荧光成像

Yan 等报道了一种基于聚集诱导增强发光材料的 Al^{3+} 检测（图 2.52）[74]。AIE 分子 TPE－COOH 由四苯乙烯与羧基构成，羧基基团的引入使其具有良好的水溶性。识别 Al^{3+} 后引起分子的聚集，激活了 TPE 的发光核心，发射蓝色荧光。用不含羧基的对照物 TPE－N3 进行检测时发现，Al^{3+} 不会引起荧光的增强，表明羧基在与 Al^{3+} 的结合中起重要作用。在各种离子的混合物中，对 Al^{3+} 仍具有极高的选择性，最低检测限可达 21.6×10^{-9} mol/L。可实时监测 HeLa 细胞内的 Al^{3+}，探针的 AIE 效应使其在生物成像时具有高的信噪比，无须多次洗涤。

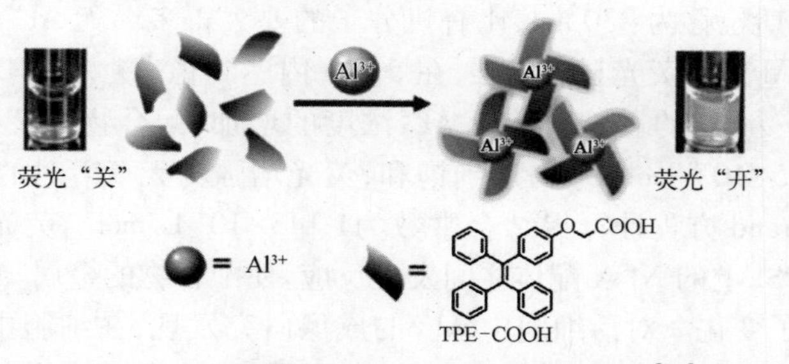

图 2.52　基于 TPE－COOH 检测 Al^{3+} 原理图[74]

2.7 有机光电子材料在其他生物传感方面的应用

近年来,有机光电子材料在生物传感领域的应用向着更深、更广的层次发展。例如,细胞乏氧检测、细胞内 H_2S 的检测等也有文献报道。生物体供氧不足可引起乏氧,与癌症、心脏病、脑卒中等疾病的发生密切相关。此外,乏氧也是肿瘤细胞快速繁殖和血管异常造成的一种病理条件,在肿瘤浸润、转移、耐药性方面具有重要作用,已成为肿瘤治疗的重要靶点。许多重要的细胞内生物物质都被用来检测乏氧的程度,如氮还原酶(nitroreductase, NTR)、DT-硫辛酰胺脱氨酶(DT-diaphorase)、偶氮还原酶(azoreductase)等。NTR 是一种细胞内生物标志物,可以用于乏氧的监测,这是由于 NTR 催化的单电子还原反应的程度与乏氧肿瘤细胞或组织中的氧的含量有关。

Wu 和 Landry 合作报道了三种荧光探针,对肿瘤细胞内的乏氧程度进行了实时监测(图 2.53)[75]。荧光探针由荧光素类似物和三种不同芳香氮基团(*p*-NB, *m*-NB, *o*-NB)构成,分别得到 FBN-1、FBN-2、FBN-3 三种化合物。不存在 NTR 时,由于吸电子的含硝基基团的存在和分子内电荷转移,这三种探针几乎都没有荧光。加入 NTR(同时加入 NADH 作为底物)时,FBN-1 的含硝基的芳香基团被还原,将荧光素释放出来,可观测到很强的荧光。FBN-2 和 FBN-3 的荧光基本不变。可见,FBN-1 在检测乏氧时显示出很好的灵敏度和选择性,其对 NTR 响应的线性范围为 0~0.1 μg/mL,最低检测限为 0.66 ng/mL。共聚焦荧光成像和流式细胞术结果显示 HepG-2、A549、SKOV-3 细胞在乏氧条件下与 FBN-1 孵育一段时间后荧光显著增强。对带有 HepG-2 肿瘤模型小鼠的研究显示,FBN-1 对 NTR 的响应非常迅速,随着肿瘤生长时间的延长,NTR 酶的水平基本不变。同时也发现,不同的乏氧细胞内,其 NTR 的水平没有明显差异。在乏氧肿瘤细胞内,NTR 催化硝基基团的单电子还原反应,产生一个硝基阴离子自由基。然而,细胞内氧的浓度在将自由基阴离子氧化为硝基基团时起重要的作用。因此,可通过检测细胞内生的 NTR 来检测乏氧。他们发现 NTR 的浓度与乏氧程度之间没有直接的关系,表明荧光的响应是由氧浓度的降低引起,而不是由 NTR 浓度引起的。

Fan 课题组报道了基于水溶性共轭聚合物的细胞乏氧检测(图 2.54)[76]。他们合成了侧链带有偶氮苯的共轭聚芴衍生物 PF-PAZO-PPEG。该策略中,具有较强荧光发射的共轭聚合物作为 FRET 的供体,侧链的偶氮苯衍生物猝灭剂作为能量受体,通过二者之间的 FRET 可实现乏氧检测。人 DT-硫辛酰胺脱氢酶(DTD):NADPH(作为电子受体)= 1:3 作为偶氮还原酶,来产生细胞的乏氧环境。没有偶氮还原酶时,聚合物在正常氧环境中是无荧光的“关”状态。有偶氮还原酶时,在乏氧环境下偶氮苯衍生物被偶氮还原酶水解而失去吸收聚合物骨架荧光的能力,荧光打开,可观察到黄色荧光。该方法具有很好的乏氧细胞检测效果,共轭聚合物优异的光学性质有效地增强了乏氧细胞成像的光学分辨率。

R =

p-NB　m-NB　o-NB

FBN-1　R=p-NB
FBN-2　R=m-NB
FBN-3　R=o-NB

(a)

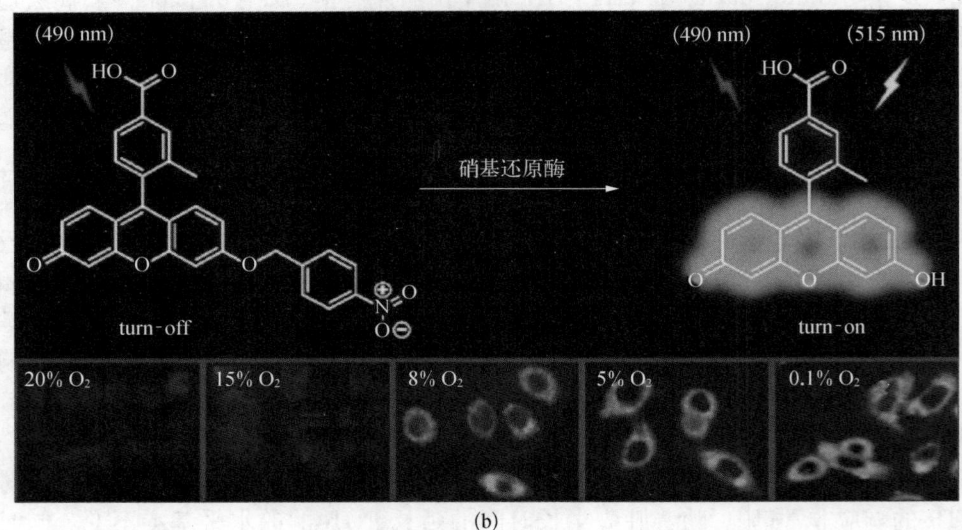

(b)

图 2.53　基于有机小分子的细胞乏氧检测[75]

(a) FBN1-3 的结构式；(b) 基于 FBN2 乏氧检测原理和细胞成像图

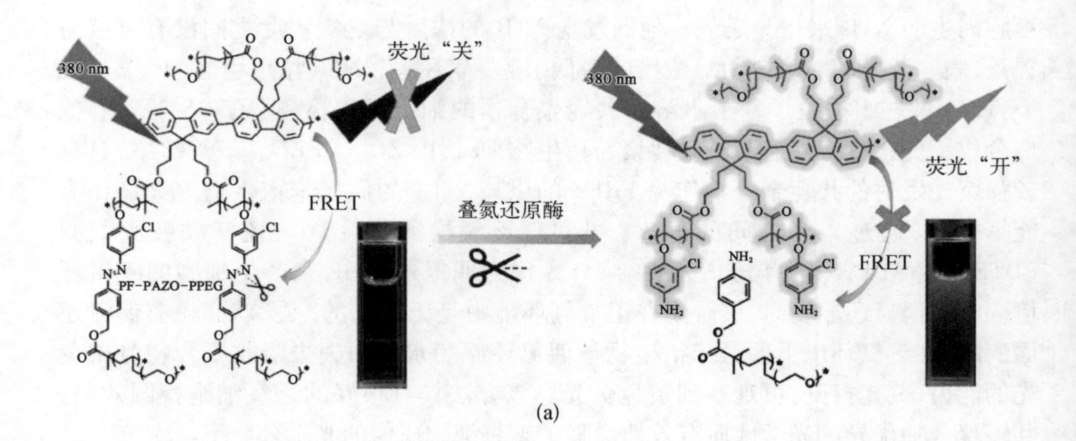

(a)

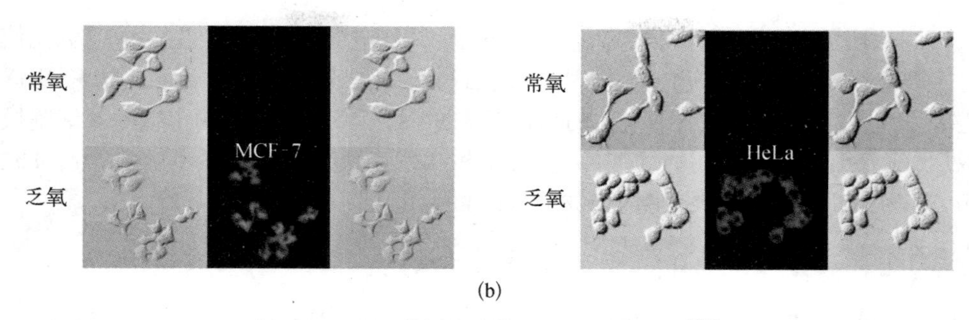

图 2.54　基于共轭聚合物的细胞乏氧检测[76]

(a) 水溶性共轭聚合物 PF－PAZO－PPEG 的结构及检测机理；(b) 细胞乏氧检测荧光成像图

H_2S 具有令人不愉快的臭鸡蛋气味，很长时间以来一直被视为有毒的分子。直到最近十几年，才发现了 H_2S 的重要性，它与 NO、CO 等一起作为气体信号分子，在多种生物过程中发挥着重要作用。H_2S 或水溶性的硫化物，会产生多种不同的生理响应，如调节血压、减小缺血再灌注损伤、抗炎症分子的分泌、代谢速率的降低等。以 H_2S 为代表的硫化物在生物信号和代谢过程中具有重要作用。

Huang 等报道了基于 AIE 效应的细胞内硫化物的检测[77]。一种水杨酸基的两性聚合物 AIE－1(图 2.55)，具有显著的聚集增强效应。在水杨酸吖嗪分子的两端分别连接亲水性分子 PEG2000 和疏水性长链烷基得到的两亲分子 AIE－1，不仅保持了 AIE 性质，而且形成的胶束 AIE－M 粒径(18 nm)较小，在水溶液、PBS 缓冲液和细胞培养基中非常稳定。向 AIE－M 溶液中加入 Cu^{2+}后 AIE－M 和 Cu^{2+}通过配位作用形成 AIE－M－Cu，荧光强度逐渐下降，当加入等当量的 Cu^{2+}时，溶液的荧光完全消失。将 Na_2S 溶液加入 AIE－M－Cu 溶液中，荧光逐渐恢复，加入等当量的 Na_2S 可以完全恢复 AIE－M－Cu 的荧光。Na_2S 恢复 AIE－M－Cu 的荧光在 30 min 内即可完成。将 HeLa 细胞在含 AIE－M－Cu 的培养基中培养 8 h，然后加

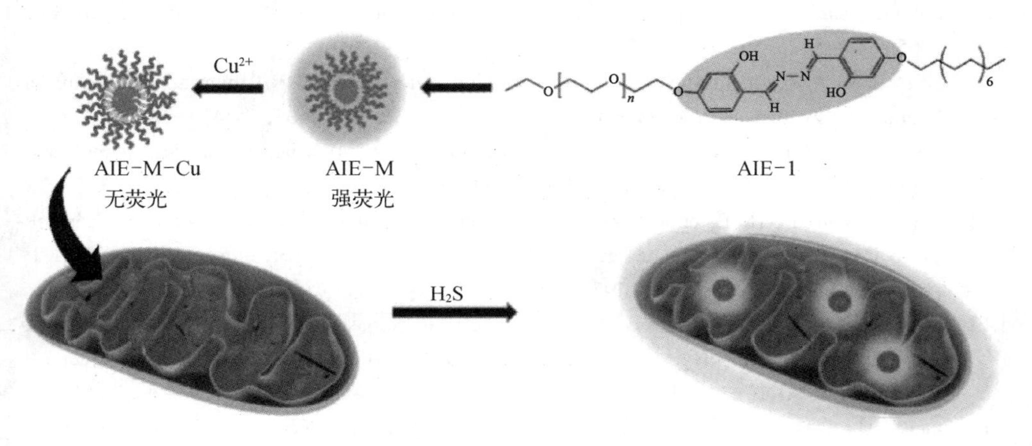

图 2.55　基于聚集增强材料 AIE－1 的 Cu^{2+} 及 S^{2-} 检测原理图[77]

入不同浓度的 Na_2S 溶液。继续培养 30 min 后，可观察到细胞内产生了绿色荧光信号主要定位于线粒体。进一步将阿霉素包封在 AIE－M 中，由于 AIE－M 和 DOX 之间发生了 FRET，导致 AIE－M 的绿色荧光减弱。DOX－AIE－M 被 HeLa 细胞摄取后，随着细胞培养时间的增加，绿色荧光和红色荧光的强度都逐步增强。这种载药 AIE 荧光胶束可用于细胞内药物释放的可视化监测。

参考文献

[1] Lakowicz J R. Principles of fluorescence spectroscopy. New York: Plenum Press, 1983.

[2] Gaylord B S, Heeger A J, Bazan G C. DNA detection using water-soluble conjugated polymers and peptide nucleic acid probes. P. Natl. Acad. Sci. USA, 2002, 99: 10954－10957.

[3] Gaylord B S, Massie M R, Feinstein S C, et al. SNP detection using peptide nucleic acid probes and conjugated polymers: Applications in neurodegenerative disease identification. P. Natl. Acad. Sci. USA, 2005, 102: 34－39.

[4] Gaylord B S, Heeger A J, Bazan G C. DNA hybridization detection with water-soluble conjugated polymers and chromophore-labeled single-stranded DNA. J. Am. Chem. Soc., 2003, 125: 896－900.

[5] Feng F, Wang H, Han L, et al. Fluorescent conjugated polyelectrolyte as an indicator for convenient detection of DNA methylation. J. Am. Chem. Soc., 2008, 130: 11338－11343.

[6] He F, Liu L, Li L. Water-soluble conjugated polymers for amplified fluorescence detection of template-independent DNA elongation catalyzed by polymerase. Adv. Funct. Mater., 2011, 21: 3143－3149.

[7] Wang S, Gaylord B S, Bazan G C. Fluorescein provides a resonance gate for FRET from conjugated polymers to DNA intercalated dyes. J. Am. Chem. Soc., 2004, 126: 5446－5451.

[8] He F, Tang Y L, Yu M H, et al. Quadruplex-to-duplex transition of G-rich oligonucleotides probed by cationic water-soluble conjugated polyelectrolytes. J. Am. Chem. Soc., 2006, 128: 6764－6765.

[9] Liu B, Bazan G C. Methods for strand-specific DNA detection with cationic conjugated polymers suitable for incorporation into DNA chips and microarrays. P. Natl. Acad. Sci. USA, 2005, 102: 589－593.

[10] Nilsson K P R, Inganas O. Chip and solution detection of DNA hybridization using a luminescent zwitterionic polythiophene derivative. Nat. Mater., 2003, 2: 419－424.

[11] Bera-Aberem M, Ho H A, Leclerc M. Functional polythiophenes as optical chemo- and biosensors. Tetrahedron, 2004, 60: 11169－11173.

[12] Tang Y, Feng F, He F, et al. Direct visualization of enzymatic cleavage and oxidative damage by hydroxyl radicals of single-stranded DNA with a cationic polythiophene derivative. J. Am. Chem. Soc., 2006, 128: 14972－14976.

[13] Wang L, Liu X, Yang Q, et al. A colorimetric strategy based on a water-soluble conjugated polymer for sensing pH－driven conformational conversion of DNA i-motif structure. Biosens. Bioelectron., 2010, 25: 1838－1842.

[14] Fan C H, Plaxco K W, Heeger A J. High-efficiency fluorescence quenching of conjugated polymers by proteins. J. Am. Chem. Soc., 2002, 124: 5642－5643.

[15] Yu D, Zhang Y, Liu B. Interpolyelectrolyte complexes of anionic water-soluble conjugated polymers and proteins as platforms for multicolor protein sensing and quantification. Macromolecules, 2008, 41: 4003 - 4011.

[16] Sun P, Lu X, Fan Q, et al. Water-soluble iridium(III)-containing conjugated polyelectrolytes with weakened energy transfer properties for multicolor protein sensing applications. Macromolecules, 2011, 44: 8763 - 8770.

[17] Liu X, Ouyang L, Cai X, et al. An ultrasensitive label-free biosensor for assaying of sequence-specific DNA - binding protein based on amplifying fluorescent conjugated polymer. Biosens. Bioelectron., 2013, 41: 218 - 224.

[18] Liu X, Shi L, Hua X, et al. Target-induced conjunction of split aptamer fragments and assembly with a water-soluble conjugated polymer for improved protein detection. ACS Appl. Mater. Inter., 2014, 6: 3406 - 3412.

[19] Liu X, Hua X, Fan Q, et al. Thioflavin T as an efficient G-quadruplex inducer for the highly sensitive detection of thrombin using a new Förster resonance energy transfer system. ACS Appl. Mater. Inter., 2015, 7: 16458 - 16465.

[20] Ho H A, Leclerc M. Optical sensors based on hybrid aptamer/conjugated polymer complexes. J. Am. Chem. Soc., 2004, 126: 1384 - 1387.

[21] An L, Tang Y, Feng F, et al. Water-soluble conjugated polymers for continuous and sensitive fluorescence assays for phosphatase and peptidase. J. Mater. Chem., 2007, 17: 4147 - 4152.

[22] Seo S, Kim J, Jang G, et al. Aggregation-deaggregation-triggered, tunable fluorescence of an assay ensemble composed of anionic conjugated polymer and polypeptides by enzymatic catalysis of trypsin. ACS Appl. Mater. Inter., 2014, 6: 918 - 924.

[23] Liu Y, Ogawa K, Schanze K S. Conjugated polyelectrolyte based real-time fluorescence assay for phospholipase C. Anal. Chem., 2008, 80: 150 - 158.

[24] Wang Y, Zhang Y, Liu B. Conjugated polyelectrolyte based fluorescence turn-on assay for real-time monitoring of protease activity. Anal. Chem., 2010, 82: 8604 - 8610.

[25] Zhang W, Zhu L, Qin J, et al. Novel water-soluble red-emitting poly(*p*-phenylenevinylene) derivative: Synthesis, characterization, and fluorescent acetylcholinesterase assays. J. Phys. Chem. B, 2011, 115: 12059 - 12064.

[26] Wang C, Tang Y, Liu Y, et al. Water-soluble conjugated polymer as a platform for adenosine deaminase sensing based on fluorescence resonance energy transfer technique. Anal. Chem., 2014, 86: 6433 - 6438.

[27] Jia Y, Zuo X, Lou X, et al. Rational designed bipolar, conjugated polymer - DNA composite beacon for the sensitive detection of proteins and ions. Anal. Chem., 2015, 87: 3890 - 3894.

[28] Liu X, Shi L, Zhang Z, et al. Monodispersed nanoparticles of conjugated polyelectrolyte brush with high charge density for rapid, specific and label-free detection of tumor marker. Analyst, 2015, 140: 1842 - 1846.

[29] Wang X, Li S, Zhang P, et al. An optical nanoruler based on a conjugated polymer-silver nanoprism pair for label-free protein detection. Adv. Mater., 2015, 27: 6040 - 6045.

[30] Cui Q, Yang Y, Yao C, et al. Aggregation-induced energy transfer of conjugated polymer materials for ATP sensing. ACS Appl. Mater. Inter., 2016, 8: 35578 - 35586.

[31] Huang B H, Geng Z R, Ma X Y, et al. Lysosomal ATP imaging in living cells by a water-

soluble cationic polythiophene derivative. Biosens. Bioelectron., 2016, 83: 213 - 220.

[32] Huang B, Geng Z, Yan S, et al. Water-soluble conjugated polymer as a fluorescent probe for monitoring adenosine triphosphate level fluctuation in cell membranes during cell apoptosis and in vivo. Anal. Chem., 2017, 89: 8816 - 8821.

[33] Jeong J E, Woo H Y. Control of electrostatic interaction between a molecular beacon aptamer and conjugated polyelectrolyte for detection range-tunable ATP assay. Polym. Chem., 2017, 8: 6329 - 6334.

[34] Kwon N Y, Kim D, Jang G, et al. Highly selective cysteine detection and bioimaging in zebrafish through emission color change of water-soluble conjugated polymer-based assay complex. ACS Appl. Mater. Inter., 2012, 4: 1429 - 1433.

[35] Kim D, Jang G, Kim J, et al. Cobalt ion-mediated cysteine detection with a hyperbranched conjugated polyelectrolyte as a new sensing platform. Macromol. Rapid Commun., 2012, 33: 1510 - 1516.

[36] Huang H, Shi F, Li Y, et al. Water-soluble conjugated polymer - Cu(II) system as a turn-on fluorescence probe for label-free detection of glutathione and cysteine in biological fluids. Sensor. Actuat. B-Chem., 2013, 178: 532 - 540.

[37] Li J, Tian C, Yuan Y, et al. A Water-soluble conjugated polymer with pendant disulfide linkages to PEG chains: A highly efficient ratiometric probe with solubility-induced fluorescence conversion for thiol detection. Macromolecules, 2015, 48: 1017 - 1025.

[38] Zhan R, Fang Z, Liu B. Naked-eye detection and quantification of heparin in serum with a cationic polythiophene. Anal. Chem., 2010, 82: 1326 - 1333.

[39] Lan M, Liu W, Wang Y, et al. Copolythiophene-derived colorimetric and fluorometric sensor for lysophosphatidic acid based on multipoint interactions. ACS Appl. Mater. Inter., 2013, 5: 2283 - 2288.

[40] Chen X, Wang F, Hyun J Y, et al. Recent progress in the development of fluorescent, luminescent and colorimetric probes for detection of reactive oxygen and nitrogen species. Chem. Soc. Rev., 2016, 45: 2976 - 3016.

[41] Wang H S. Development of fluorescent and luminescent probes for reactive oxygen species. Trac-Trend. Anal. Chem., 2016, 85: 181 - 202.

[42] Zhang W, Li P, Yang F, et al. Dynamic and reversible fluorescence imaging of superoxide anion fluctuations in live cells and *in vivo*. J. Am. Chem. Soc., 2013, 135: 14956 - 14959.

[43] Zhang W, Wang X, Li P, et al. Elucidating the relationship between superoxide anion levels and lifespan using an enhanced two-photon fluorescence imaging probe. Chem. Commun., 2015, 51: 9710 - 9713.

[44] Arian D, Kovbasyuk L, Mokhir A. 1, 9 - Dialkoxyanthracene as a $^1O_2$ - sensitive linker. J. Am. Chem. Soc., 2011, 133: 3972 - 3980.

[45] Xu K, Wang L, Qiang M, et al. A selective near-infrared fluorescent probe for singlet oxygen in living cells. Chem. Commun., 2011, 47: 7386 - 7388.

[46] Dickinson B C, Lin V S, Chang C J. Preparation and use of MitoPY1 for imaging hydrogen peroxide in mitochondria of live cells. Nat. Protoc., 2013, 8: 1249 - 1259.

[47] Zhang W, Liu W, Li P, et al. Rapid-response fluorescent probe for hydrogen peroxide in living cells based on increased polarity of C-B bonds. Anal. Chem., 2015, 87: 9825 - 9828.

[48] Ren M, Deng B, Wang J Y, et al. A fast responsive two-photon fluorescent probe for imaging H_2O_2 in lysosomes with a large turn-on fluorescence signal. Biosens. Bioelectron., 2016, 79: 237 - 243.

[49] Qiao J, Liu Z, Tian Y, et al. Multifunctional self-assembled polymeric nanoprobes for FRET - based ratiometric detection of mitochondrial H_2O_2 in living cells. Chem. Commun., 2015, 51: 3641 - 3644.

[50] Meng L, Wu Y, Yi T. A ratiometric fluorescent probe for the detection of hydroxyl radicals in living cells. Chem. Commun., 2014, 50: 4843 - 4845.

[51] Zhang R, Song B, Dai Z, et al. Highly sensitive and selective phosphorescent chemosensors for hypochlorous acid based on ruthenium(II) complexes. Biosens. Bioelectron., 2013, 50: 1 - 7.

[52] Li G, Lin Q, Sun L, et al. A mitochondrial targeted two-photon iridium(III) phosphorescent probe for selective detection of hypochlorite in live cells and *in vivo*. Biomaterials, 2015, 53: 285 - 295.

[53] Wu L, Wu I C, DuFort C C, et al. Photostable ratiometric pdot probe for *in vitro* and *in vivo* imaging of hypochlorous acid. J. Am. Chem. Soc., 2017, 139: 6911 - 6918.

[54] Phillips R L, Kim I B, Carson B E, et al. Sugar-substituted poly(*p*-phenyleneethynylene)s: Sensitivity enhancement toward lectins and bacteria. Macromolecules, 2008, 41: 7316 - 7320.

[55] Dreyer D R, Park S, Bielawski C W, et al. The chemistry of graphene oxide. Chem. Soc. Rev., 2010, 39: 228 - 240.

[56] Kim J, Cote L J, Kim F, et al. Visualizing graphene based sheets by fluorescence quenching microscopy. J. Am. Chem. Soc., 2010, 132: 260 - 267.

[57] Wang L, Pu K Y, Li J, et al. A graphene-conjugated oligomer hybrid probe for light-up sensing of lectin and *Escherichia coli*. Adv. Mater., 2011, 23: 4386 - 4391.

[58] Zhu C, Yang Q, Liu L, et al. Visual optical discrimination and detection of microbial pathogens based on diverse interactions of conjugated polyelectrolytes with cells. J. Mater. Chem., 2011, 21: 7905 - 7912.

[59] Yuan H, Liu Z, Liu L, et al. Cationic conjugated polymers for discrimination of microbial pathogens. Adv. Mater., 2014, 26: 4333 - 4338.

[60] Zhang P, Lu H, Chen H, et al. Cationic conjugated polymers-induced quorum sensing of bacteria cells. Anal. Chem., 2016, 88: 2985 - 2988.

[61] Bai H, Chen H, Hu R, et al. Supramolecular conjugated polymer materials for *in situ* pathogen detection. ACS Appl. Mater. Inter., 2016, 8: 31550 - 31557.

[62] Qu Y, Zhang X, Wu Y, et al. Fluorescent conjugated polymers based on thiocarbonyl quinacridone for sensing mercury ion and bioimaging. Polym. Chem., 2014, 5: 3396 - 3403.

[63] Ru J, Mi X, Guan L, et al. Design and application of a water-soluble phosphorescent Ru(II) complex as turn-on sensing material for Hg^{2+}. J. Mater. Chem. B, 2015, 3: 6205 - 6212.

[64] Un H I, Huang C B, Huang J, et al. A naphthalimide-based fluorescence “turn-on” probe for the detection of Pb(2+) in aqueous solution and living cells. Chem. Asian. J., 2014, 9: 3397 - 3402.

[65] Zhang L, Huang H, Xu N, et al. Functionalization of cationic poly(p-phenylene ethynylene) with dendritic polyethylene enables efficient DNAzyme delivery for imaging Pb^{2+} in living

cells. J. Mater. Chem. B，2014，2：4935－4942.

[66] Wu Y X，Li J B，Liang L H，et al. A rhodamine-appended water-soluble conjugated polymer：An efficient ratiometric fluorescence sensing platform for intracellular metal-ion probing. Chem. Commun.，2014，50：2040－2042.

[67] Shi Y，Chen Z，Cheng X，et al. A novel dual-emission ratiometric fluorescent nanoprobe for sensing and intracellular imaging of Zn^{2+}. Biosens. Bioelectron.，2014，61：397－403.

[68] Woo H，Cho S，Han Y，et al. Synthetic control over photoinduced electron transfer in phosphorescence zinc sensors. J. Am. Chem. Soc.，2013，135：4771－4787.

[69] Maity D，Manna A K，Karthigeyan D，et al. Visible-near-infrared and fluorescent copper sensors based on julolidine conjugates：Selective detection and fluorescence imaging in living cells. Chem-Eur. J.，2011，17：11152－11161.

[70] Kar C，Adhikari M D，Ramesh A，et al. NIR－and FRET－based sensing of Cu^{2+} and S^{2-} in physiological conditions and in live cells. Inorg. Chem.，2013，52：743－752.

[71] Malik A H，Hussain S，Tanwar A S，et al. An anionic conjugated polymer as a multi-action sensor for the sensitive detection of Cu^{2+} and PPi，real-time ALP assaying and cell imaging. Analyst，2015，140：4388－4392.

[72] Liu H，Hao X，Duan C，et al. Al^{3+}－induced far-red fluorescence enhancement of conjugated polymer nanoparticles and its application in live cell imaging. Nanoscale，2013，5：9340－9347.

[73] Wang W，Mao Z，Wang M，et al. A long lifetime luminescent iridium（Ⅲ）complex chemosensor for the selective switch-on detection of Al^{3+} ions. Chem. Commun.，2016，52：3611－3614.

[74] Gui S，Huang Y，Hu F，et al. Fluorescence turn-on chemosensor for highly selective and sensitive detection and bioimaging of Al^{3+} in living cells based on ion-induced aggregation. Anal. Chem.，2015，87：1470－1474.

[75] Luo S，Zou R，Wu J，et al. A probe for the detection of hypoxic cancer cells. ACS Sensor.，2017，2：1139－1145.

[76] Li J，Yuan Y，Zeng G，et al. A water-soluble conjugated polymer with azobenzol side chains based on “turn-on” effect for hypoxic cell imaging. Polym. Chem.，2016，7：6890－6894.

[77] Liu L，Wu B，Yu P，et al. Sub－20 nm nontoxic aggregation-induced emission micellar fluorescent light-up probe for highly specific and sensitive mitochondrial imaging of hydrogen sulfide. Polym. Chem.，2015，6：5185－5189.

第3章

有机光电子材料生物影像

有机光电子材料近年来在生物医学领域取得了迅猛发展,这不仅仅体现在生物分子或离子的高灵敏度、高选择性生物传感研究方向,更是在生物影像领域取得了长足的进步。目前在生物医学领域,能够直接地高分辨度观察到细胞或组织病灶成为最迫切的临床需求,这对于疾病的早期诊断、精准治疗、预后处理等具有重要的科研意义与临床应用价值。有机光电子材料具有独特的光电性质,通过相应的生物医学功能化,新型有机光电子材料的开发与应用作为这一领域的重要基石,也取得了日新月异的成果。通常可以通过有效地调控有机光电子材料的结构对其光学性质进行调制,从而合成制备出光电性能优异的有机/无机纳米光电子材料,进一步通过生物分子进行功能化后提升纳米探针的生物相容性、水溶性及稳定性,以适用于包括紫外-可见光成像、近红外区第一和第二窗口成像、非线性双光子成像、生物发光成像、光声成像、拉曼成像以及多模态成像等领域的研究与应用。本章针对有机光电子材料在生物影像领域的应用展开详细的探讨。

3.1 线性光学材料及其应用

3.1.1 紫外-可见光成像

随着科学的发展,生物医学研究已经深入到分子的水平。人们迫切需要从微观角度上,活体、原位、实时地探究细胞中生物分子的组成、分布及其相互作用,而这些生物化学信息对于重大疾病的早期诊断以及发病机制的研究有着重大的意义。荧光标记探针介导的生物成像技术因具有高灵敏性、操作简单、连续快速实时监测等优势被广泛应用于细胞、组织甚至活体成像等生物医学研究中[1-4]。随着用于标记各种生物分子和离子的荧光探针的研发,以及激光扫描共聚焦荧光显微技术的出现,研究人员可以对活细胞进行三维成像,实现对细胞内微细结构和分子的动态变化进行定性、定量、定时和定位分析,因此开发性能优异的探针显得尤为重要。

最早用于生物成像的发光材料是有机荧光染料。人们利用染料染色生物样品再进行观察始于18世纪。1714年，Leeuwenhoek首先用天然染色剂研究肌肉组织，用番红花浸染切片，取得了较好的效果。发展到20世纪，人工合成的有机染料[如荧光素、罗丹明B、吖啶橙(图3.1)等]开始大量出现并逐渐商品化，用于组织标本、血液标本、细菌标本的染色。但当时人们习惯用明场观察染料染色的样品，真正使用荧光观察方式的情况很少。直到人们研制出荧光显微镜，这些荧光染料才被用于固定细胞和组织的荧光显微成像。它们在荧光显微成像中的使用通常包括三种方式。第一种方式是荧光染料选择性地进入线粒体、溶酶体、内质网和高尔基体等细胞器中，而成为特异性染色细胞器的荧光探针。第二种方式是将有机染料作为标记观察目标的荧光基团。例如，带有活性基团异硫氰酸酯的荧光染料(如荧光素异硫氰酸酯，FITC)，可以与氨基反应形成硫脲，实现对多肽、蛋白质、抗体、磷脂等生物分子的标记，作为研究多肽、蛋白质和细胞膜的荧光探针或用于免疫荧光成像。第三种方式是利用有机染料与目标分子或离子发生相互作用而产生特异性荧光变化，即利用荧光传感过程实现对某种分子或离子成像。

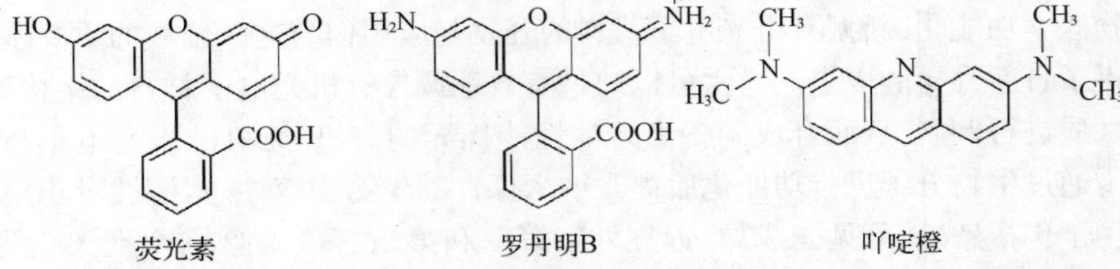

荧光素　罗丹明B　吖啶橙

图3.1　荧光素、罗丹明B、吖啶橙有机染料的结构式

此后，随着分子生物学研究的深入，人们对荧光探针的要求也越来越高。除了要考虑它的发光性质，如激发/发射波长、发射峰半峰宽和荧光量子效率等，还要考虑其他三个方面。一是材料的发光寿命、光稳定性；二是生物相容性，如水溶性、细胞膜穿透性、生物毒性、体内稳定性、生物分布及代谢途径等；三是特异性，如是否通过与某个识别基团或某种生物分子偶联而具有特异性成像能力。此外，商品化的有机小分子染料，因具有光稳定性差、非水溶性等缺点，已经无法满足上述要求，因此开发性能更优异、功能更多样化的探针便成为新的研究热点。其中，共轭聚合物作为一类荧光材料，因其具有优异的光电性质及良好的水溶性和生物相容性而被应用于生物荧光成像领域。20世纪末，美国Los Alamos国家实验室的Whitten研究组首先将共轭聚合物衍生化，使之成为水溶性分子，奠定了将共轭聚合物应用于生物传感检测领域的基础。随后，各种结构主链以及不同拓扑结构的水溶性共轭聚合物及共轭寡聚物不断开发出来，如聚噻吩(PT)、聚对苯撑乙烯(PPV)、聚对苯撑乙炔(PPE)、聚芴(PFP)、聚多巴胺(PDA)等，如图3.2所示。从结构上

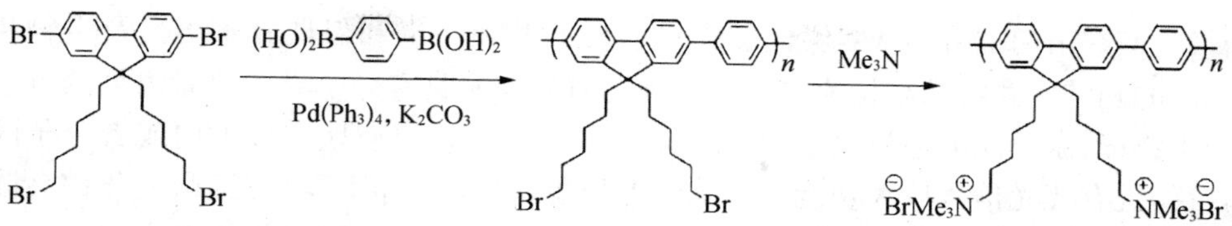

铃木聚合(PFP)

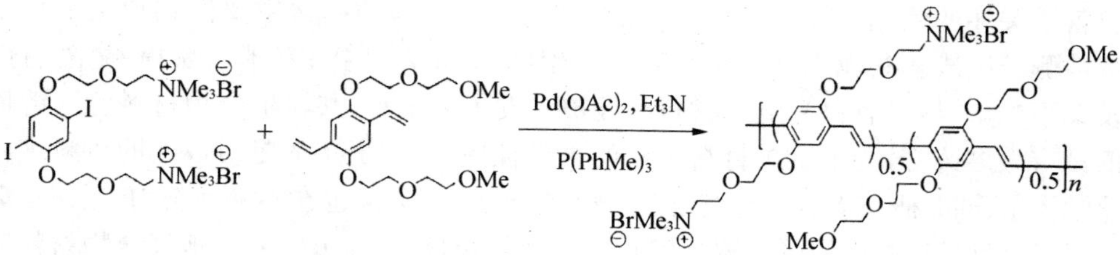

铃木聚合(PPV)

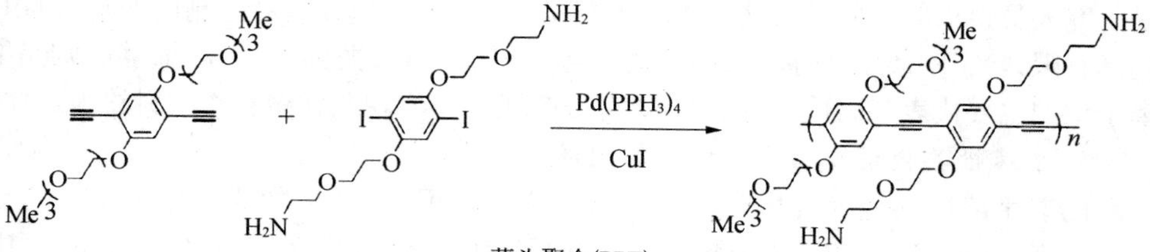

薗头聚合(PPE)

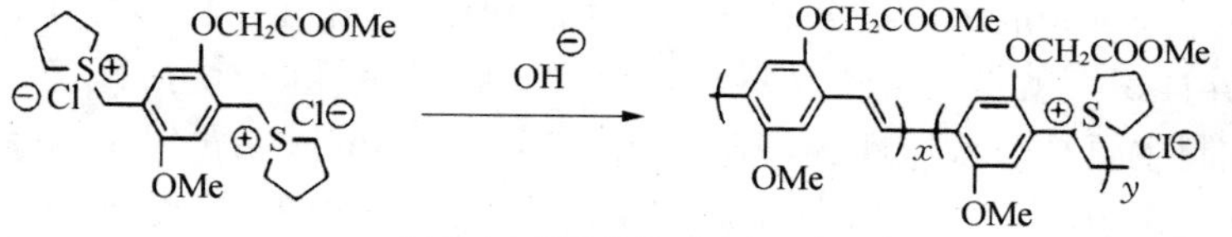

硫盐/韦斯林前体反应(PPV)

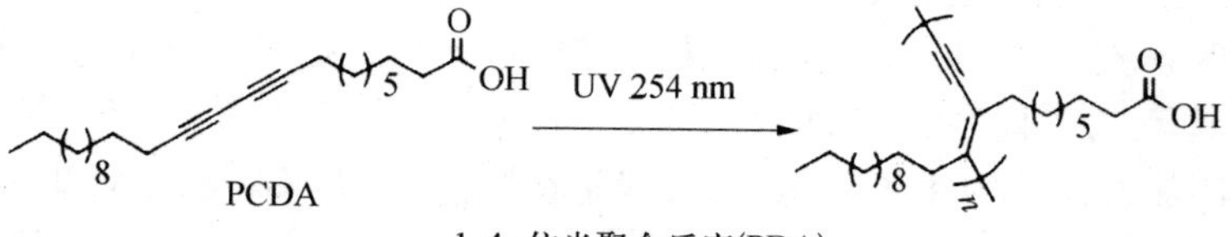

1,4-位光聚合反应(PDA)

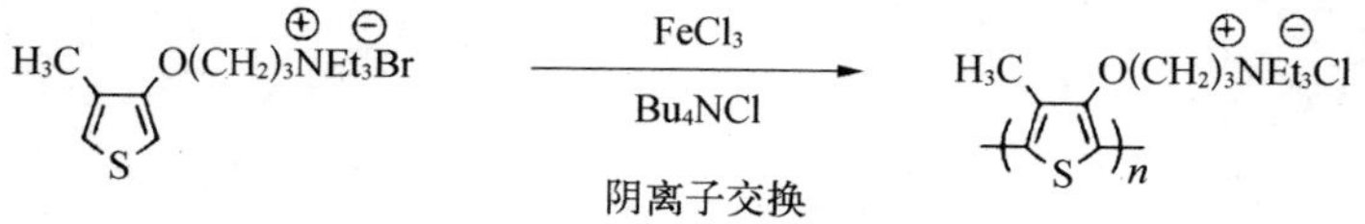

阴离子交换

$FeCl_3$氧化聚合反应(PT)

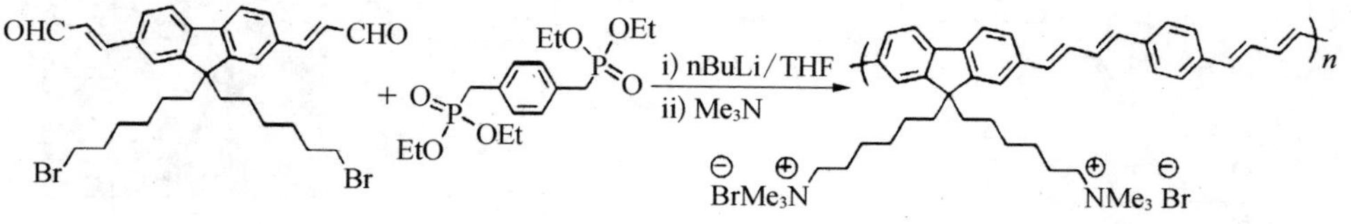

维蒂希/霍纳偶联反应

图 3.2 水溶性共轭聚合物主要的合成方法

看,它们都由两部分组成: 保证其光电性质的共轭主链和保证其水溶性及生物相容性的侧链。独特的结构使得这些共轭电解质同时具有分子导线或者离域的电子结构特征,激子能够通过电子或者荧光共振能量转移快速地在分子内或者分子间转移,具有荧光信号放大功能。因此外界环境(如温度、pH 等)的细微变化都会改变其光电性质。这种对外界干扰的实时、灵敏感应的特点使得共轭聚合物成为一类备受关注的荧光探针[5-8]。水溶性共轭聚合物材料的结构主要由共轭主链和水溶性侧链组成。共轭主链主要有芴苯共聚物、聚苯乙烯撑、聚苯乙炔撑、聚噻吩以及聚丁二炔,尽管有机光电子材料已经被开发了数十年,共轭聚合物材料的主链依旧没有太多改变,为了赋予材料丰富的光学性质,人们更多的是对成熟的材料进行化学掺杂,同时研究人员在开发新型共轭聚合物材料方面也在不懈地努力,近期更多可以聚合且易于修饰的单体被合成并用于制备聚合物,而近红外共轭聚合物材料正是研究人员追求的方向。与共轭主链的种类受到限制类似,水溶性侧链的选择性也同样有限,除了阳离子、阴离子、两性离子等离子型以外,糖类、聚氧乙烯链类则是非离子型的主要代表,部分水溶性生物大分子也被用于实现共轭聚合物材料的水溶性。

1. 水溶性共轭聚合物用于体外细胞成像

随着水溶性共轭聚合物在生物领域的快速发展,它在生物成像中的应用也受到研究者们的广泛关注。在发展的起步阶段,大部分的研究都集中在体外的应用,通常来说,体外荧光成像主要分为非特异性识别和特异性识别两大类。

非特异性识别就是聚合物材料对目标分析物没有靶向能力,直接用于荧光成像,相关机制主要是非特异性的细胞吸附。2008 年,Bunz 课题组报道了阴离子型的 PPE(图 3.3)用于 NIH 3T3 纤维原细胞的纤维蛋白成像[9]。尽管材料表面没有连接特异性的基团,纤连蛋白在培养 4 h 后通过荧光成像仍然可以实现胞外基质有选择性的连接。2011 年,Wang 课题组报道了一个无标记的侧链挂接 OEG 的 PPV 用来检测和成像凋亡细胞[10],和聚合物 PPE 类似,尽管没有特异性的基团,这种具有特殊设计的阳离子荧光探针,就是在侧链修饰 OEG 和 QA,也能表现出对凋亡细胞的特异性吸附(图 3.4)。用 mAbs 先诱导 Jurkat T 细胞凋亡,就会出现一

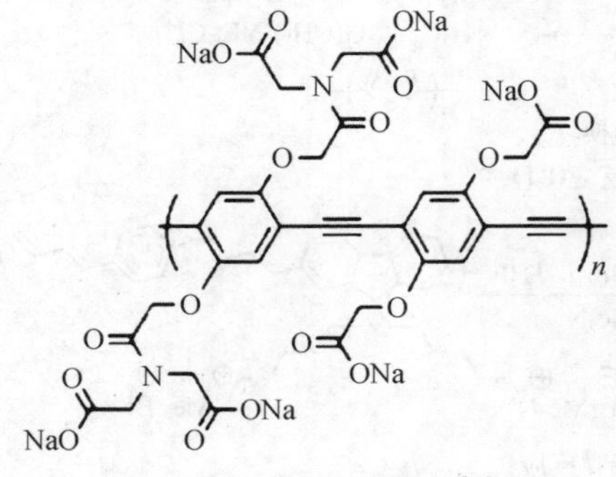

图 3.3 PPE 的结构式[9]

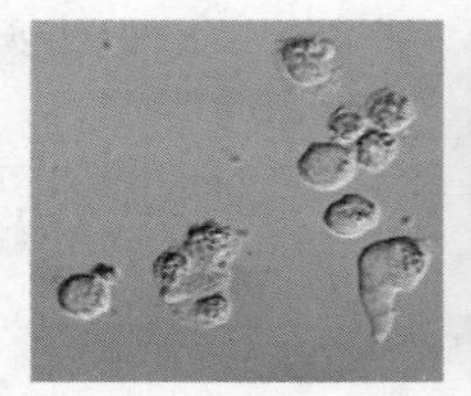
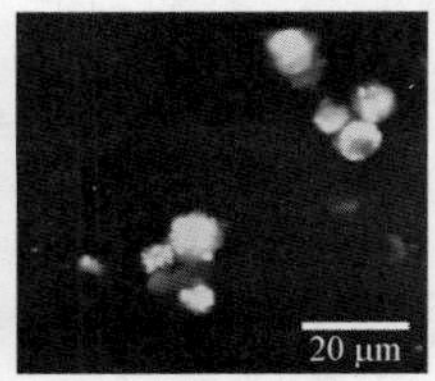

图 3.4 Jurkat T 细胞与聚合物 PPV 共培养后的共聚焦显微成像[10]

系列凋亡导致的变化。PPV 因其具有较大的电荷密度,能够对凋亡细胞的膜渗透性起到增强效果。同时,水溶性的 PPV 自身产生的细胞毒性较小,因此能够有效地进入细胞并实现良好的绿色荧光成像效果。作为对比,正常细胞很少附着有聚合物材料。他们还用流式细胞仪检测凋亡细胞的数目,进一步证明了聚合物能够更好地探测中后期的凋亡细胞。

共轭聚合物纳米粒子由于其本身具有的光电性质和结构性质,在非特异性细胞成像领域也有良好的发展。2010 年,Moon 等通过聚合物在不良溶剂中的相转移沉淀制备了稳定的基于 PPE 的共轭聚合物纳米粒子,可用于活细胞成像[11]。合成的共轭聚合物纳米粒子平均粒径为 93 nm,在水中的荧光量子效率为 0.17%。该共轭聚合物纳米粒子可用于固定的 BALB/C 或 3T3 细胞染色,且主要集中在细胞质中,例如核内体或者溶酶体,特别是在细胞核周围区域。与此同时,考虑到对深层组织细胞成像能尽可能地减少对组织本身的损伤,需要开发更多具有高的时空分辨率、低本体荧光(长波长吸收)、多光子成像的材料。在共轭聚合物纳米粒子独特的非线性光学性质的基础上,Moon 课题组用同样的 PPE 共轭聚合物纳米粒子实现了内皮细胞的双光子荧光成像[12]。材料本身表现出双光子吸收性质,并且具有较高的双光子吸收截面,在消除本体荧光的基础上具有比量子点更强的荧光。用 780 nm 光照 1 h 后,共轭聚合物纳米粒子和量子点在 BALB/C 和 3T3 细胞中表现几乎相同的光漂白效率,说明他们具有相同的光稳定性。用这种材料能够成功地跟踪成人真皮微脉管的内皮细胞 3 天(图 3.5),细胞活性本身没有受到影响,证明共轭聚合物材料是一个很好的胞内跟踪器。

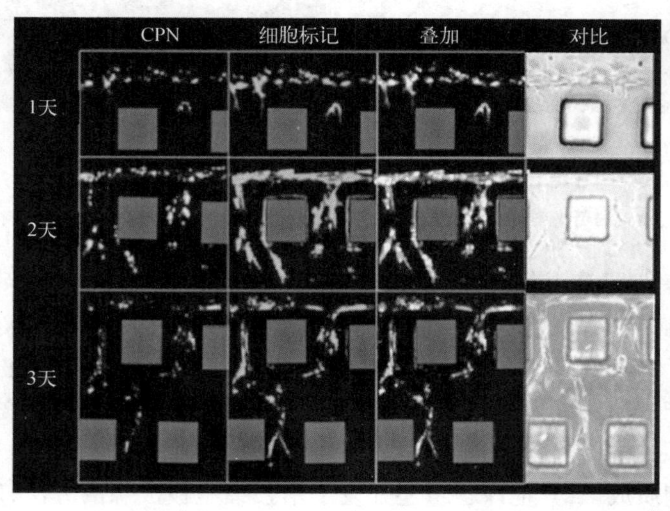

图 3.5 成人真皮微脉管的内皮细胞在微流体器件中的荧光成像[12]

为了对活细胞中的氧化还原状态进行检测,Mcneill 课题组开发了一种基于共轭聚合物纳米粒子对氧气进行成像的比率荧光探针[13]。它由 PFO 和 PDHF 组成,其中掺杂一些氧气敏感的荧光染料 PtOEP。在光照条件下，共轭聚合物和氧气敏感的 PtOEP 能够发生能量转移，使磷光发射增强，这就可以作为检测氧气分子的量化探针。值得注意的是，它的亮度比传统的氧气敏感的染料大 1 000 倍(图 3.6)。并且很容易观察到在共轭聚合物纳米粒子溶液中通氮气和通氧气时磷光的猝灭和恢复。

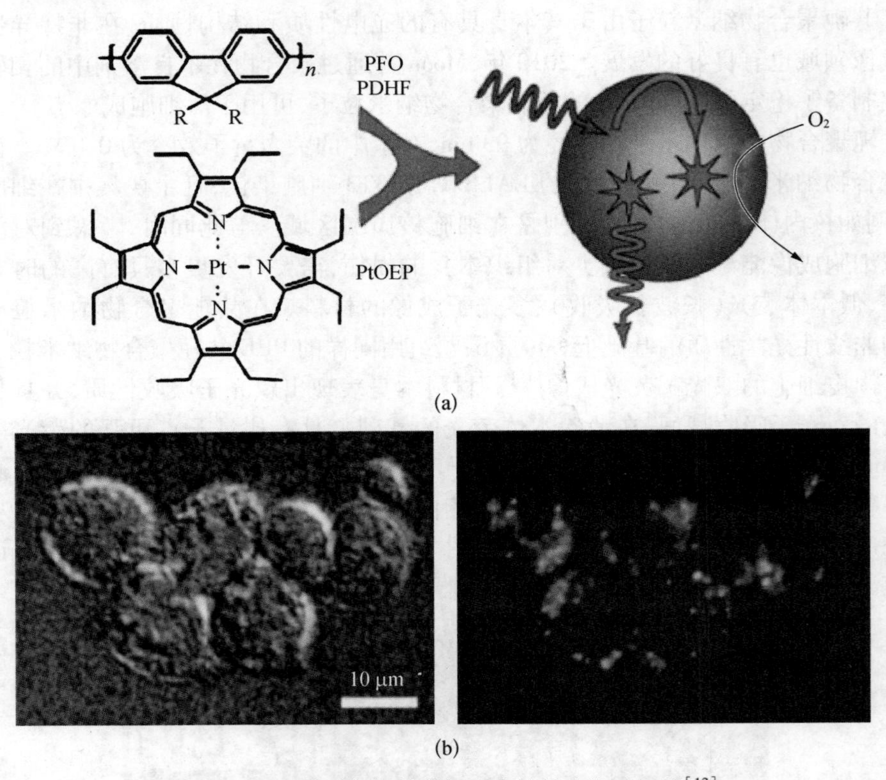

图 3.6 用于检测氧气的共轭聚合物纳米粒子探针[13]

(a) 氧气敏感的荧光染料 PtOEP 的响应机制；(b) 细胞中 PtOEP 对氧气的荧光响应过程

由于聚噻吩具有很好的生物相容性，Wang 课题组合成了两亲性的聚噻吩(PT)用于细胞成像[14]。聚合物在水溶液中呈现聚集状态，平均粒径在 700 nm，聚合物纳米粒子本身具有很高的光稳定性和低毒性。用 A549 细胞做细胞成像，可以观察到材料能成功地进入细胞并且分布在细胞质中。聚合物侧链的氨基可以通过化学键连接顺铂抗癌药物，用于定位顺铂药物在细胞中的位置。

除了细胞质成像，其他课题组还开发了增强细胞核成像的方法，Liu 课题组合成了一种单分子阳离子寡聚芴取代的多面低聚倍半硅氧烷(POSS)纳米粒子[15]。阳离子寡聚芴和 POSS 通过 Heck 偶联反应连接，得到水溶性的单分子纳米粒子，平均粒径 3.6 nm，在水中的荧光量子效率为 0.85%。和线性的阳离子寡聚芴相比，这种材料的发射峰发生红移,可以归结于共轭程度的增加。材料和 MCF-7 细胞培养 2 h 后,可以在整个细胞包括细胞核中观察到蓝色荧光。

基于以前合成共轭聚合物纳米粒子的基础,Mecking 课题组合成了能同时实现多色和多光子细胞成像的共轭聚合物纳米粒子,用微乳液聚合的方法合成粒径为 60～120 nm 的胶状稳定的纳米粒子[16]。用 Sonogashira 偶联反应通过改变单体的含量,改变分子内能量转移状态,从而调节共轭聚合物发光从蓝色到橙色。这个材料具有很大的双光子吸收截面,在单光子成像中,选择 HeLa 细胞证明纳米粒子能够成功进入细胞并且对细胞本身没有影响也没有明显的光漂白现象。同时也做了近红外区域的双光子激发荧光成像。两个或者更多不同的纳米粒子能够在一束光激发条件下同时成像。同样用乳液聚合方法,Liu 课题组也制备了多色细胞成像的共轭聚合物纳米粒子[17],与 Mecking 课题组不同的是单体部分的差别,Liu 课题组的单体主要包括芴、苯并噻二唑和三溴苯,用 Suzuki 偶联反应制备。最终的纳米粒子粒径在 100～200 nm,发射不同颜色的荧光。由于它的形貌很好,也有很好的生物相容性,可以很好地用于多色细胞成像。蓝光的共轭聚合物纳米粒子作为代表与 HEK293 细胞共培养,可以在细胞质中看到明显的荧光标记。

特异性细胞成像,即靶向成像,就是在水溶性共轭聚合物的基础上修饰一些特异性的识别元素,如抗体、多肽、糖、蛋白质、维生素等,可以选择性的吸附一些目标分析物,是研究者们目前的研究重点。Bunz 课题组通过 EDC/NHS 在 PPE 侧链修饰上叶酸[18],从而能够选择性地识别和成像 FR 过度表达的 KB 细胞。聚合物浓度在 1～10 mg/mL 范围内,都能对 KB 细胞成像并且没有表现明显的毒性。作为对比,不带叶酸的聚合物就没有成像的能力。

鉴于共轭聚合物纳米粒子杰出的光物理性质,很多研究者开始关注在共轭聚合物的基础上修饰功能基团实现靶向成像。Liu 等用 PLGA 功能化共轭聚合物纳米粒子,得到四种不同的纳米粒子,发射光从蓝色到红色[19]。它们的水合粒径在 243～272 nm,和纯的聚合物纳米粒子相比,叶酸功能化后的纳米粒子对 FR 过度表达的 MCF-7 细胞具有更好的内在化能力。由于近红外荧光探针对组织有更深的穿透深度并且有较低的本体荧光,他们又进一步报道了叶酸功能化的红光共轭聚合物用于靶向细胞成像[20]。类似的,他们还利用抗体-抗原独特的识别机制,将纳米粒子用 anti-HER2mAb 功能化,实现对 HER2 阳性癌细胞的成像。

和这种单个靶向能力的检测相比,同一束光照射下同时识别多个目标分析物显得更有意义。Liu 课题组用表面功能化的共轭聚合物纳米粒子在单一溶液中实现对混合癌细胞的识别和成像[21]。其中共轭聚合物包括 PFV 和它的红移衍生物 PFVBT,通过溶剂蒸发单一乳液方法,并带入羧基的 PLGA 合成进行表面修饰。羧基可以进一步连接选择性的靶向基团。该研究中选择 Anti-HER2 抗体修饰 PFV,用 RGD 多肽修饰 PFVBT。利用它们的特异性识别、高的荧光量子效率、低毒性,用同一束光激发纳米粒子,APFV 纳米粒子对 SK-BR-3 的特异性和 RPFV 纳米粒

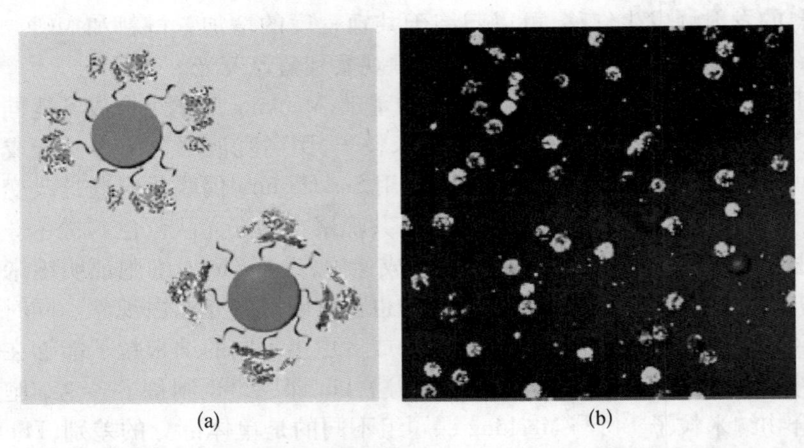

图 3.7 Anti - HER2 抗体和 RGD -多肽功能化的共轭聚合物纳米粒子(a)和用纳米粒子染色的 SK - BR - 3 和 HT - 29 细胞的成像(b)[21]

子对 HT - 29 细胞的特异性能在混合细胞中同时实现区分成像(图 3.7),证明这种系统具有多重靶向成像和检测的能力。

2011 年,为了克服商业有机染料——毒伞素的复杂的运输过程,Liu 课题组用毒伞素功能化的超支化共轭聚合物实现了 HeLa 细胞的靶向 F - actin 成像[22]。首先合成了 HCPE - PEG - COOH 且呈现单分子核壳纳米球形结构,平均粒径为 32 nm,壳外部的羧基进一步修饰毒伞素,聚合物材料表现很强的荧光、较好的光稳定性及对 F - actin 的特异性。Chiu 课题组进一步用 STA 和 IgG 修饰羧基功能化的具有很亮荧光的 PFBT 共轭聚合物纳米粒子用于特异性细胞成像[23]。用包含羧基的两亲性聚合物 PS - PEG - COOH 和 PFBT 共沉积通过疏水作用得到直径约 10 nm 的纳米粒子,再在含 PEG 的缓冲溶液中通过共价键连接 STA 和 IgG,PEG 是用来消除对蛋白质非特异性吸附的影响。与 QD565 和 IgG - Alexa488 相比,共轭聚合物表现出很亮的荧光和很好的光稳定性。并实现对用 EpCAM 标记过的 MCF - 7 细胞的特异性荧光成像。

除了通常的分子靶向物,水溶性共轭聚合物还可以用于靶向细胞器成像,Nilsson 课题组合成了构象敏感的 PT 衍生物,实现了溶酶体相关的酸性囊泡的靶向成像[24]。利用阳离子 tPOMT80 和 POWT77 在 pH = 2.5 条件下可以通过静电吸附作用特异性吸附固定细胞中的核染色质和细胞核。然而,不是所有的 PT 衍生物都能有效地给细胞质染色。相比于和核染色质相互作用,和细胞质相互作用的 PT 的荧光发射波长更加红移,表明它有更多平面的构象,或者存在某种聚集。进一步的研究表明对细胞质囊泡的标记是溶酶体相关的酸性囊泡。更有趣的是,对溶酶体相关的酸性囊泡的靶向行为只在正常的纤维细胞、巨噬细胞、成肌细胞和白细胞中能观察到,在转换后的巨噬细胞、神经细胞瘤和前列腺癌细胞中都不能观察到。考虑到在中性 pH 中的长期稳定性,阴离子的 PT 被用于靶向成像纤维细胞。最初,肌动蛋白细胞骨架中可以观察到条纹状的绿色荧光,在和纤维细胞培养48 h并固定后,溶酶体相关的酸性囊泡的团簇模式呈现出很亮的黄色荧光。因为构象敏感的PT衍生物具有连接不同发光材料的能力,所以具有成像各种亚细胞器的潜在能力。

2. 水溶性共轭聚合物用于活体荧光成像

由于水溶性共轭聚合物在体外成像的广泛应用,研究者们开始进一步地探索它们在活体生物成像中的潜在应用。在之前用PT衍生物成功探测淀粉纤维的基础上,Nilsson课题组首次实现对活体组织的淀粉沉积物的标记,例如人类胰岛中的胰淀粉样多肽和阿尔茨海默病中的Aβ淀粉样蛋白[25]。通过和不同的淀粉样沉积物或者其他的胞内结构相互作用,PT衍生物由于存在不同的几何构象在单光子和双光子激发条件下可以呈现不同波长的荧光发射。这些吸收或者荧光发射光谱信号就能够和不同的蛋白质状态紧密连接。在此工作之后,Nilsson课题组还报道了用PT衍生物区分脑切片中的朊病毒菌株[26],由于病毒相关蛋白质PrP^{SC}的构象多样性,朊病毒通常有很多的不同的菌株导致形态多样的富β层聚集和淀粉体斑块,导致传染性海绵状脑病。这个研究中,研究了不同朊病毒菌株的四个脑组织切片,包括从自然感染瘙痒病衍生的小鼠高代次细胞染病毒株、慢性消耗性疾病、牛海绵状脑病和小鼠适应洛基山实验室瘙痒病菌株。两个PT衍生物(PTAA76和PTMI55)用不同的离子侧链,表现出不同的结合特殊菌株朊病毒的能力和不同的荧光发射强度。在荧光强度与特定波长的相关性图表的辅助下,朊病毒菌株即使有不同的通道,也可以很容易地根据菌株特异性发射光谱来区分,还有利于检测变化较小的应变依赖性的适应和突变。至于不同形态的源自相同重组的PrP单体的淀粉样蛋白原纤维,PT衍生物表现出明显不同的荧光发射光谱。

由于PT衍生物的重均分子量太大,影响了它在活体成像中的应用,于是Nilsson课题组报道了五聚噻吩衍生物,对大脑淀粉样变性中的蛋白质聚集体的识别和成像[27]。制备了三个寡聚物*p*－FTAA,*p*－FTAM,和*p*－HTAA,这些寡聚物在生理条件下是带负电荷的。对于带有神经变性疾病的转基因小鼠的脑组织切片中,所有的低聚物都表现出对蛋白质沉积的选择性和增强的绿色荧光。转基因小鼠的活体实验证明,除了*p*－FTAM之外,*p*－FTAA和*p*－HTAA都能通过血脑屏障标记蛋白质聚集体。而且,用*p*－FTAM和*p*－HTAA能实现大脑淀粉样蛋白斑的多光子体内荧光成像。另外,基于*p*－FTAA不同的光谱特征,我们能够明显区分从两个小鼠朊病毒株的脑组织切片得到的不同朊病毒沉积。人的AD大脑组织样品中,*p*－FTAA的荧光表明对Aβ沉积和神经原纤维缠结的特异性。

除了PT和寡聚PT,共轭聚合物纳米粒子也在活体成像中表现很好的光学性能。由于大部分水溶性共轭聚合物具有较低的近红外荧光量子效率,大部分研究都集中在开发具有高的荧光量子效率的共轭聚合物纳米材料。2010年,Kim课题组制备了氰基亚乙烯基为主链的共轭聚合物纳米粒子(图3.8),实现了活体前哨淋巴结的实时成像[28]。通过选择不同的芳香基团,cvPD可以改变发射波长,并且很容易地覆盖整个可见光区域。得到的纳米粒子水合粒径为60 nm,在水中的荧光量子效率为0.21%,具有很大的斯托克斯位移、很宽的光谱吸收和在血液流动中的稳定性。将NIR-cvPDs通过皮肤注射进入小鼠的前掌,材料在淋巴血管中的流动过程能够通过荧光成像系统实时监测到。注射后的12 min,可以看到材料主要集中在腋窝淋巴结。活体成像又进一步被用于评估注射7天后材料的生物分布,结果表明只能在前掌中观察到很强的荧光。最后,研究还显示材料在靶标区域存在大量的内吞化效果,该现象可以解释为材料的滞留作用。

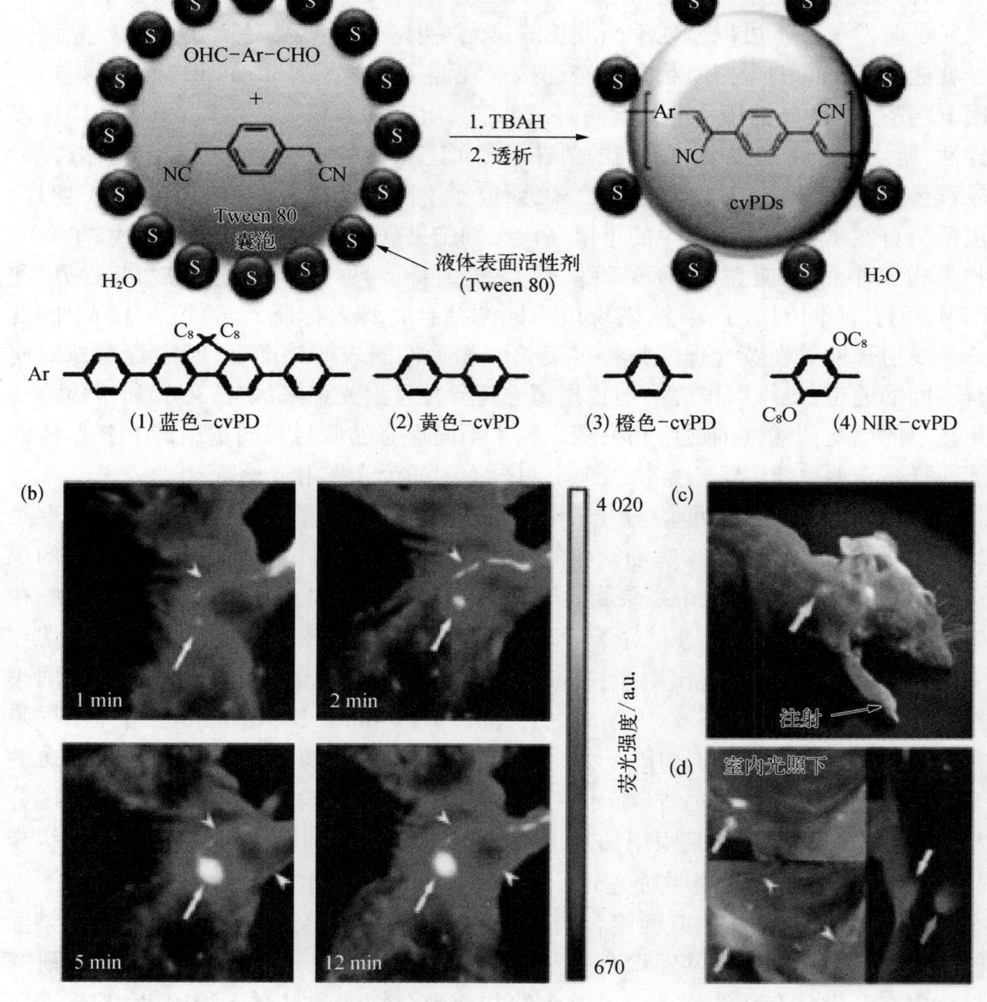

图3.8 氰基亚乙烯基为主链的共轭聚合物纳米粒子的合成及生物成像(彩图见封底二维码)[28]

(a) 氰基亚乙烯基为主链的共轭聚合物纳米粒子结构;(b) 纳米粒子对小鼠前哨淋巴结的成像;(c) 前掌注射后,材料在小鼠淋巴血管中的实时监控成像;(d) 材料对小鼠腋窝淋巴结的成像情况

2011年,基于体外表面功能化的共轭聚合物纳米粒子实现选择性标记细胞,Chiu课题组进一步改善了识别系统,实现了活体肿瘤的靶向[29]。这个纳米粒子是由功能化的PSMA和红光发射的共轭聚合物(PFBT作为供体,PFDBT5作为受体)组成。羧基功能化之后的纳米粒子粒径仅为15 nm,并具有很高的摩尔吸光系数,荧光量子效率为0.56%。纳米粒子通过共价键与PEG和多肽氯霉素连接形成对成神经管细胞瘤的特异性,将其通过尾部血管注射进入转基因小鼠的脑肿瘤中进行活体成像。通过注射72 h后的脑部荧光成像可以看出,只有ND2: SmoA1/CTX纳米粒子能够大量沉积表现出特异性的吸附。通过荧光强度进行量化分析也能证明纳米粒子对癌细胞的靶向能力。

水溶性共轭聚合物在活体成像中虽然已经有很多应用,然而到目前为止仍然存在一些不能忽略的问题。首先,尽管近红外共轭聚合物纳米粒子能够表现出很好的生物成像能力,但是近红外荧光探针的发光强度还有待提高。其次,虽然水溶性共轭聚合物目前已经获得了很好的成像效果,但是,材料长期的毒性还有待考证。因此,无毒并且可生物降解的水溶性共轭聚合物是后续研究的重点。

3.1.2　近红外区第一窗口光学成像

荧光成像技术早期的研究主要集中在可见光区成像,而水、黑色素、蛋白质和血红素的吸收主要在200～650 nm,覆盖了主要的可见光区,因此可见光对生物组织的穿透能力受到极大的限制。同时在这光学区域内,生物组织自身也具有较强的荧光发射,即生物背景荧光,对此波段处的荧光成像会带来干扰,造成信噪比的降低(图3.9)。总之,在可见光区内对细胞成像不存在大困难,但对于组织成像和活体成像带来了很大的影响。

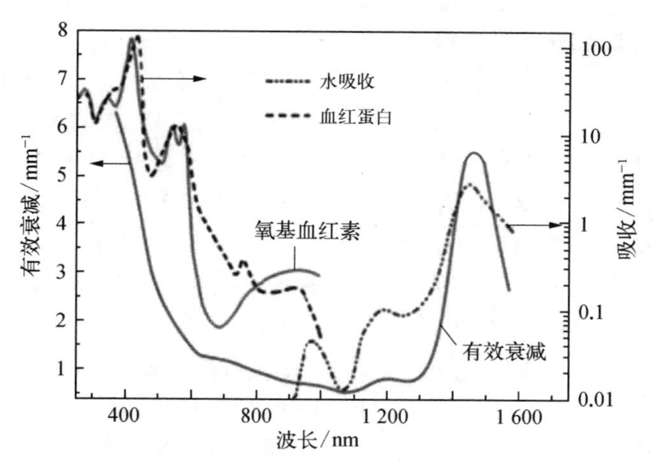

图3.9　不同波长的光子在活体皮肤组织中的有效衰减谱图

为了选择适合于活体诊断和治疗的光源,人们对光子在生物组织中的光学行为进行了研究。在400～1 600 nm 的波长范围内,影响光子在组织内穿透的因素主要由水的吸收、脱氧血红蛋白以及氧合血红蛋白的吸收组成,其他组织(如脂肪、黑色素等)对光的吸收和散射贡献较小,因而常被忽视。图3.9为不同波长的光子在活体皮肤组织中的有效衰减谱图,衰减系数是吸收系数和散射系数的总和,能够更好地反映光子在生物组织中的穿透情况。尽管水对可见光几乎透明,但在近红外区域则有着较强的吸收。仅从光子在组织中的穿透行为考虑,适合进行生物光学研究的光波长范围显然落在700～1 300 nm,即生物组织窗口。但因为不同的生物组织对光子的响应不同,目前科学家们对生物组织窗口尚没有给出完全确切的波长范围。若将生物内源性背景荧光考虑在内,生物组织窗口的光子波长也会有不同的理解和定义,因此生物组织窗口虽然在概念定义上比较清楚,但对波长的界定尚未完全明晰。

生物组织光学窗口指的是光在生物组织内穿透深度达到最大值的波长区间,一般处于近红外波长范围内。在可见-近红外波段,散射是光与组织间最主要的作用形式,导致光在传播过程中迅速弥散。由于散射增大了光子在组织内的传播距离,因而光子为组织所吸收的概率随之增大。实际上,散射效应随波长的变化很小,因此,生物组织光学窗口的范围主要受限于组织的吸收,其下限由血液吸收所决定,上限则由水的吸收所决定。对于光学成像和光热治疗等应用而言,选择位于光学窗口波长范围内的合适光源,对提高成像或治疗效率,以及穿透深度,降低光致组织损伤,有着十分重要的意义。按照美国材料与试验协会(ASTM)定义的近红外光是指波长在780～2 526 nm 的电磁波,习惯上又将近红外区划分为近红外短波(780～1 100 nm)和近红外长波(1 100～2 526 nm)两个区域。结合近红外光在生物组织中的吸收,以及生物组织自身的背景荧光对有机光电子材料在生物医学中的应用影响,我们可以将目前生物应用中的近红外光区也分作两个区域。其中波长为750～900 nm 的近红外光区称为近红外区第一窗口,波长为1 000～1 700 nm 的近红外光区称为近红外区第二窗口。

理想的用于第一窗口生物成像的材料需要具备几点性质,首先它的吸收或发射光谱需要在近红外光区域,并且有较大的斯托克斯位移,大的摩尔吸光系数和高的荧光量子效率,还要在缓冲溶液或者生物条件下有较好的化学和光学稳定性。目前普遍存在的近红外荧光探针主要可以分为有机和无机两大类。无机材料主要有量子点和其他的一些纳米粒子(纳米金、纳米镉等)。然而,由于重金属本身潜在的生物毒性以及技术要求很高,它们在生物领域的应用受到限制。和无机材料相比,有机近红外染料在成像中具有很多优势,它不仅具有良好的光物理性质,并且能通过简单的方法和各种特定的分子(如化学合成小分子、氨基酸、蛋白质、单链DNA、抗体等)结合用于分子成像,它们在生物成像领域具有很广泛的应用前景。

在近红外区域具有荧光发射的有机染料在生物成像应用中得到很多关注。然而传统的一些近红外染料由于本身不溶于水、光稳定性差、荧光量子效率低,较少能在生物系统中应用。最近,近红外染料及它们的衍生物(包括花菁染料、方酸、酞菁染料、卟啉衍生物和 BODIPY 类似物等)在化学和光学稳定性、荧光强度和荧光寿命方面都有了很大的提升,还有一些染料通过实现水溶性避免了在生物体系或组织中的聚集。这些染料的性质(包括结构、光物理性质)在图 3.10 中做了简单的概括。这些染料有望在近红外第一窗口成像中作为合适的对比剂。

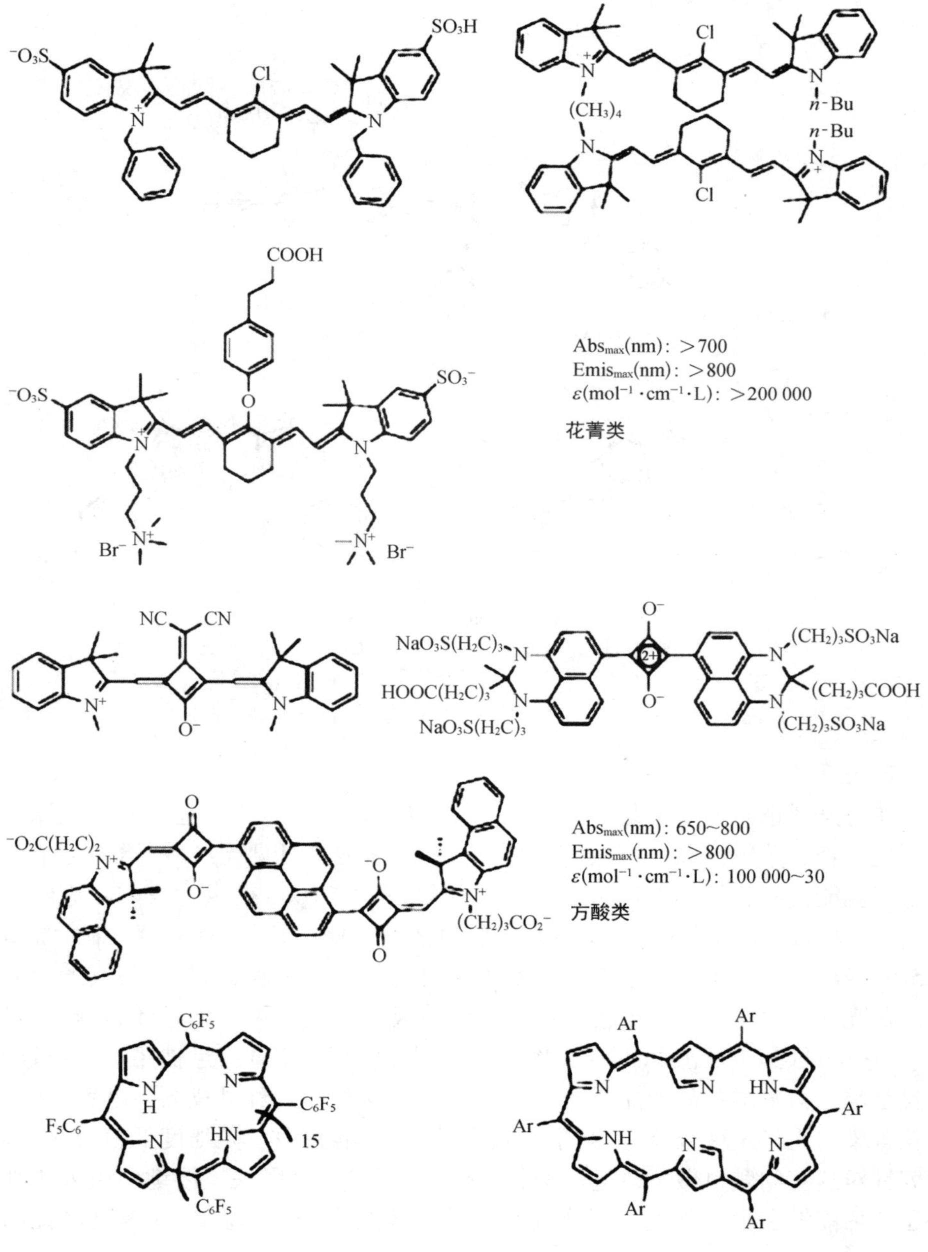

Abs_{max}(nm): >700
$Emis_{max}$(nm): >800
ε($mol^{-1}\cdot cm^{-1}\cdot L$): >200 000
花菁类

Abs_{max}(nm): 650~800
$Emis_{max}$(nm): >800
ε($mol^{-1}\cdot cm^{-1}\cdot L$): 100 000~30
方酸类

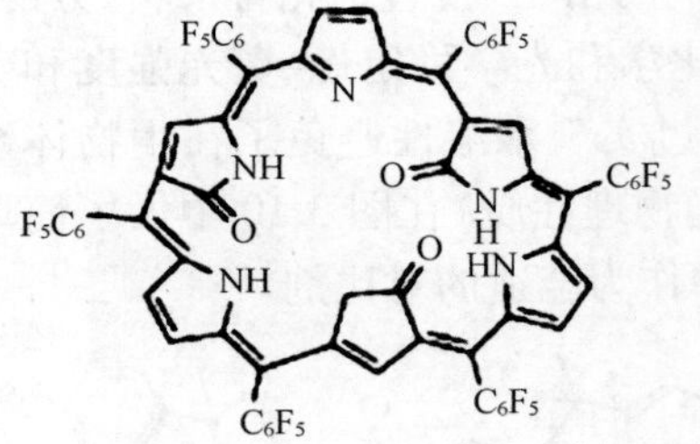

Abs_{max}(nm): 650~800
$Emis_{max}$(nm): 700~1 000
ε($mol^{-1}\cdot cm^{-1}\cdot L$): >100 000
酞菁类/卟啉类

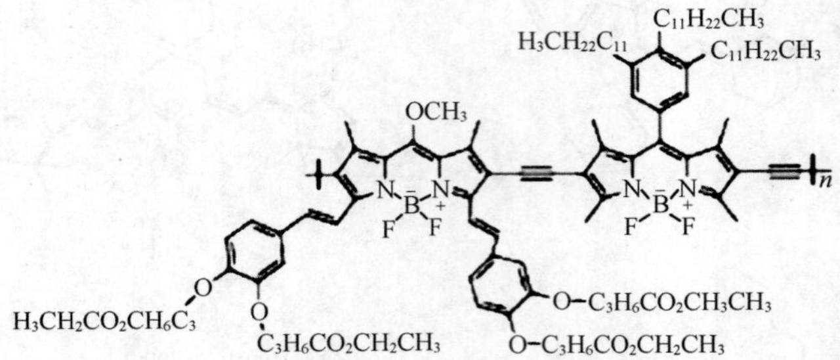

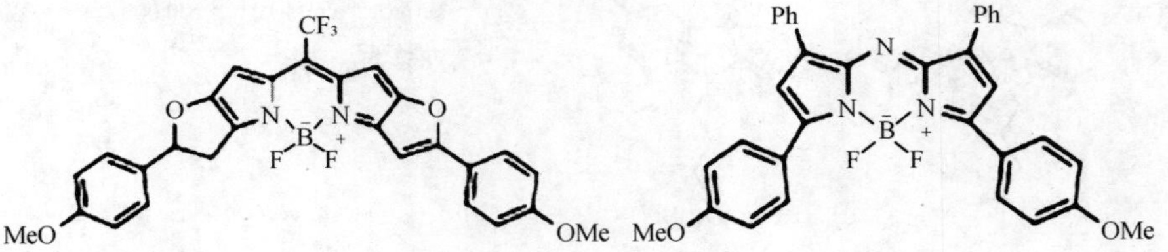

Abs_{max}(nm): 650~800
$Emis_{max}$(nm): >700
ε($mol^{-1}\cdot cm^{-1}\cdot L$): >200 000
BODIPY

图 3.10　一些常见的近红外染料的分子结构式及物理性质

1. 花菁染料

花菁染料也叫聚甲炔花菁染料，它是由聚甲炔连接的两个包含芳香氮原子的杂环化合物。单甲炔和三甲炔花菁(Cy3)吸收通常在可见光区域，增加一个共轭乙烯基就能使吸收红移 100 nm。所以，五甲炔花菁(Cy5)衍生物吸收在近红外区域(大于 700 nm)，七甲炔花菁(Cy7)吸收将超过 1 000 nm。一些花菁染料(如 Cy5、Cy5.5、Cy7 和它们的衍生物)和大多数的近红外荧光染料相比，具有很高的消光系数和荧光量子效率。这些染料已经作为活性成分广泛应用于半导体材料、激光材料、光学记录媒介、油漆和一些生物探针。吲哚菁绿(ICG)已经被用于生物诊断，并且是唯一被美国食品药品监督管理局(FDA)认可的近红外染料。然而，还有很多花菁染料光稳定性很差、荧光量子效率低、在水溶液中发光强度低，目前的很多研究针对这些问题也做了改进。例如，有研究证明在聚甲炔连接键中引入刚性的环己乙烯能够在很大程度上提高光稳定性和荧光量子效率。Peng 等已经证明了新合成的3H-靛青染料的光稳定性,并且发现 N 位上的取代基的吸电子能力对近红外染料的光稳定性有很大影响,供电子基团比较有利于合成光稳定性较好的材料[30]。他们还证明了用供电子基团取代环己烯中的氯原子能增强染料的光稳定性。其他的研究证明把花菁染料和核酸或蛋白质连接之后由于荧光基团的刚性增强使荧光量子效率提高。Peng课题组在花菁染料中引入羧基或者磺酸基团,得到具有较大斯托克斯位移和较强荧光的近红外染料,并且同时实现了水溶性[31]。Strekowski课题组合成了BHmC,其中包含两个花菁结构,在水溶液中几乎没有荧光,但是和蛋白质结合后荧光增强约1 000倍[32]。

2. 方酸

方酸以氧丁环为核,在分子的末端是芳香环或者杂环,方酸有较好的物理化学性质,例如吸收峰很强、摩尔吸光系数大、光导电性能好。然而,由于它们较大的疏水π共轭平面结构,增加水溶性成为一个很大的挑战。目前只有很少的近红外方酸染料在水溶液中的发射波长超过800 nm。Nakazumi等用芷或噻吩和羧基作为连接把两个方酸分开合成了水溶性的方酸染料,并且发现当染料和HSA或BSA结合后,染料的荧光和光稳定性都有很大的提升,然后在750～790 nm发射波长处的荧光量子效率很低[33]。Gassensmith课题组用另一种方法实现材料的水溶性,他们把方酸染料用四酰胺大环包覆在里面,一方面可以防止在水溶液中的聚集,另一方面保护它们不受到化学侵蚀[34]。它在各种溶剂中都表现出很好的稳定性,例如水和血清,包覆后的染料发射峰在650～700 nm,在非极性溶剂中的荧光量子效率较高,在极性溶剂中会有所降低。他们还将 *E. coli* 和 *S. aureus* 标记的染料注射进入裸鼠并且进行活体的生物荧光成像。

3. 酞菁和卟啉衍生物

酞菁是一个二维的18 π电子芳香卟啉的衍生物,包含四个由氮原子连接起来的吡咯单元。酞菁的最基本荧光基团是它的16-中心环部分的($4n$+2)π电子,在它的周围存在很强的π电子离域。酞菁具备热和化学稳定性,因为电子离域使得它有很强的电磁辐射作用,有趣的是,中间的两个氢原子能够被超过70个中心金属原子取代,并且能够在大环的边缘和中轴位置并入很多取代基,很好地调节材料的物理性质。这些特殊的性质使酞菁和卟啉衍生物不仅可作为染料,在电子、光电子和生物医学领域都有很广泛的应用。π-π电子共轭结构使酞菁染料有很好的光稳定性和很强的吸收,然而,它们中的大多数吸收和发射最大值都在700 nm以下,有研究表明增加苯环结构或者多个供电子取代基能够使吸收从可见光红移到近红外光区域。Osuka课题组通过缩合五氟苯基吡咯甲烷和五氟苯制备了五氟苯卟啉,表现出的发射峰在950 nm左右[35]。Osuka课题组报道了双氮原子混合的六卟啉,其中两个混合的吡咯单元引入常规的六卟啉结构中,吸收峰很宽(360～1 210 nm)。一系列的在650～800 nm有很强吸收并且在700～800 nm有荧光发射的共轭卟啉二聚体已经被用于生物成像研究[36]。最近,树枝状的卟啉结构受到关注,因为支化的卟啉包含很多功能基团,可以和蛋白支架整合用于活体特异性成像。

除了作为生物传感方面的应用,酞菁和卟啉的衍生物还常常被作为光敏剂用于光动力学治疗,因为这类染料在肿瘤区域用光照后,能够被恶性的和发育不良的组织吸收产生单线态氧。自从血卟啉衍生物 HpD 第一次被发现应用于光动力学治疗,大量的树枝状卟啉衍生物(如核修饰的卟啉)已经被合成并潜在应用于光动力学治疗。硅酞菁染料 Pc4 已经被作为一种光敏剂用于治疗食道癌和早期的肺癌,因此,大量新型的酞菁和卟啉衍生物在临床的诊断和治疗中有潜在的应用。

4. BODIPY

硼二吡咯亚甲基(BODIPY)类的染料最早在 1968 年由 Treibs 和 Kreuzer 发现,并且在生物成像应用中作为成像显影剂受到广泛的关注。通常它们吸收峰和发射峰都很窄,荧光量子效率高(接近 100%),在不同溶剂和不同酸碱度条件下发射峰没有很大变化,在生理条件下具有很好的光稳定性。然而,它们本身也有缺陷,如消光系数很低、基本不溶于水。而且,大部分 BODIPY 染料发射峰都在 600 nm 以下,不适用于深层组织成像。在 BODIPY 结构上进行一些化学修饰就能够使发射峰有很大的位移,并且提高材料的水溶性和消光系数。Donuru 课题组合成了一种新型的聚合和共聚的 BODIPY 染料,通过引入苯乙烯基增加共轭长度调节它的发射波长位置。这类疏水性的聚合物染料发射峰在 669～700 nm,荧光量子效率从 1.1%到 13%[37]。Suzuki 课题组用了很多方法合成一系列 BODIPY 染料,在它的基础上修饰其他基团[38]。第一组染料是杂原子融合 BODIPY,发射波长从 583 到 738 nm 可调,消光系数也有很大提高。2009 年,在这个方法的基础上又添加了一些供电子基团,做出不对称的 BODIPY 衍生物。这种染料的发射波长最高能达到 701 nm,并且有很高的荧光量子效率和消光系数。这些染料表现出很好的光稳定性,但是没有实现水溶性。

Tasior 和 O'Shea 合成了水溶性和部分水溶性的 BODIPY 染料[39]。主要方法包括在 BODIPY 的烷基链上连接磺酸盐或者羧酸盐,或者引入季铵盐使它带电荷实现水溶性。这些染料在含牛血清白蛋白的磷酸盐缓冲溶液中的发射光谱能红移到 718～730 nm。荧光量子效率和消光系数比非水溶性的 BODIPY 低很多。尽管如此,这些研究为 BODIPY 在生物成像中应用指明了方向。

5. 苝衍生物

Quante 合成了一系列具有高的π共轭结构的四苝酰亚胺衍生物[40]。这类材料通常有很好的化学、热和光稳定性,但是在有机溶剂和水溶液中的溶解性都很差,并且消光系数很低。通过延长π共轭或者引入卤素原子能实现发射波长红移,波长在 636～768 nm,在有机溶剂中的溶解度有一定的改善。

3.1.3 近红外区第二窗口光学成像

从 2003 年开始,人们通过量子点来测量荧光在生物组织和血液中的穿透力和散射绝对值。Carrol 等提出了一个具有前瞻性的假设：生物体的荧光成像波长在 1 320 nm 周围区域的成像效果要优于 840 nm。此假设一经提出便得到了众多学者的认同，越来越多的科研工作者投入到了近红外区第二窗口（NIR－II）成像的研究领域中来。NIR－II（1.0～1.7 μm）荧光成像技术具有分辨率高、穿透深度深的优点，是目前分子影像领域一种新兴的非辐射、无损伤检测技术。NIR－II 荧光成像技术是将近红外区第一窗口（NIR－I）的激发光照射被检测生物组织，激发组织里存在的荧光基团发出 NIR－II 光，随后收集光信号并根据信号的强度还原出组织的图像。相较于传统 NIR－I 荧光成像技术（激发光和发射光波长都在 NIR－I 区域）在实际应用过程中只能探测到 1 mm 深度的组织信息，NIR－II 荧光成像技术因其利用更长波长的荧光，减少了生物组织的光散射与吸收，大大降低了背景噪声，具有更深的组织穿透深度（可达厘米数量级）和更高的对比度。因此，NIR－II 成像技术在一定程度上弥补了原有光学成像技术的弱点，可以更好地实现生物组织成像。目前 NIR－II 成像技术已被成功用于观察活体动物的血管、实时测量血流、计算心动周期及实现大脑功能成像等。而这项研究的重要组成部分就是新型仪器系统和新型发光材料的研发。近年来，世界各地的生物光学成像领域学者纷纷致力于 NIR－II 区新型荧光材料的研发，取得了颇为丰厚的成果。目前研究比较热门的材料主要包括稀土荧光材料、金属量子点、单层碳纳米管、有机小分子染料以及纳米晶/聚合物类。本书主要以有机光电子材料为核心展开并进行论述，因此本节内容主要介绍有机小分子以及高分子近红外区第二窗口材料。

1. 小分子近红外区第二窗口荧光材料

荧光成像材料通过增强性通透和淤滞（EPR）效应以及结合癌细胞靶向基团来实现对肿瘤的荧光标记。肿瘤的最大荧光信号强度取决于诸多因素，如受体与配体的结合动力常数、造影剂的组织穿透性以及造影剂自身的光学特性。在近红外区第二窗口区域，生物的自荧光很弱，因此可以获得更高的信噪比，更加精确地标记肿瘤。不仅如此，与近红外区第一窗口成像相比，近红外区第二窗口成像由于长波长的较小光散射而具有更深的组织穿透性。因此近红外区第二窗口成像在活体成像分辨率方面具有天然的优势。

IR1061 是 2013 年由美国斯坦福大学的 Dai 课题组开发出来的第一代有机小分子 NIR－II 造影剂（图 3.11）[41]。

迄今为止，无机纳米材料由于具有良好的可变电子结构而能够产生长波长的光子，因此仍然是 NIR－II 荧光基团的主要组成部分。但是评价一个造影剂是否具有临床应用价值的关键因素在于是否能够被快速代谢。上述的无机材料在代谢过程中速率较低，绝大部分将会残留在肝脏、脾脏等器官中。由于合成方面的限制，大部分的 NIR－II 材料都是靠包裹在聚合物的网状结构中来实现水溶性，这样一来就会大大增加其纳米结构的粒径，不利于其代谢。

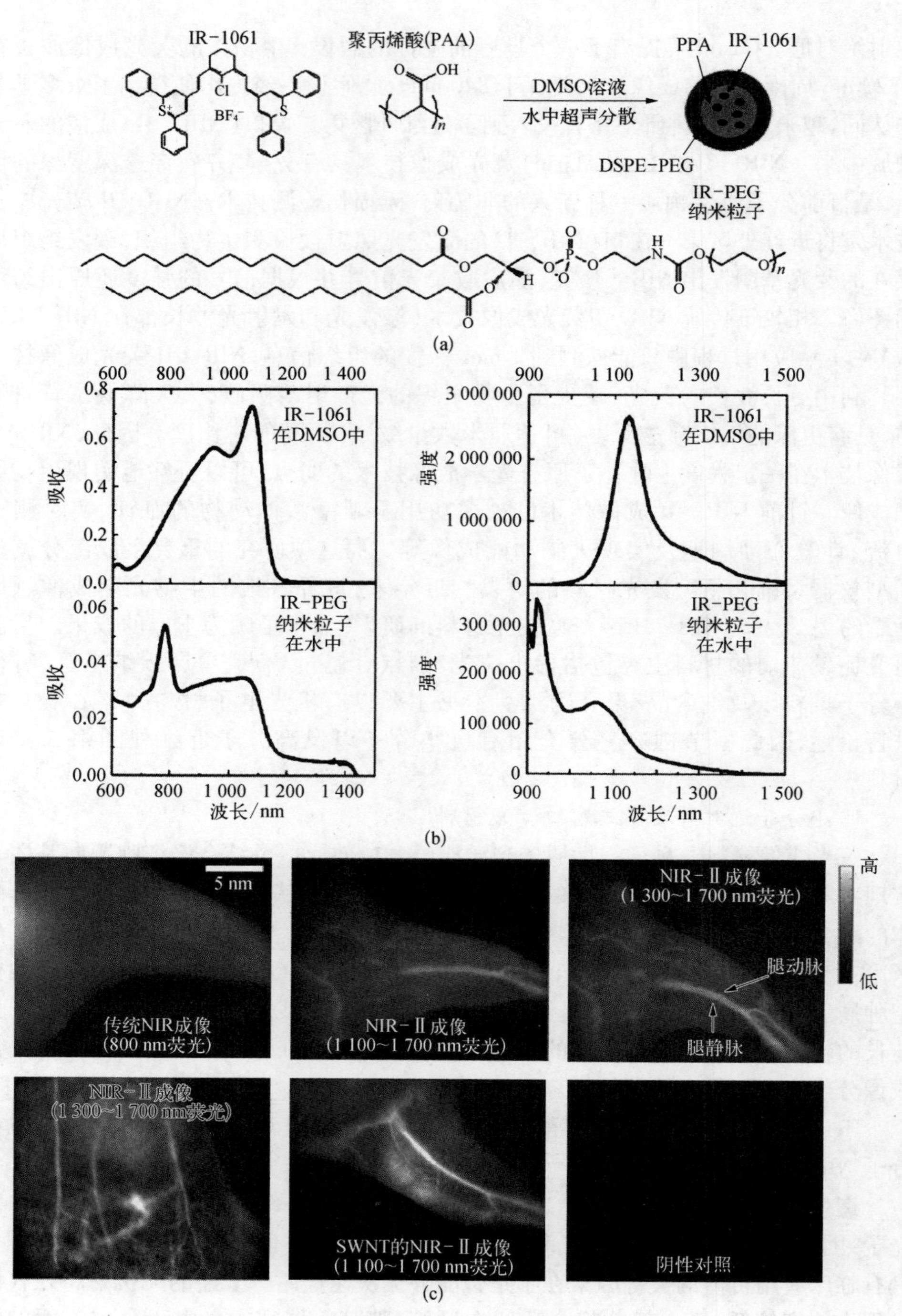

图 3.11　小分子花菁类 NIR－Ⅱ造影剂 IR1061 [41]

(a) NIR－Ⅱ造影剂 IR1061 及其水溶性修饰过程；(b) IR1061 及其水溶性结构 IR－PEG 在各种溶液中的吸收光谱；(c) IR－PEG 对小鼠血管的造影情况

武汉大学 Hong 课题组与美国斯坦福大学 Dai 和 Cheng 课题组合作提出了有机小分子的 NIR－II 造影剂(CH1055)[42]。如图 3.12 所示,经过修饰上非特异性的 PEG 材料或者具有特异性靶向功能的分子片段,CH1055 在肿瘤检测方面能够作为一种多功能型的 NIR－II 造影剂。这一荧光材料可通过肾代谢快速排出体外,并在淋巴显像方面优于临床批准的 NIR－I 染料——吲哚花青绿(ICG)。经过对比 NIR－I 与 NIR－II 两个区域的荧光成像,CH1055 在 NIR－II 区域的造影效果(肿瘤/非肿瘤区域分辨率)要比 NIR－I 高出 5 倍。并且,通过对小鼠脑部进行非侵袭性成像,PEG 修饰的 CH1055 在肿瘤部位有很强的富集效果。经过不同散射系数的组织之后,该造影剂在约 4 mm 的深度依然具有高水平的成像清晰度以及肿瘤/非肿瘤区域分辨率,说明其在临床环境能够成为良好的 NIR－II 窗口成像材料。

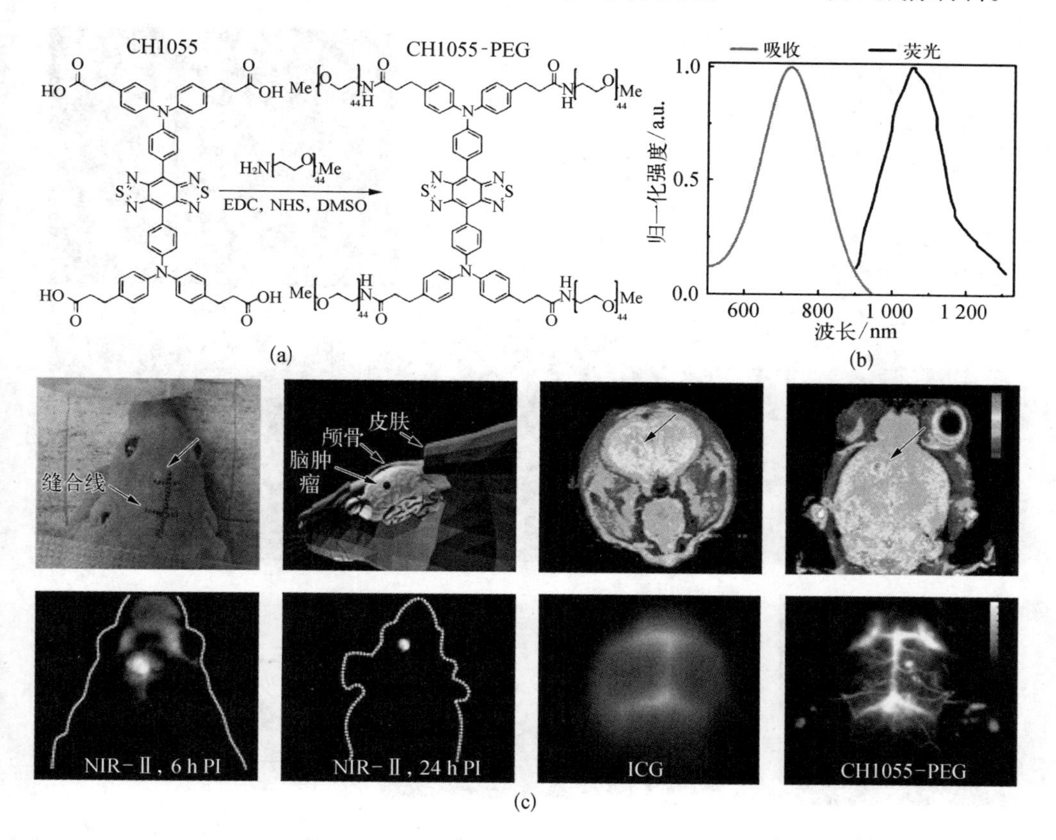

图 3.12 小分子 NIR－II 荧光造影剂 CH1055 在小鼠脑组织中的成像效果[42]

(a) NIR－II 荧光造影剂 CH1055 的水溶性修饰过程(CH1055－PEG);(b) CH1055－PEG 的吸收以及荧光光谱;(c) CH1055－PEG 对小鼠脑部肿瘤的造影成像以及与 ICG 染料对脑部血管的成像效果对比

随后,几个课题组再次合作,将可代谢近红外区第二窗口有机小分子染料 CH1055 的四个羧基经牛磺酸修饰,得到完全水溶性的有机近红外区第二窗口染料

CH－4T,再分别与 HAS、BSA、FBS 及 HDL 等蛋白形成了 4 种荧光强度显著增强的复合物[43],如图 3.13 所示。这些复合物与 CH－4T 在磷酸盐缓冲溶液(PBS)中相比,荧光强度增加了 60 多倍,荧光量子效率高达约 5%。在血清中将复合物 CH－4T/FBS 加热至 70℃,其荧光量子效率在 10 min 后可提高至 11%,这是迄今为止有机近红外区第二窗口荧光基团的最高荧光量子效率。此 CH－4T/FBS 优越的光学性能远远超过传统扫描显微成像相关技术,可为系统开展活体动态成像研究提供更深的穿透深度、更高的时间分辨率(1～2 ms)和空间分辨率(50 帧/秒),更加快速清晰地实现体内深处的肿瘤和血管成像。该研究对解决近红外区第二窗口荧光量子效率低的问题指明了途径,进一步推进近红外区第二窗口小分子探针深层次成像技术在临床上的应用。

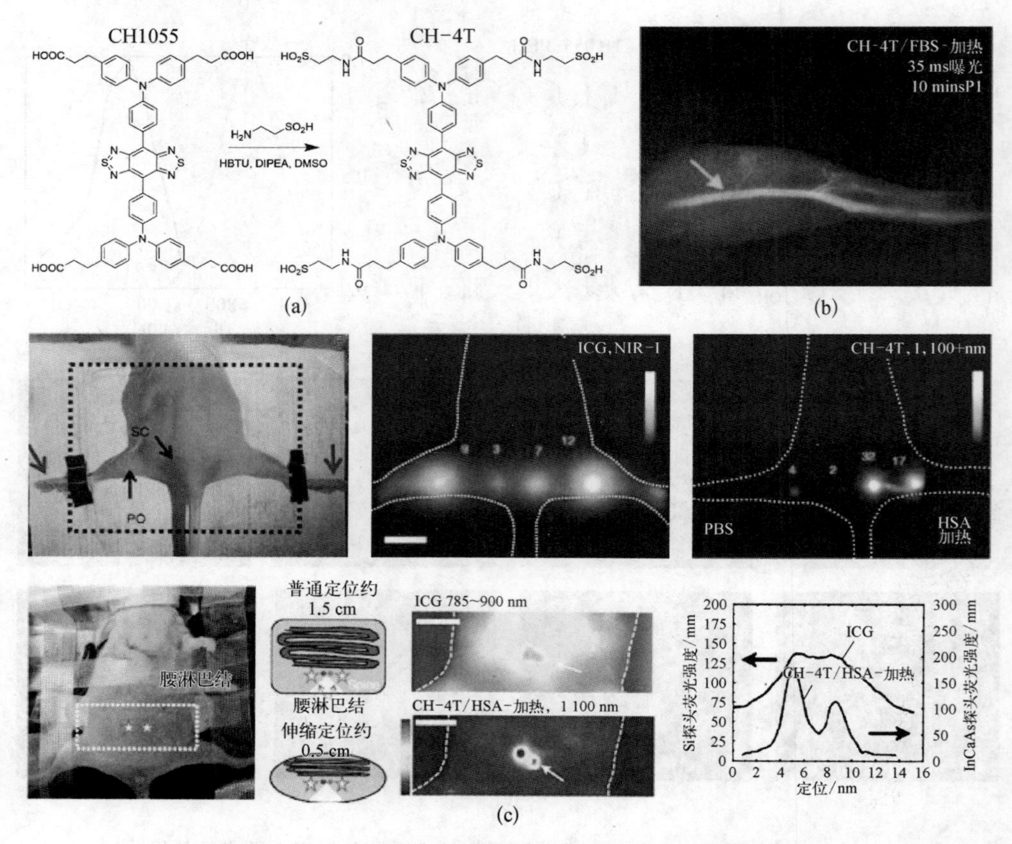

图 3.13　CH－4T/FBS 小鼠内深处的腰淋巴结快速成像[43]

(a) CH－4T 分子结构;(b) CH－4T/FBS 对小鼠腿部血管的 NIR－II 造影成像;
(c) CH－4T/FBS 对比 ICG 染料对小鼠腰部淋巴结成像效果

同样以苯并双噻二唑为核心,Liang 课题组提出了一种创新性的分子探针设计策略,通过引入封装基团以及 3,4－乙烯二氧噻吩(EDOT)作为电子给体降低分子间与分子内的相互作用，从而提高在水溶液中的荧光量子效率[44]。进一步利用点击化学的高效性，引入聚乙二醇基团，使荧光分子具有很好的水溶性。开发的荧光探针 IR－E1 荧光波长为 900～1 400 nm，水溶液中荧光量子效率为 0.7%（为碳纳米管荧光量子效率的 2 倍），具有很好的水溶液稳定性以及光稳定性。在小鼠脑部血管损伤模型中，探针 IR－E1 具有很好的生物兼容性，在对血管进行造影的同时，清晰地显示出了小鼠脑部血管损坏部分的区域（图 3.14）。并且注射 24 h 后有超过 80%的探针可以通过肾脏代谢掉。

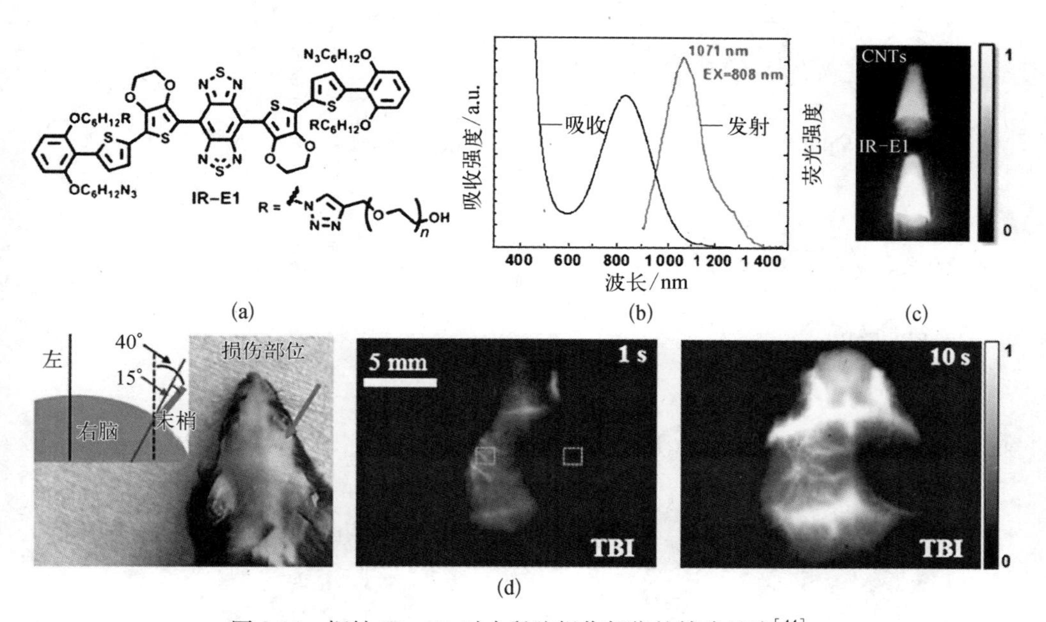

图 3.14　探针 IR－E1 对小鼠脑损伤部位的精确示踪[44]

（a）IR－E1 的分子结构式；（b）IR－E1 的吸收和发射光谱；（c）碳纳米管与 IR－E1 的荧光强度对比；（d）IR－E1 对小鼠脑部血管的造影随时间的变化

Liang 课题组深入研究了一类新型的高效荧光分子探针的理性设计[45]。荧光分子由电子屏蔽基团、给体基团及受体基团组合，形成 S－D－A－D－S 型分子［图 3.15(a)］。目标分子 IR－FE 以 3,4－乙烯二氧噻吩（EDOT）为电子给体（D）、烷基链取代芴为屏蔽基团（S）。理论计算模拟发现 EDOT 为电子给体时，分子骨架具有比噻吩电子给体分子（IR－FT）更大的扭转角和更加调谐的表面静电电位分布，可有效保护受体苯并双噻二唑，阻止其与溶剂分子或其他分子发生相互作用［图 3.15(b)］。同时，烷基链取代的芴和分子骨架扭转的共同作用可减弱分子间的相互作用，降低聚集导致的非辐射猝灭，IR－FE 发射波长为 900～1 400 nm，在甲苯中的荧光量子效率高达 31%［图 3.16(a)］，而噻吩作为电子给体的 IR－FT 只有 19%，用联苯取代屏蔽基团芴的 IR－BBE 也只有 20%。这说明芴屏蔽基团以及 EDOT 电子给体对于提高荧光量子效率都有贡献。在以聚乙二醇进行水溶性修饰后,使用噻吩为给体分子的 IR－FTP 在水中荧光非常弱,荧光量子效率仅为0.02%,而IR－FEP 的荧光量子效率仍可保持在 2%[图 3.16(b)],这是迄今为止报道的在水相中荧光量子效率最高的水溶性近红外区第二窗口有机荧光分子探针。研究发现 EDOT 是荧光分子在水溶液中保持荧光量子效率的关键因素。

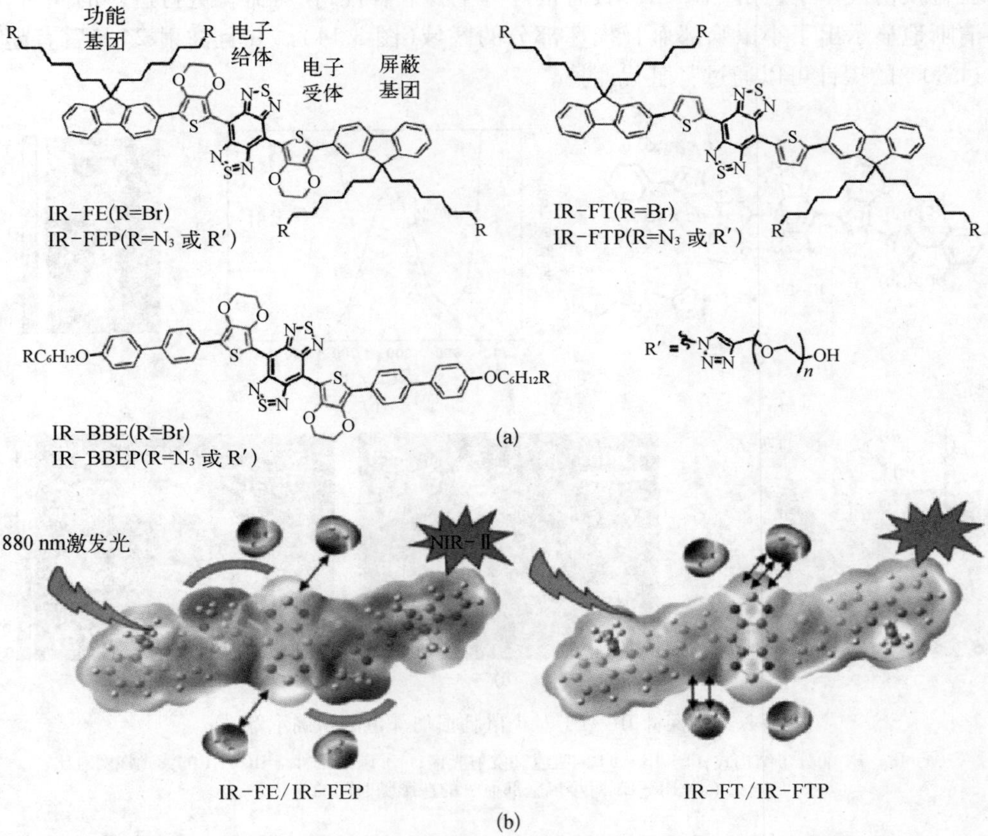

功能基团
电子给体
电子受体
屏蔽基团
IR－FE(R=Br)
IR－FEP(R=N_3 或 R′)
IR－FT(R=Br)
IR－FTP(R=N_3 或 R′)
IR－BBE(R=Br)
IR－BBEP(R=N_3 或 R′)

(a)

880 nm激发光
NIR－Ⅱ
IR－FE/IR－FEP
IR－FT/IR－FTP

(b)

图 3.15 荧光分子结构图(a)和荧光分子与溶剂分子的相互作用示意图(b)[45]

Liang 课题组进一步合成了具有点击反应功能的荧光分子 IR－FGP[46]。该分子以三乙二醇(TEG)修饰的噻吩作为电子给体基团,可以增强荧光分子的溶解性并保持较高的荧光量子效率(1.9%)[图 3.17(a)]。荧光分子可以通过点击反应与特异性的抗体或蛋白高效结合[图 3.17(b)]。Dai 课题组采用密度梯度离心法(DGU)实现蛋白与荧光探针结合产物的纯化分离,获得了高纯度的近红外区第二窗口荧光分子与抗体的结合体。在自建的共聚焦荧光显微镜下,实现了近 170 μm 组织学水平上的脑组织切片三维(3D)染色。另外,将碳纳米管(发射波长 1 500～1 700 nm)和深色红(发射波长 600～900 nm)的荧光探针相结合,他们还实现了同时跨越近红外区第一窗口和第二窗口上的多色分子三维层析组织成像[图 3.17(c)]。

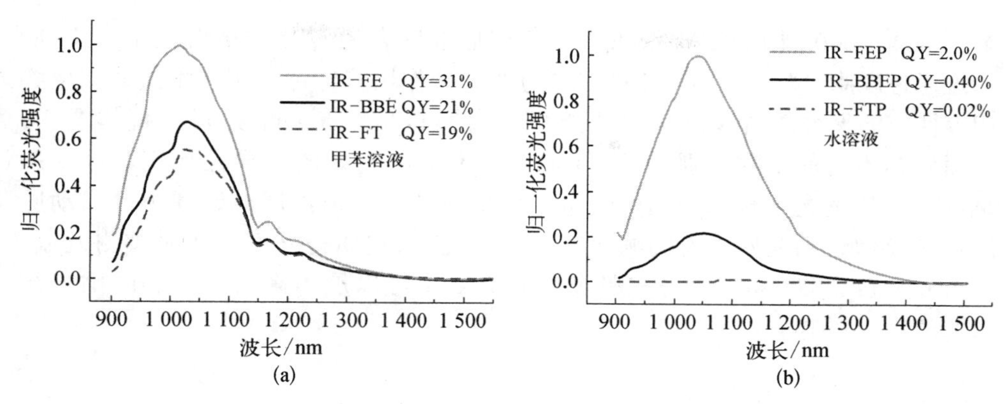

图 3.16 IR-FE 在甲苯中的荧光光谱及荧光量子效率(a)和水溶性分子 IR-FEP、IR-BBEP 和 IR-FTP 的荧光光谱及荧光量子效率(b)[45]

QY 指荧光量子效率

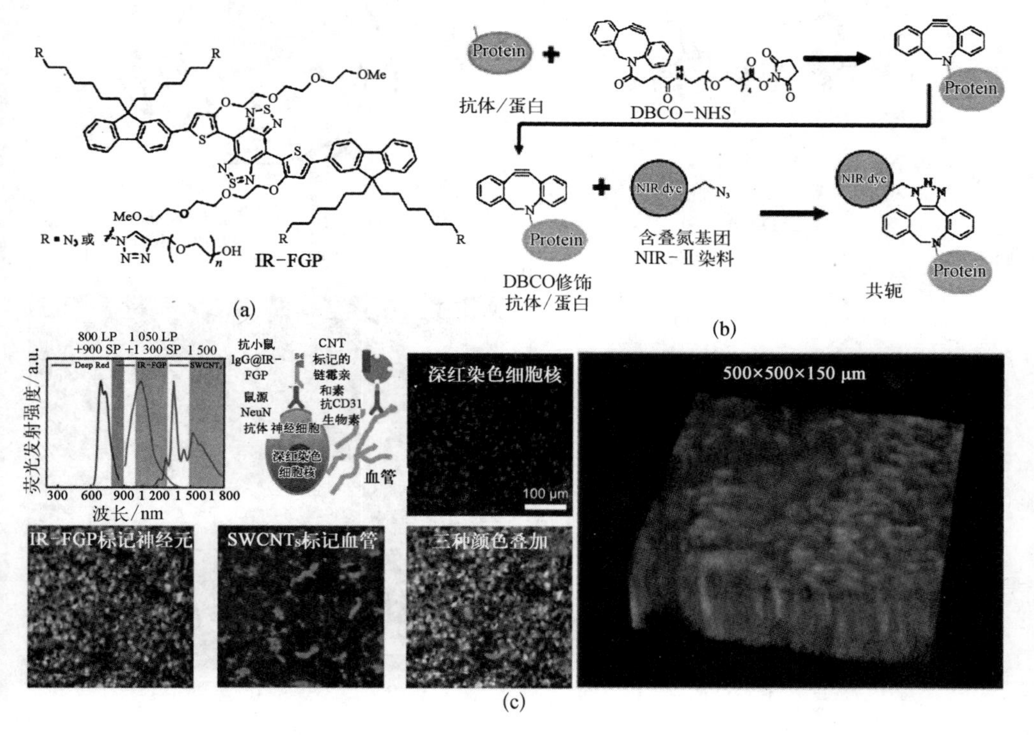

图 3.17 IR-FGP 分子结构图(a)、IR-FGP 与靶向蛋白连接示意图(b)及脑组织的三维层析成像图(c)[46]

2. 共轭高分子近红外区第二窗口荧光材料

Dai 等发现近红外吸收的有机半导体材料可以作为一类新兴的 NIR-II 成像的造影剂[47]。他们合成了一系列可调节发射荧光波长在近红外区第二窗口、荧光带从 1 000 到 1 500 nm 的高发光亮度低带隙给/受结构共聚物,如图 3.18 所示。通过磷脂-聚乙二醇(DSPE－PEG)非共价作用修饰可以制备水溶性和生物相容性好的聚合物纳米粒子,并且粒子尺寸可以低至 5 nm。通过与抗体偶联,表面修饰不同的生物识别分子,可实现对不同细胞系的特异性标记。重要的是,NIR－II 发光聚合物的高荧光量子效率使其在体内深层组织和小鼠股动脉的超快成像达到前所未有的帧速率(25 帧/秒),这使得其可以实时监测血流。高时间分辨率(40 ms)使得在单个心脏周期中可以展示高的空间和时间分辨成像的血流模式。

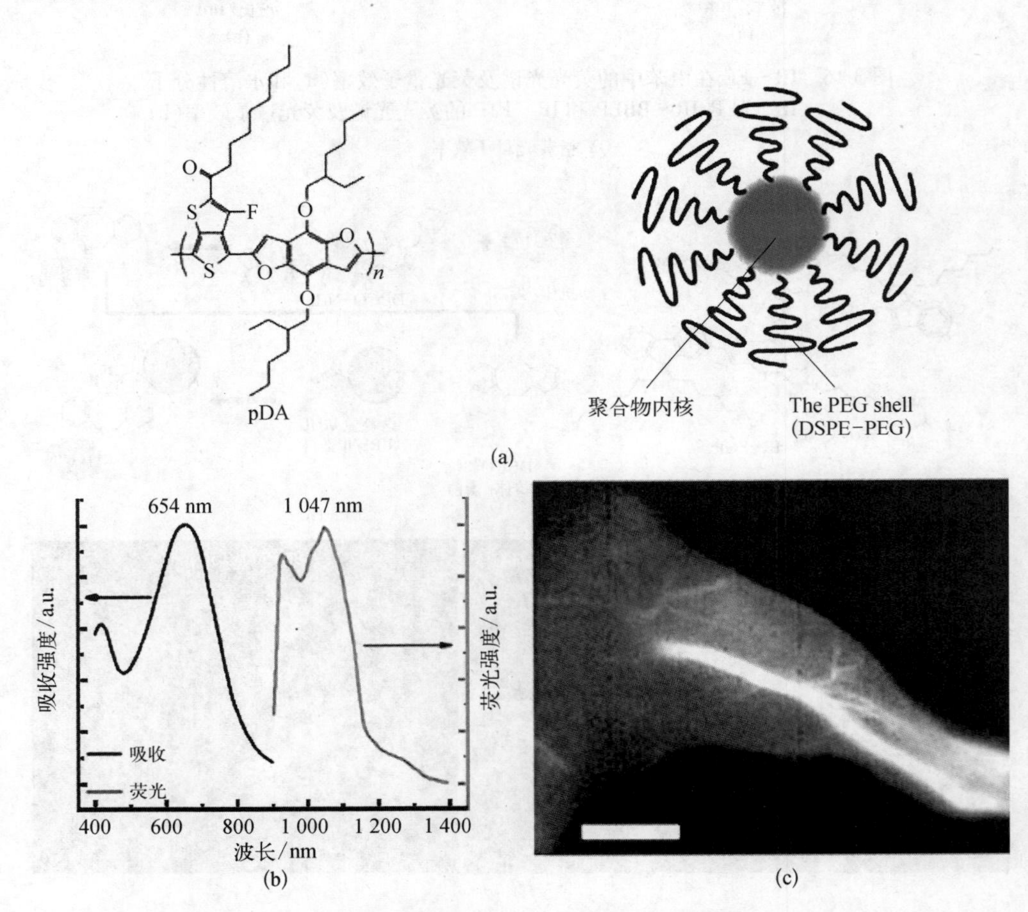

图 3.18 脂质体包裹的 NIR－II 有机半导体材料探针[47]

(a) NIR－II 探针 pDA 的分子结构式;(b) pDA 的吸收及荧光光谱;
(c) pDA 对小鼠腿部血管的造影成像

2018 年,南京邮电大学的 Fan 课题组与美国斯坦福大学的 Cheng 课题组合作开发了一种新型的基于吡咯并吡咯二酮的半导体聚合物纳米粒子(PDFT1032),实现了 NIR－II 区域的荧光成像(图 3.19)[48]。其光稳定性高,在 809 nm 处有良好的吸收峰,223 nm 处有较大的斯托克斯位移,生物相容性好,体内毒性小。更重要的是,他们使用 PDFT1032 在 NIR－II 区域实现了几种重要的生物医学应用,包括 NIR－II 光学成像皮下肿瘤的骨肉瘤模型,评估肿瘤的血管栓塞治疗,NIR－II 导航下原位肿瘤手术和前哨淋巴结活检(SLNB)与高空间和时间分辨率。总的来说,良好的生物相容性、良好的亲水性和理想的化学和光学特性使半导体聚合物纳米粒子 PDFT1032 能够成为一种极有前途的 NIR－II 型成像探针,具有广泛应用于临床成像和恶性肿瘤外科治疗的潜力。

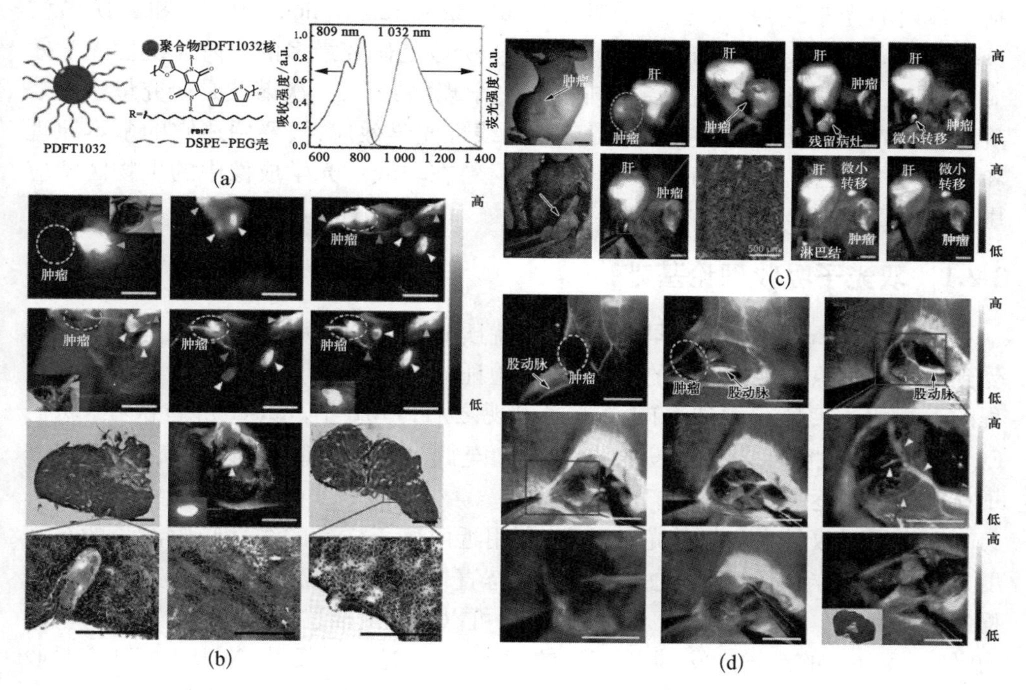

图 3.19 PDFT 1032 结构及其活体应用[48]

(a) PDFT1032 NIR－II 探针;(b) 探针指导下的前哨淋巴结活检;
(c) NIR－II 光学成像皮下肿瘤的骨肉瘤模型;(d) NIR－II 指导评价 PDFT1032 对骨肉瘤血管栓塞治疗

3.2 非线性双光子材料及其应用

非线性光学成像技术可以极大地避免或者减少对样品的漂白和损伤,增加成像的深度,并且具有更高的成像对比度。而且还可以提高成像系统的空间分辨率,秉承共聚焦成像无损三维切片的优点,以及能够提供更多样品特征的信息。发展至今,已经成为现代光学成像技术中具有里程碑式的转折点。非线性光学研究介质在强光作用下产生的输出光强度与入射光的非线性关系[49]。在非线性光学效应中,反映介质性质的物理量(如极化强度等)不仅与场强的一次方有关,还与决定于场强 E 的更高幂次项有关,因此出现了许多用线性光学理论无法解释的新现象。一般介质极化率 P 与场强 E 的关系可以用方程式(3.1)、(3.2)表示:

$$p = \alpha E + \beta E^2 + \gamma E^3 + \cdots\cdots \tag{3.1}$$

$$P = x^{(1)}E + x^{(2)}E + x^{(3)}E + \cdots\cdots \tag{3.2}$$

方程式中 p 和 P 分别代表微观和宏观的极化强度;α 和 $x^{(1)}$、β 和 $x^{(2)}$、γ 和 $x^{(3)}$ 分别为微观和宏观的线性、二阶非线性和三阶非线性极化系数。非线性光学现象包括一系列的光学现象,如多光子吸收(multiphoton absorption, MPA)和二次谐波(second harmonic generation, SHG)。双光子吸收是研究最多的三阶非线性光学效应,也是最早在实验上被观察到的非线性光学现象之一,二次谐波是研究最多的二阶非线性光学效应。本节主要围绕三阶非线性光学效应,概要阐述它的基本原理和发展历程,并着重讨论有机双光子吸收材料在非线性光学成像中的生物医学应用和发展趋势。

3.2.1 双光子吸收理论基础

虽然 Göppert - Mayer 最早于 1931 年就预测了双光子吸收理论,但是由于当时受到高强度光源等实验条件的限制,无法验证这一理论[50]。真正对双光子吸收过程的观测和证实是在大功率的激光器出现之后,1961 年,Kaiser 等首次在 CaF_2:Eu^{2+} 晶体中观测到双光子激发的现象[51]。至此,双光子理论得以证实,随后双光子材料的应用逐渐引起了人们的重视。

双光子吸收是指在强激光激发下,利用近两倍于样品的线性吸收波长的高强度光源激发该样品,使其通过一个虚中间态直接吸收两个光子跃迁至高能态的过程(图 3.20)[51]。以 NADH 酶为例,此过程可以简单地描述:单光子激发时,NADH 酶吸收 350 nm 的激发光发射 450 nm 的荧光,而双光子激发时,NADH 酶则需吸收两个 700 nm 的双光子方可发射 450 nm 的荧光。与单光子相比,双光子吸收是一个非线性光学过程,即双光子吸收的强度与入射光强的平方成正比。因此它具有明显区别于单光子吸收的基本特征,既可用于诱导光物理过程(如荧光),又可以引发光化学反应(如光聚合反应、光控释放等)[51];而且,由于其激发波长(700~1 000 nm)较长,对生物体的光损伤小,对样本的穿透能力强,空间选择性高,因此在高分辨生物成像[52-53]和生物诊疗[54-55]研究领域有着无可比拟的优越性。

双光子吸收截面(two-photon absorption cross-section, δ)用来表示荧光分子对光子吸收能力的强弱,其值越大,荧光分子对光子的吸收能力就越强。虽然 δ 值的测量长期以来受到光源的限制,但随着激光技术的快速发展,δ 值的测量准确度得以提高,测量方法亦得以优化和丰富。目前,国际上常用的双光子吸收截面测量方

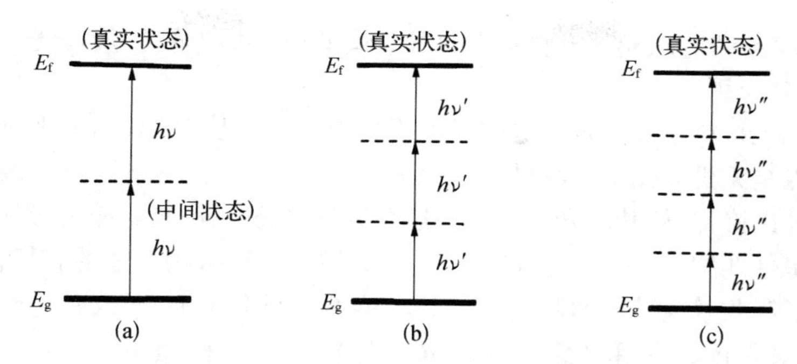

图 3.20 多光子诱导分子跃迁过程示意图

(a) 双光子吸收过程;(b) 三光子吸收过程;
(c) 四光子吸收过程;实线表示真实本征状态,虚线表示中间状态

法有:双光子诱导荧光法、非线性透过率法、Z-扫描法以及双光子瞬态吸收光谱法。

对荧光材料来说,双光子诱导荧光法(TP-excited fluorescence method, TPEF)和非线性透过率法(nonlinear transmittance method, NLT)都可以用来测试δ值。荧光材料在双光子吸收后伴随着荧光辐射过程,通过测量其双光子诱导荧光,根据荧光强度对入射光强的依赖关系可以计算出δ值。通常无荧光或荧光较弱的材料只能用非线性透过率法测量,主要是通过测试样品的透射光强随入射光强的变化来确定样品的双光子吸收能力。Z-扫描法是测量样品三阶非线性光学性质的一种简单而高效的常用方法,通过透镜对入射激光聚焦,使测试样品沿光轴方向经过焦点移动,在远场处设置小孔,研究透过小孔的光强与样品位置的关系从而得到双光子吸收性质。

用不同的方法测量δ值时,得到的结果往往有很大的不同,有时甚至相差多达几个数量级。即使是用同一种方法,当所用的入射光脉冲的持续时间不同时,测得的δ值也有很大的偏差。因此,实验中所得材料的δ值与材料本身性质相关,也与测量方法息息相关。若要比较不同化合物的δ值,应该在相同条件下用相同的测试方法。

3.2.2 有机双光子吸收材料的研究进展

自从 1961 年 Kaiser 和 Garrett 从实验上观察到双光子诱导荧光,此后 30 多年来随着激光技术的迅速发展,人们利用这一新型工具对双光子材料的吸收和荧光现象进行了深入和广泛的研究。研究范围涉及无机材料(如无机晶体、无机纳米粒子等)、有机材料(如有机小分子和聚合物等)、有机无机杂化材料(如有机/金属配合物等)。然而大多数材料或者δ值较小,或者有着较差的溶解性,不利于进一步的功能化处理,因此严重限制了双光子吸收效应在实际应用中的广泛拓展。通常情况下,早期的双光子吸收材料吸收截面的数值要比单光子吸收截面数值小十几个数量级,这意味着双光子吸收发生的概率较单光子吸收低,而所需光强较单光子高,限制了其应用。

虽然无机材料是最先研究的双光子吸收材料,但是有机双光子吸收材料具有的许多优点是无机双光子吸收材料所无法比拟的: ① 可剪裁性,可采取不同的反应对分子加以修饰,使其双光子吸收的最大吸收波长范围、吸收截面等性质与实用要求达到最佳匹配;② 性能可通过结构修饰进行调节,采用合适的有机合成策略,可将双光子吸收效应较好的基团链接到功能性材料分子上,既改善功能性材料的应用条件,又保留其应用功能,大大拓宽双光子材料的应用范围;③ 易于进行器件制作和集成,可以掺杂到高分子材料中做成薄膜、凝胶等各种形式加以应用,以克服溶液态在实际应用上的不便;④ 非线性光学响应快速,有机材料是电子极化,非线性光学响应时间短;⑤ 高效的非线性光学系数,具有相对于无机铁电晶体高一到两个数量级的非线性光学系数且光学损伤阈值高;⑥ 成本低[51,56]。

鉴于以上优点,20 世纪 90 年代以来,人们一直致力于合成新型多功能的有机双光子吸收材料,并提高它们的 δ 值。国际上研究双光子材料较多的几个课题组有: 美国纽约州立大学布法罗分校的 Prasad 课题组,美国康奈尔大学的 Webb 课题组,美国佐治亚理工学院 Perry 课题组,韩国 Cho 课题组和国内蒋民华课题组,黄维课题组等[51,56-62]。根据研究结果,有机共轭分子的π电子离域性增强了非线性光学性质。一般来说,作为π共轭桥的双键个数越多,δ 值越大;电子给体的给电子能力越强,电子受体的吸电子能力越强,则 δ 值越大;共轭结构的可极化度越大则 δ 值越大[63-64]。目前典型的有机双光子吸收材料的分子结构主要包括三部分(图 3.21): π-共轭桥(π-bridge),电子给体(donor,D),电子受体(acceptor,A)。将电子给体和电子受体对称地或是不对称地连接到π-共轭桥的两端,形成多种形态的双光子荧光基团,比如对称型: D-π-D、A-π-A、D-π-π-D、A-π-π-A、D-π-A-π-D、A-π-D-π-A;非对称型: D-π-A、D-π-D′、A-π-A′等[65-67]。结合其空间维数通常可以将典型的有机双光子吸收材料分为非对称偶极小分子、四极小分子、八极小分子和共轭高分子。下面从这四种典型分子构型来探讨近年来有机双光子吸收材料的研究进展。

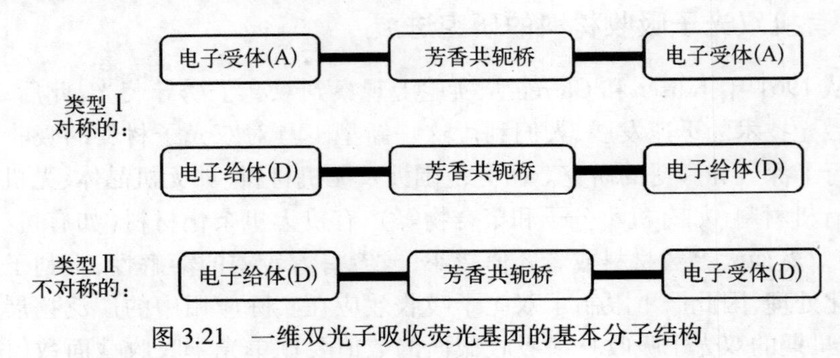

图 3.21 一维双光子吸收荧光基团的基本分子结构

1. 非对称偶极小分子双光子吸收材料

非对称的偶极小分子是人们最先研究的有机双光子吸收材料。Prasad 等首次证明了这类偶极小分子具有双光子吸收效应[59]。常见的π共轭桥为：芴、苯、二联苯、噻吩和蒽等(图 3.22)。

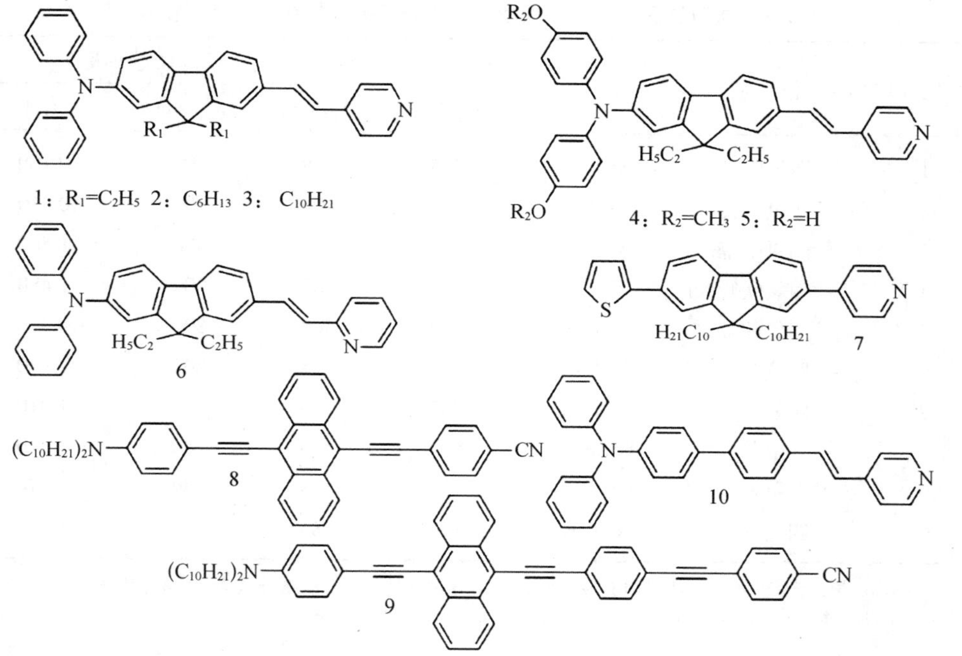

1：R_1=C_2H_5 2：C_6H_{13} 3：$C_{10}H_{21}$

4：R_2=CH_3 5：R_2=H

图 3.22 典型的偶极小分子构型有机双光子吸收材料

Prasad 等为了探索有机双光子吸收材料的 δ 值与分子结构之间的构效关系，合成了一系列有机小分子材料[59]。首先为了验证柔性侧链长度对有机小分子 δ 值的作用，合成了以芴为共轭桥，二苯胺为电子给体，吡啶为受体的化合物，侧链分别为碳 2(化合物 1)、6(化合物 2)、10(化合物 3)的柔性链(图 3.22)。从表 3.1 中的实验数据发现随着柔性侧链的增长，δ 数值逐渐增大。这是由于长链的位阻效应抑制了化合物的聚集，从而提高了化合物的 δ 值。进一步他们研究了供体或者受体基团电荷密度对 δ 值的影响。化合物 4 的供体基团相比化合物 5 的供体基团具有更高的电荷密度，理论上增加供体基团的电荷密度有利于提高化合物的 δ 值。然而从表 3.1 中的实验数据发现随着供体基团的电子密度增加，化合物的吸收截面数值并没有增加，这可能是化合物 5 中的羟基与其他化合物的受体基团吡啶之间的氢键作用使化合物 5 在溶液中形成了聚集体。为了验证共轭程度对 δ 值的影响，Prasad 等合成了化合物 7。相比化合物 3，化合物 7 表现出了一个数量级降低的 δ 值，说明降低化合物的共轭程度会导致其 δ 值的降低。类似地，Cho 等合成了化合物 8 和 9 来验证共轭程度对 δ 值的影响[68]。从表 3.1 可以清楚地看到共轭程度越大，化合物的 δ 值越大。同样还验证了化合物的共平面性对其 δ 值的影响。同化合物 10 相比，化合物 1 明显表现更好的共平面性。最终的 δ 值数值说明良好的共平面性对提高化合物的 δ 值起着重要作用。

表 3.1　典型的偶极小分子构型有机双光子吸收材料的光物理参数

化合物	溶　剂	方法[a]	单光子吸收		双光子吸收	
			λ_{abs}^{b}/nm	λ_{fl}^{c}/nm	λ_{ex}^{d}/nm	δ^{e}/GM
1[56]	四氢呋喃	NLT,ns	388	488	800	9 700
2[56]	四氢呋喃	NLT,ns	389	494	800	10 610
3[56]	四氢呋喃	NLT,ns	390	492	800	11 560
4[56]	四氢呋喃	NLT,ns	386	488	800	11 480
5[56]	四氢呋喃	NLT,ns	392	500	800	10 300
6[56]	四氢呋喃	NLT,ns	384.5	478	800	7 940
7[56]	四氢呋喃	NLT,ns	345	410	800	1 310
8[55]	甲苯	TPEF,ns	497	556	780	210
9[65]	甲苯	TPEF,ns	493	553	780	370
10[56]	四氢呋喃	NLT,ns	367	485	800	3 900

a：NLT 表示非线性透过率法，TPEF 表示双光子诱导荧光法，ns 表示纳秒激光；b：λ_{abs} 表示单光子吸收峰；c：λ_{fl} 表示单光子激发荧光峰；d：λ_{ex} 单光子激发峰；e：双光子吸收截面

2. 四极小分子双光子吸收材料

1998 年，美国佐治亚理工学院 Perry 课题组在 *Science* 杂志上首次报道了通过量子化学方法计算对称取代的二苯乙烯的 δ 值，提出“对称电荷转移模型”的概念，并在此基础上设计合成一系列以二苯乙烯为共轭桥的具有强双光子吸收的化合物[69]。进一步的理论和实验研究发现这些四极小分子相比偶极分子 δ 值表现出大约一个数量级的提高。至此，四极小分子进入了其蓬勃发展的十年，广大科研工作者从不同角度深入研究了四极小分子与吸收截面之间的构效关系。在本小节中挑选了几个极具代表性的化合物探讨四极小分子有机双光子吸收材料和其 δ 值之间的关系及规律。

如图 3.23 所示，Prasad 等用噻吩作为共轭桥，苯并噻唑作为供电子基团合成了两个四极小分子化合物 11 和 12[59]。为了研究共轭程度对四极小分子 δ 值的影响，化合物 12 相比 11 在供体基团之间多插入了一个噻吩。从表 3.2 可以看到化合物 12 的 δ 值是化合物 11 的 6 倍。这说明在四极小分子中增加共轭程度同样可以增加其 δ 值，同时也表明噻吩类共轭桥也是设计强双光子吸收材料的一个良好候选。

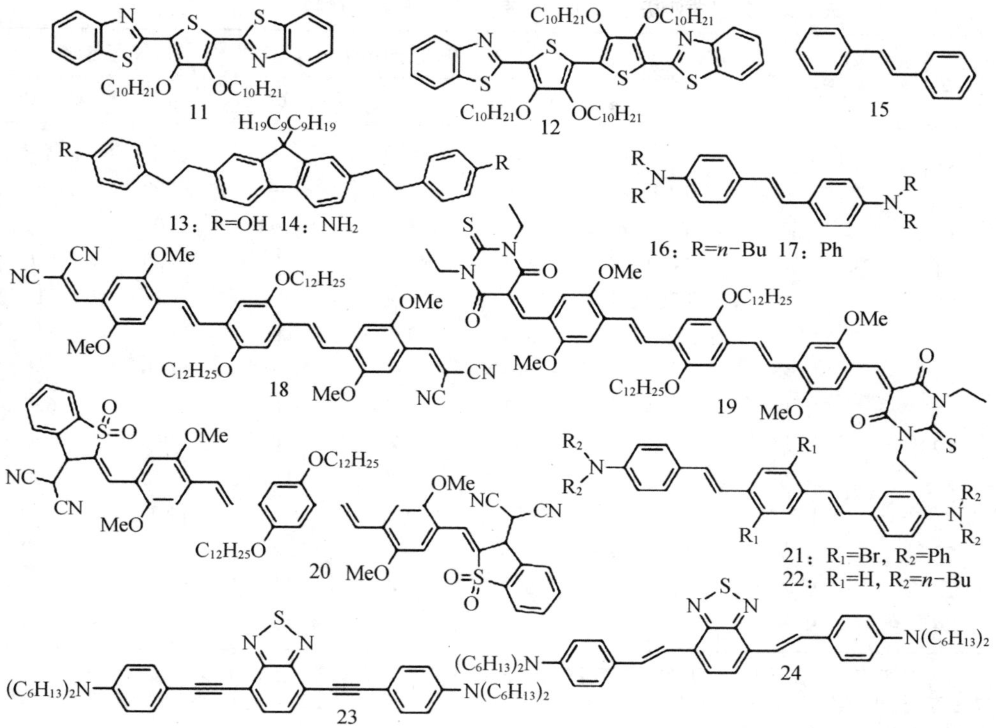

图 3.23　典型的四极小分子构型有机双光子吸收材料

Mireille 等以芴为共轭桥，羟基（化合物 13）或者伯胺（化合物 14）为供电子基团合成了两个四极小分子[70]。从表 3.2 看出化合物 14 相比化合物 13 在强极性的甲醇溶剂中表现较大的 δ 值，这应该是该类材料良好的共平面性引起的。且不管化合物 14 和化合物 13 的 δ 值大小，他们还发现羟基或者氨基这类对环境敏感基团的引入同样可以改变化合物的双光子吸收数值。这为设计高灵敏双光子荧光探针提供了一种新思路。

Perry 等合成了一系列苯乙烯结构类四极小分子，并详细研究其构效关系[69]。从表 3.2 可以发现，与二苯乙烯（化合物 15）相比，化合物 16 的 δ 值明显增多。造成这种现象的主要原因是共轭长度和电子给体的强度增加加大了分子内电荷转移程度，从而增大了化合物的 δ 值。紧接着具有更强供电子能力的邻苯二胺基团取代了化合物 16 中相对弱的供电子基团。化合物 17 相比化合物 16 的 δ 值提高说明增加供电子基团的强度是提高化合物 δ 值的一种有效手段。进一步地，三种供电子能力不同的基团被引入到相同的苯乙烯类共轭桥结构中；所合成的三个化合物 18、19 和 20 中，供电子能力依次增强。从表 3.2 可以看到化合物 18、19 和 20 的 δ 值逐渐增强。这些结果说明共轭链长度和电子给体的强度有助于增加了分子内电荷转移程度，从而提高化合物的 δ 值。

表 3.2 典型的四极小分子构型有机双光子吸收材料的光物理性质

化合物	溶 剂	方 法[a]	单光子吸收			双光子吸收	
			λ_{abs}^{b}/nm	λ_{fl}^{c}nm	Φ^{d}	λ_{ex}^{e}/nm	δ^{f}/GM
11[56]	四氢呋喃	NLT,ns	390	465	—	800	490
12[56]	四氢呋喃	NLT,ns	430	521	—	800	2 850
13[67]	乙醇	TPEF,fs	378	415	0.64	705	115
14[67]	乙醇	TPEF,fs	390	505	0.55	705	490
15[66]	甲苯	TPEF,ns	—	—	—	514	12
16[66]	甲苯	TPEF,ps	374	410	0.90	620	110
17[66]	甲苯	TPEF,ps	345	387	—	690	190
18[66]	甲苯	TPEF,ns	513	580	0.82	940	620
19[66]	甲苯	TPEF,ns	554	641	0.06	970	1 750
20[66]	甲苯	TPEF,ns	618	745	0.008 5	975	4 400
21[66]	甲苯	TPEF,ns	424	490	0.41	800	450
22[66]	甲苯	TPEF,ns	428	480	0.88	730	900
23[68]	甲苯	TPEF,fs	501	598	0.84	850	230
24[68]	甲苯	TPEF,fs	540	651	0.42	890	270

a：NLT 表示非线性透过率法,TPEF 表示双光子诱导荧光法,fs 表示飞秒激光,ps 表示皮秒激光；b：λ_{abs}表示单光子吸收峰；c：λ_{fl}表示单光子激发荧光峰；d：荧光量子效率；e：λ_{ex}表示单光子激发峰；f：双光子吸收截面

Perry 等还研究重原子效应对材料 δ 值的影响[69]。虽然溴取代的化合物 21 相对没有溴取代的化合物 22 具有更强供电子能力,但是其 δ 值却只有化合物 22 的一半。同样地,化合物 21 的荧光量子效率相比化合物 22 的 0.88 也只有 0.44。这些数据说明溴原子引起的重原子效应虽然在一定程度上降低了材料的 δ 值,但是通过自旋耦合提高了分子从最低单重激发态到最低三重激发态的系间窜跃概率,从而降低了材料的荧光量子效率。考虑到增加的三重激发态可以高效激发单线态氧的产生,在设计合成高效双光子激发的光敏剂用于光动力学治疗时重原子效应是一个不错的选择。

Therien 等合成了一系列以苯炔结构为共轭桥的化合物[71]。虽然化合物 23 的 δ 值相比苯乙烯类化合物 24 稍微低一些,但是其双光子激发和荧光波长相对化合物 24 有 40～50 nm 的蓝移。进一步的研究表明苯炔类共轭骨架相比苯烯类共轭骨架在抑制材料吸收和发射波长方面有无可比拟的优势[72]。这种对材料激发和发射波长的有效抑制在某些特殊应用方面表现出巨大的前景。例如苯炔类材料有望用于双光子诱导的深蓝光激光。

3. 八极小分子双光子吸收材料

近年来,多枝结构的八极小分子是探索强双光子吸收有机材料的研究热点。因为与一维的偶极或者四极小分子相比较,多维的八极小分子由于存在各枝之间

的某种协同效应使得分子的共轭链显著增长,共轭程度明显增大,电子的离域程度也相应提高,有助于提高分子的 δ 值。这类分子一般以同一结构单元(如三苯胺、苯环和芳香杂环等)为中心,各种常用的供电子或者吸电子基团为支链构成三维大π共轭体系分子。Cho 等将四极小分子作为支链引入到 2,4,6 -三氰基苯为中心合成了一系列八极小分子(图 3.24),如化合物 25、26、27 和 28[73]。从表 3.3 可以看出这些分子的 δ 值随着端基供体基团强度的增大和共轭链长度的增加而增大。类似地,Hua 等合成了以 1,3,5 -三嗪为中心的八极小分子,如化合物 29、30、31、32 和 33[74]。根据化合物 29、30、31 和 32 的 δ 值对比发现无论是单独增加端基供体基团强度还是共轭链的长度,都可以提高分子的 δ 值。此外,对比化合物 30 和 33 的双光子吸收截面可以发现改变供体基团和受体基团的位置,也就是说颠倒分子内电荷转移方向也可以在很大程度上影响分子的 δ 值。

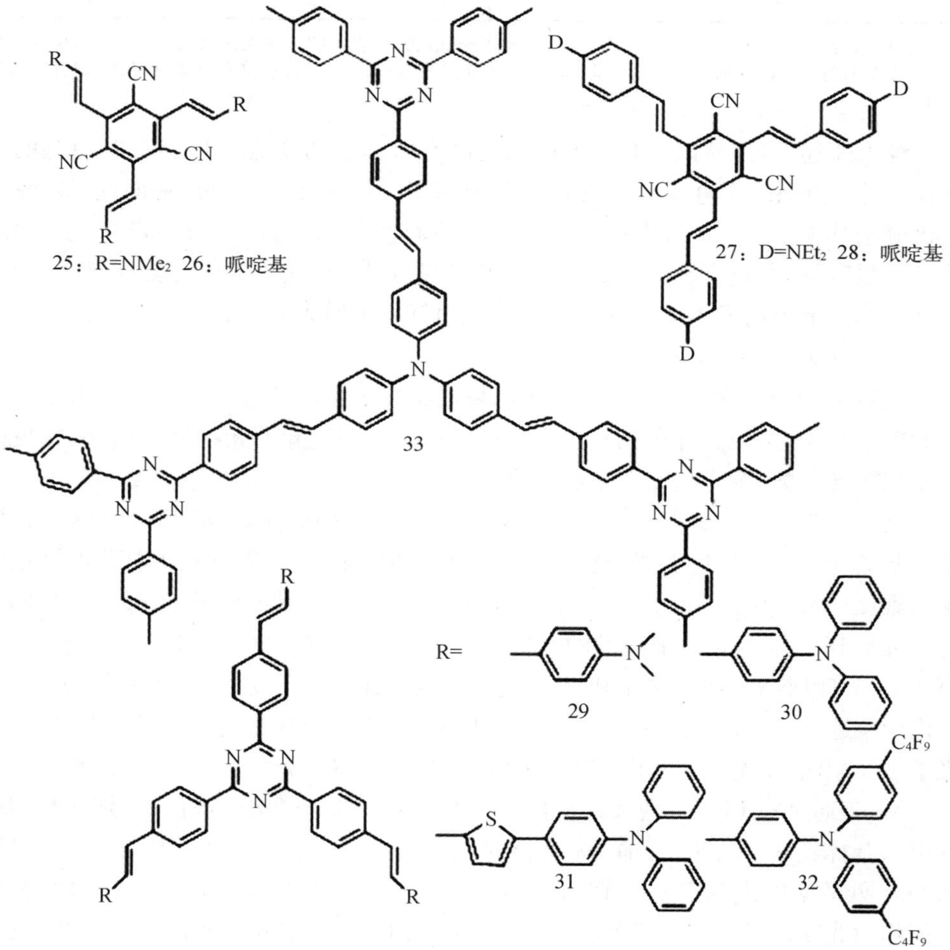

图 3.24　典型的八极小分子构型有机双光子吸收材料

表 3.3 典型的八极小分子构型有机双光子吸收材料的光物理性质

化合物	溶 剂	方 法[a]	单光子吸收			双光子吸收	
			λ_{abs}^{b}/nm	λ_{fl}^{c}/nm	Φ^{d}	λ_{ex}^{e}/nm	δ^{f}/GM
25[70]	氯仿	TPEF,ns	389	486	0.018	800	197
26[70]	氯仿	TPEF,ns	396	485	0.017	820	295
27[70]	氯仿	TPEF,ns	493	602	0.11	990	1 390
28[70]	氯仿	TPEF,ns	468	614	0.066	840	1 430
29[71]	氯仿	Z-scan,fs	421	544	0.37	800	854
30[71]	氯仿	Z-scan,fs	421	535	0.27	800	447
31[71]	氯仿	Z-scan,fs	441	575	0.25	800	1 023
32[71]	氯仿	Z-scan,fs	395	490	0.86	800	603
33[71]	氯仿	Z-scan,fs	437	536	0.32	800	766

a：TPEF 表示双光子诱导荧光法，Z-scan 表示 Z-扫描法，ns 表示纳秒激光，fs 表示飞秒激光；b：λ_{abs}表示单光子吸收峰；c：λ_{fl}表示单光子激发荧光峰；d：荧光量子效率；e：λ_{ex}表示单光子激发峰；f：双光子吸收截面

综上所述，可以从以下几个方面来提高有机分子的δ值：① 增加共轭链的长度；② 引入更强的供电子基团或者吸电子基团；③ 增大分子的共平面性；④ 改变有机分子共轭桥的密度或者引入极性更大的π电子共轭桥。一般而言，电子给体、受体的强度越大，越有利于形成电荷转移的共振态，扩大π电子流动范围，使分子在外场作用下更易发生分子内电荷转移从而有利于增大分子的δ值。

4. 共轭高分子双光子吸收材料

共轭高分子是含有交替单双键和离域电子结构主链的有机大分子。由于其独特的电子结构，共轭高分子相对于小分子显示出一些优异的光物理性质，例如更高的摩尔吸光系数、荧光量子效率和δ值[75]。

具有双光子吸收的共轭高分子可以通过荧光共振能量转移(FRET)的方式增强一些商业荧光染料的荧光，达到双光子成像的效果。Xu 等利用 FRET 来增强噁唑二聚体(YOYO-1)小分子的双光子激发荧光[76]。如图 3.25 所示，带正电荷的共轭高分子 PFP 作为双光子激发的光捕获体及能量供体，YOYO-1 作为能量受体。YOYO-1 对 DNA 有很好的亲和性，作为 DNA 嵌入试剂。PFP 和 DNA 之间的静电相互作用拉近了供体和受体的距离，有利于 FRET 发生。与直接使用 YOYO-1 进行双光子吸收相比，双光子激发共轭高分子后的 FRET 使其荧光强度增强了 35 倍。

Xu 等通过在 PFP 上增加共轭桥的长度来增大双光子吸收截面，分别在芴结构上引入苯撑乙炔和苯撑乙烯，从而合成水溶性共轭高分子 PFE 和 PFV，它们在 800 nm 处的δ值比 PFP 分别高出 8 倍和 36 倍[77]。如图 3.26 所示。将这两种材料用作双光子激发的光捕获体，通过 FRET，光敏剂虎红(rose bengal, RB)的荧光发射信号增强了 85 倍。

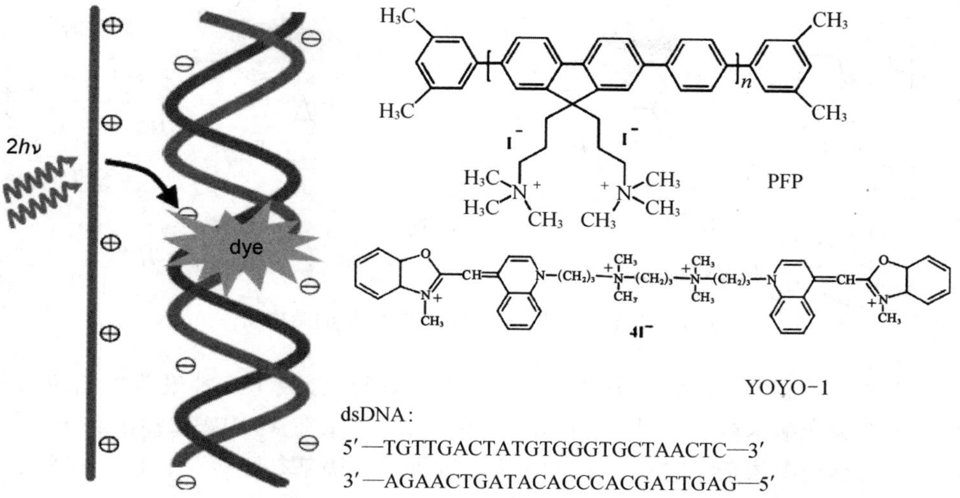

图 3.25 PFP 双光子激发荧光共振能量转移示意图[76]

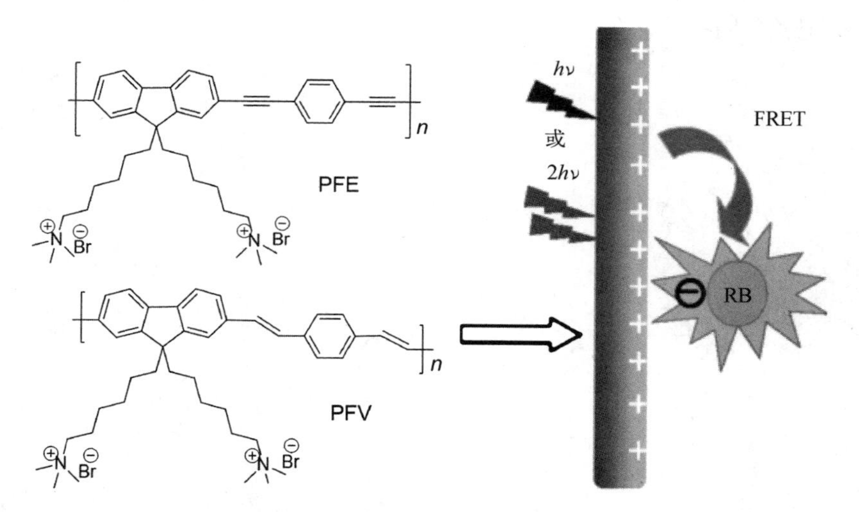

图 3.26 PFE 和 PFV 双光子激发荧光共振能量转移示意图[77](彩图见封底二维码)

由于水溶性 PFV 具有更高的 δ 值，Xu 等在其基础上，通过将推电子的甲氧基和强吸电子的氰基分别引入到共轭主链苯环上，又合成了两种水溶性共轭高分子 PFVMO 和 PFVCN(图 3.27)[75]。通过比较 PFV、PFVMO 和 PFVCN 的性质发现，氰基取代的 PFVCN 不但具有最大的 δ 值 1.3×10^4 GM，是 PFV 的 2 倍左右；在水中还表现出高的荧光量子效率(20%)，是另外两种材料的十几倍。PFVCN 已成功地应用于高亮度双光子激发细胞成像和高效率 PDT 治疗，为设计同时具有双光子成像和 PDT 功能的光敏剂提供了新思路。

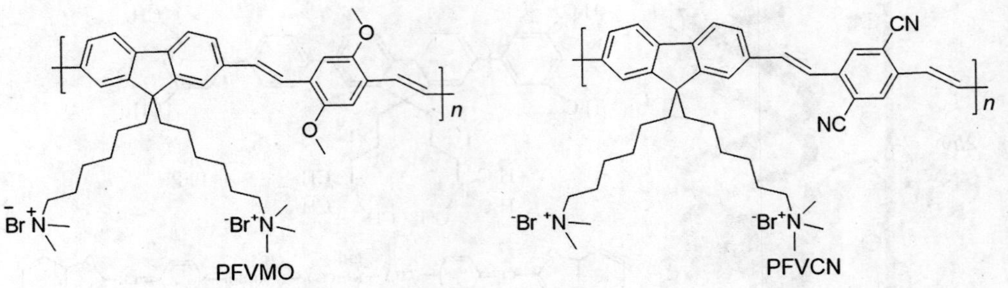

PFVMO　PFVCN

图 3.27　双光子吸收 PFVMO 和 PFVCN 的结构图[75]

Pecher 等通过在微乳液中进行 Sonogashira 聚合，合成了六种聚芳撑乙炔共轭高分子的荧光纳米粒子，其尺寸在 60～120 nm，分子量在 $4\times10^4 \sim 2\times10^5$ g/mol[16]。由于分子结构中掺杂了二乙炔基吡咯并吡咯或二乙炔基芴酮等受体（图 3.28），纳米粒子在给定的激发波长下使受体的能量转移，发光颜色可由蓝色变到橘色，以双光子诱导荧光法测得 δ 值在 $10^6 \sim 10^7$ GM。与 HeLa 细胞共培养，表现出低的细胞毒性，标记颜色明亮易区分。

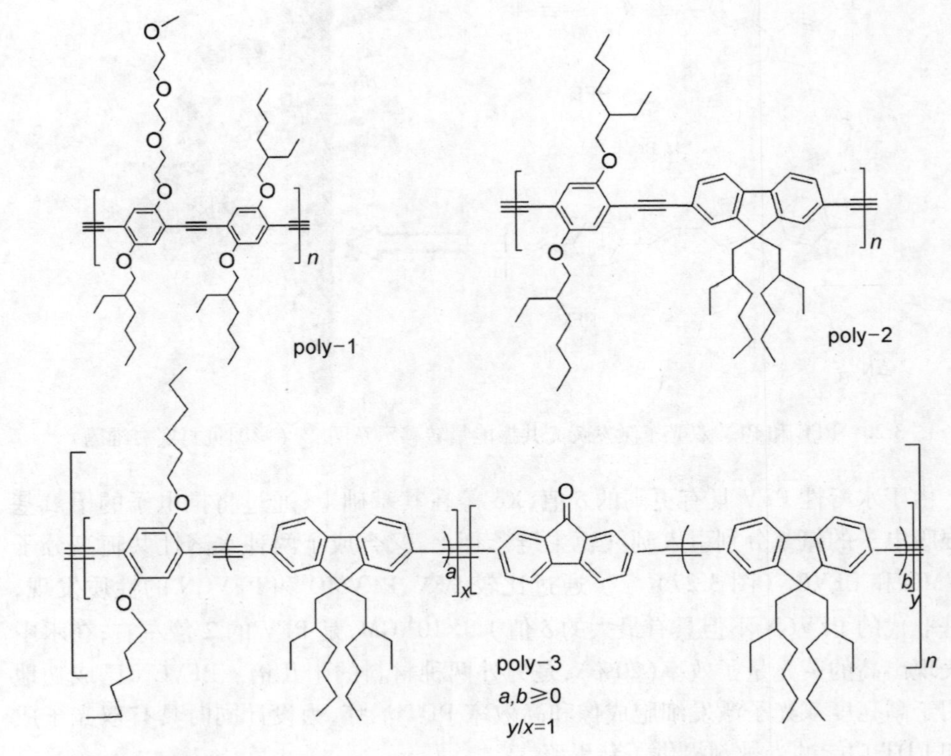

poly−1　poly−2

poly−3
$a,b\geqslant0$
$y/x=1$

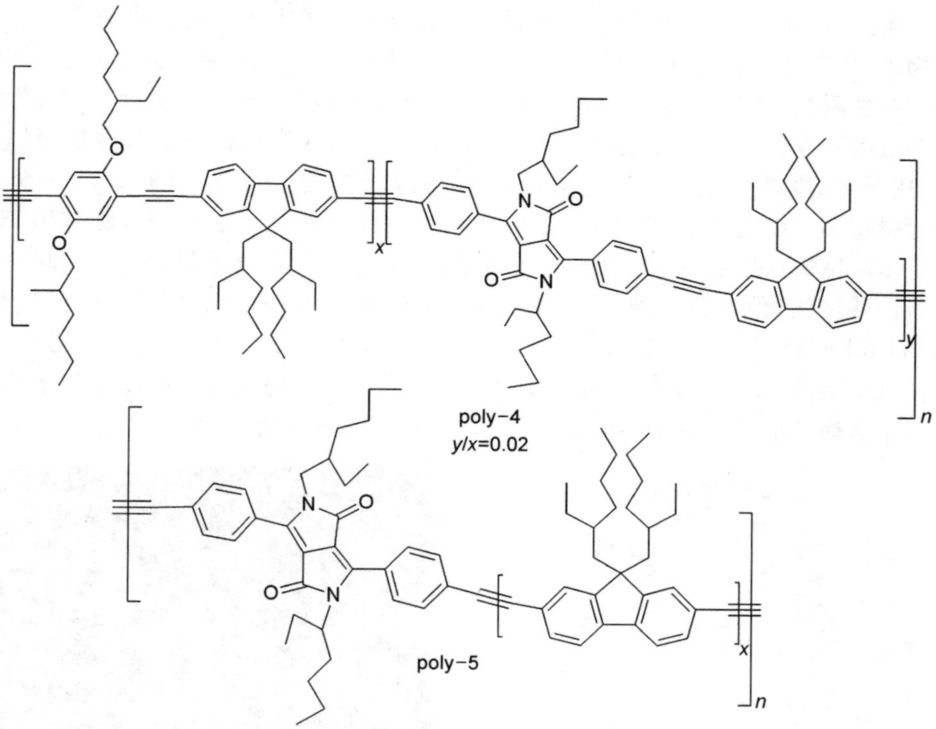

poly-4
y/x=0.02

poly-5

图 3.28 双光子吸收聚芳撑乙炔共轭高分子的结构图[16]

3.2.3 有机双光子吸收材料的生物医学应用

双光子吸收具有明显优于单光子吸收的优势,既可以诱导物理过程(如荧光和磷光等),还可以引发光化学反应(如光聚合反应和光控释放等),这使得双光子吸收材料在高分辨双光子荧光显微成像[53,63,78-79]、双光子荧光探针[63,80-82]、双光子光动力学治疗[54,83-86]和双光子诱导光控释放[87-88]等诸多领域表现出良好的应用前景。

1. 高分辨双光子荧光成像

1990 年,美国康奈尔大学 Webb 等提出将双光子吸收过程应用到扫描共聚焦荧光显微镜中,开辟了高分辨双光子荧光成像这一崭新领域[89]。相比单光子共聚焦荧光显微镜,双光子共聚焦荧光显微镜具有以下独特的优点:① 由于双光子的强选择激发性,可获得高分辨率的三维图像;② 用红外激光作为激发光源,可降低由瑞利散射产生的背景噪声,提高图像的对比度,并在一定程度上解决深层生物组织的成像问题;③ 可以减低光漂白、降解及对生物样本的光致毒问题,同时避免组织自体荧光的干扰。因此,双光子荧光成像技术已在分子检测、细胞和组织的活体三维成像等研究方面受到了极大关注。

虽然自 20 世纪 90 年代以来,大量具有较强双光子吸收的有机染料分子已经在物理、化学、信息、材料等领域取得了广泛应用,但是这些材料较差的水溶性和生物相容性限制了它们的实际应用。为了解决疏水有机双光子分子的水溶性,化学修饰或者物理包覆是最常用的两种方法。化学修饰是指将各种水溶性基团如冠醚、离子型基团等通过化学键偶联到现有的有机双光子分子上。例如,Xu 等将氮杂冠醚基团修饰到 2,2′-联吡啶上,Li 等将水溶性磺酸基团引入到吡啶基团,Xie 等将水溶性的铵盐基团与双光子发光的螺吡喃通过经典高分子共聚的方式制备成两亲性共聚物,他们都解决了疏水有机分子的水溶性和生物相容性问题[90-92]。Blanchard - Desce 等在疏水的有机双光子分子表面修饰水溶性的树枝状大分子来解决其水溶性(图 3.29)[93]。研究发现这种具有树枝状的大分子可以将双光子发光分子从周围水溶液中隔离起来,从而表现出良好的荧光量子效率。

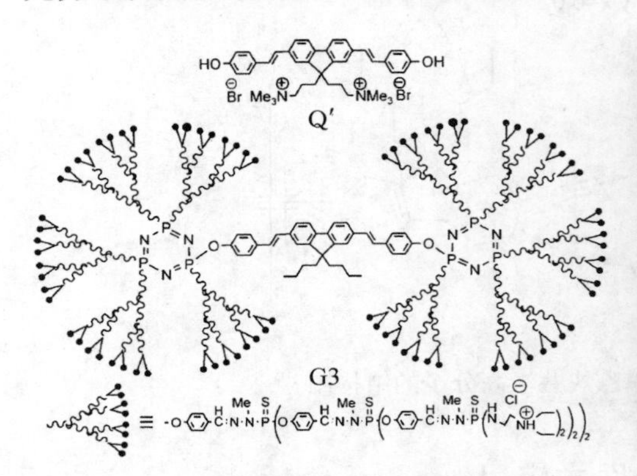

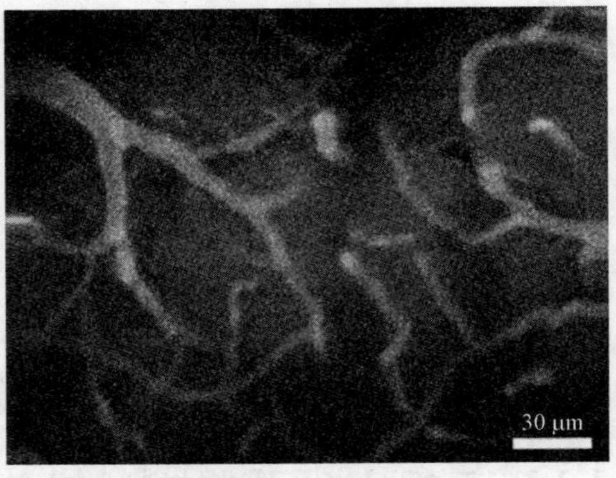

图 3.29 树枝状有机双光子分子用于大鼠血管双光子荧光成像[93]

虽然化学修饰的方法可以在一定程度上解决现有有机双光子分子水溶性的问题,但是其复杂的化学合成过程及合成过程中可能引起的双光子活性的改变一定程度上限制了其实际应用。物理包覆的方法是指用两亲性的包覆剂(表面活性剂、两亲性聚合物或者硅)将疏水的有机分子通过自组装的方法包裹成纳米粒子。相比复杂的化学修饰,这种方法极其简单,已经成为解决生物不相容性材料的常用方法。Blanchard - Desce 等用商业表面活性剂(1,2 -二油酰基卵磷脂)将二氢菲衍生物包覆起来成功实现了其在细胞膜荧光成像的应用[94]。Satapathi 等用阴离子表面活性剂十二烷基硫酸钠将双光子吸收的噻吩聚合物包覆成聚合物纳米粒子,实现了其对人单核细胞的荧光成像[95]。Gallavardin 等用商业表面活性剂普朗尼克聚合物将疏水的四极小分子转移到生物环境,实现了其细胞成像[96]。Ding 等用二硬脂酰基磷脂酰乙醇胺-聚乙二醇 2 000 聚合物基质将具有聚集诱导荧光增强的双光子分子 BTPEBT 包覆成纳米粒子(图 3.30),所获得的纳米粒子表现出超高的荧光量子效率,极大的双光子吸收截面和优异的生物相容性,并用于不同器官血管的双光子荧光成像[97]。

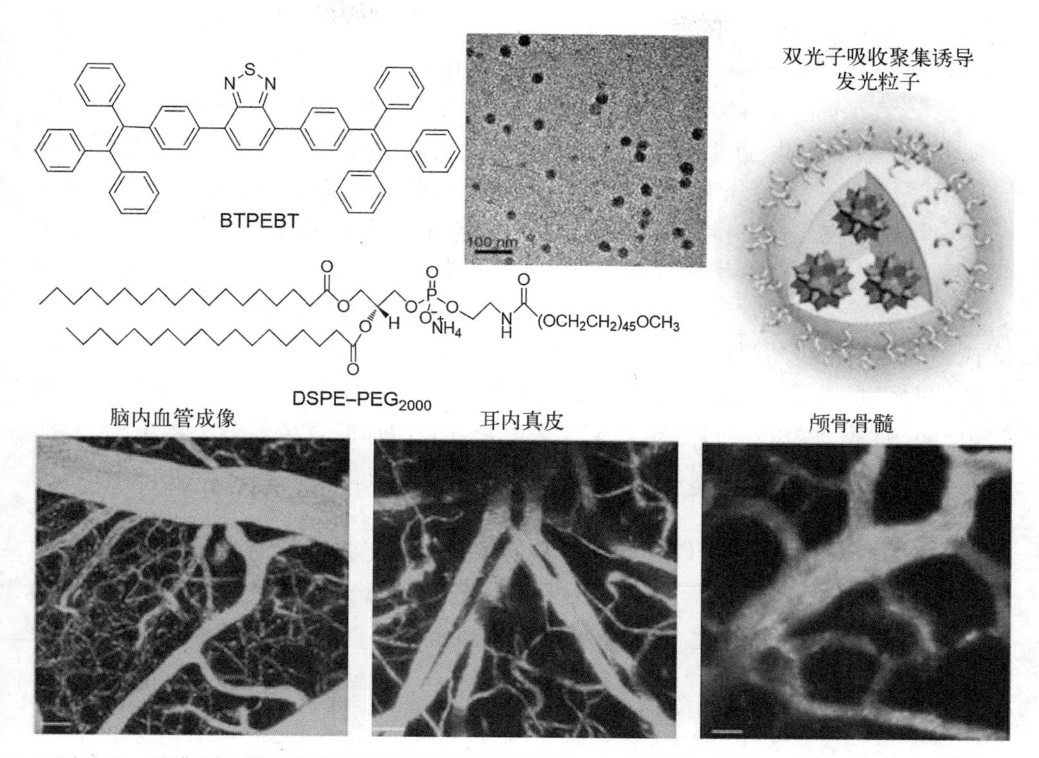

图 3.30 聚集诱导荧光的双光子纳米粒子制备以及对不同器官血管的双光子荧光成像[97]

由于自身优异的生物相容性和化学修饰,硅也是一种解决疏水材料水溶性的表面活性剂。而且硅还常被用作一个保护壳或者隔离层避开周围溶剂对所包覆材料的光学性质的影响[98]。Kim 等用有机硅包覆的方法将具有聚集诱导荧光增强的有机分子包覆成纳米粒子,成功实现了对 HeLa 细胞的双光子荧光成像[99]。虽然用物理包覆的方法可以轻松解决疏水有机分子水溶性问题,但绝大多数的有机双光子分子不具备聚集诱导荧光增强特性,包覆后存在聚集诱导荧光猝灭现象,不利于高亮度的细胞成像。而且包覆后的纳米粒子存在易泄露的缺陷,为在生物体内应用带来了极大的风险。

2. 双光子荧光探针

荧光探针分子一般由荧光基团和识别基团两部分组成,可由连接臂相连或直接连接在同一共轭体系中。荧光基团用于实现荧光信号的表达[100-102]。当目标对象被识别时,荧光基团的光物理性质和荧光信号的输出形式发生改变,例如荧光峰值位置的位移、新荧光峰的出现、荧光量子效率的变化以及荧光寿命的变化等。虽然单光子与双光子探针分子的主要区别在于对光子吸收的过程不同,但是其荧光发射过程基本相同。因此,现在广泛使用单光子荧光探针的设计原理基本适用于双光子荧光探针。荧光探针的作用机理主要包括以下三种:光诱导电子转移

(photon induced electron transfer, PET)、荧光共振能量转移(fluorescence resonance energy transfer, FRET)和分子内电荷转移(intramolecular electron transfer, ICT)。与单光子荧光探针相比,双光子荧光探针激发波长范围一般在650～850 nm,避免了自发荧光干扰。因此,近年来双光子荧光探针在生物检测领域取得了巨大发展[55,63]。下面主要介绍双光子荧光探针在金属离子、亚细胞器、pH、活性氧检测方面的应用。

金属离子在人体基本新陈代谢过程中起着至关重要的作用。例如,Fe^{2+}常被用来帮助往人体各个器官转移氧,Mg^{2+}和Cu^{2+}常被用来稳定细胞酶的形状。但是金属离子浓度达到一定程度却不利于人体新陈代谢,因此为了保证人体正常的新陈代谢过程,需要严格控制金属离子含量。双光子的金属离子探针一般是基于改变探针的荧光强度或者是改变探针的荧光峰位置两种方法[103]。目前使用最广的turn－on/off探针就是通过金属离子与探针结合后增加或者减低分子内电荷转移,从而影响探针的双光子吸收截面,最终以探针荧光强度形式表现出来。Fahmi等设计合成了一个经典二极分子用于Zn^{2+}检测,分子结构如图3.31所示[104]。与Zn^{2+}探针螯合后,探针荧光峰显示出明显的红移和荧光强度的增强,从而实现了比率型的金属离子检测。基于同一机理的双光子金属离子探针还有Cu^{+}、Mg^{2+}和Zn^{2+}等[105-107]。

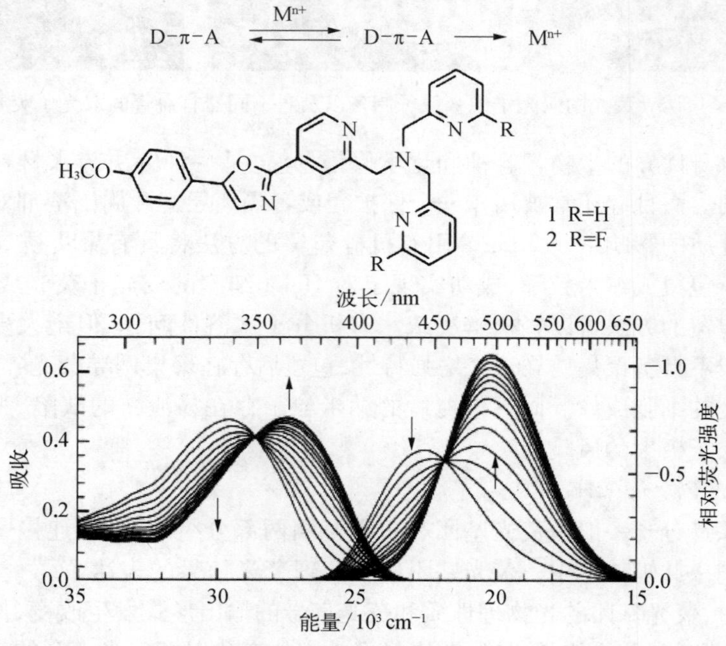

图3.31 偶极小分子用于Zn^{2+}检测示意图[104]

亚细胞器是存在于细胞内有自己膜结构的亚结构单元,正是这些结构单元的存在维持了人体各项机能的正常运行。发展用于溶酶体、线粒体、内质网和脂筏等亚细胞器的双光子荧光探针有助于人们进一步从细胞水平解读生命活动的奥秘。溶酶体内含多种水解酶,是分解各种外源和内源的大分子物质的细胞器。溶酶体作为细胞自噬和凋亡的关键参与者,与肿瘤的发生发展有着密切的联系。Belfield 等以芴为双光子发光基团,聚乙二醇侧链为水溶性基团,三甲胺为溶酶体靶向基团设计合成了双光子的溶酶体探针 LT1,结构式如图 3.32 所示[108]。通过与商业溶酶体探针共定位实验验证了 LT1 良好的溶酶体靶向性。

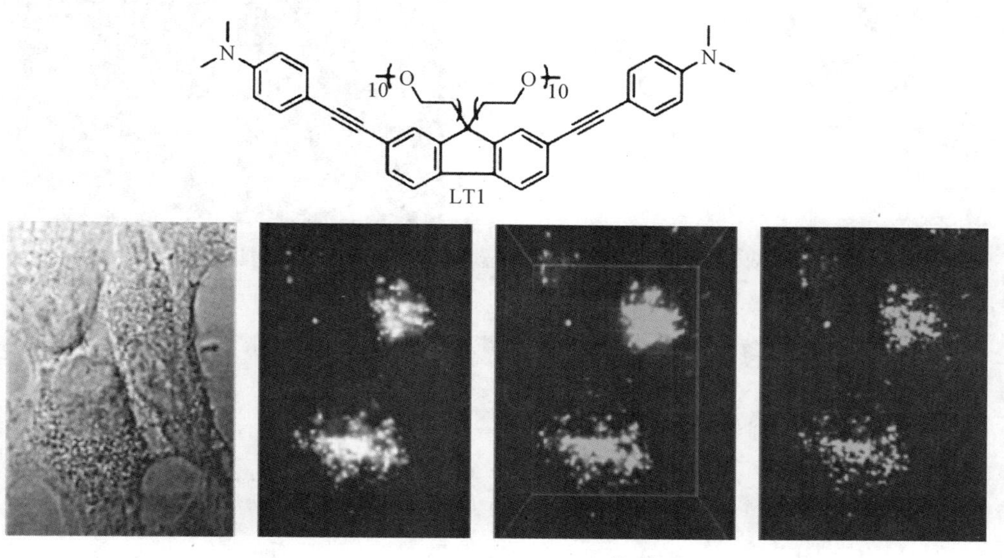

图 3.32　LT1 的化学结构及其溶酶体靶向示意图[108](彩图见封底二维码)

线粒体是细胞的动力工厂,对生物活动中的信号调节、细胞增殖和细胞死亡起着重要作用。Cho 等以叔胺为靶向溶酶体的基团,三苯基膦盐为靶向线粒体的基团分别合成了溶酶体探针(BLT-蓝色)和线粒体探针(FMT-绿色),结构式如图 3.33 所示[105]。二者在双光子 750 nm 光源激发下分别发射波长范围在 400～450 nm 的蓝光和 550～600 nm 的绿光。进入细胞后,BLT-蓝色通过质子化作用聚集在溶酶体,FMT-绿色由于膜电势差的吸引选择性聚集在线粒体。在 750 nm 光照射下,通过蓝光和绿光两个通道收集信号,可以同时看到溶酶体和线粒体分布。此外,人们还研究了双光子荧光探针用于内质网、脂筏等的成像[109-110]。

可视化地观察生物体内 pH 变化对于早期预防 pH 相关的疾病是很重要的。2012 年,Cho 等在早期工作基础上设计合成了以吡啶为质子位点的双光子 pH 探针 NP1,化学结构式如图 3.34 所示[111]。因为吡啶的 p*K*a 大约处于 5.0,非常适合检测微酸环境的 pH 分布。最终的组织双光子成像验证了 NP1 可以作为一个潜在的比率型双光子 pH 探针用于食管炎症病人的早期检测。

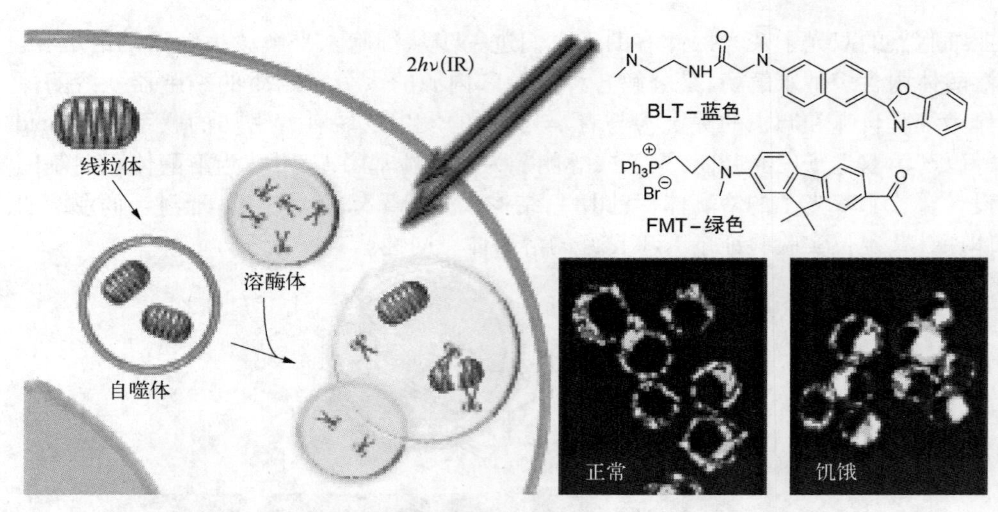

图 3.33　双光子溶酶体探针(BLT-蓝色)和线粒体探针(FMT-绿色)的靶向示意图[105](彩图见封底二维码)

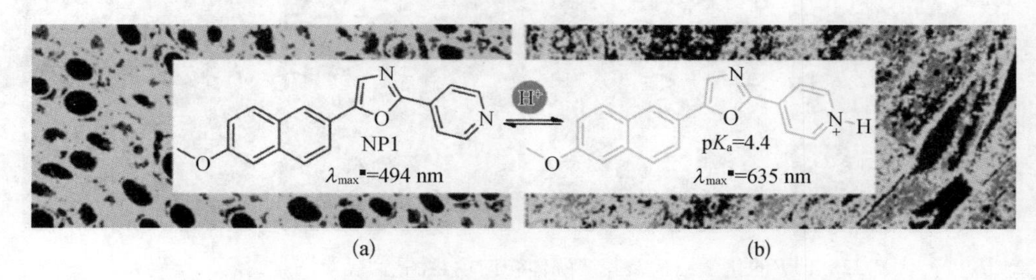

图 3.34　双光子 pH 探针 NP1 的化学结构及正常和患者的食管组织成像[111](彩图见封底二维码)

(a) 正常胃食管交界处;(b) 患者胃食管交界处

活性氧(reactive oxygen species, ROS)通常是指正常氧代谢过程中产生的副产物,主要包括过氧化氢(H_2O_2)、单线态氧($^1O_2$)、超氧阴离子自由基($O_2\cdot^-$)和次氯酸(HClO)等。研究发现 H_2O_2的含量与很多病变(如癌症、心血管疾病和关节炎等)有直接的关系[112]。2005 年,Chang 等通过硼酸盐脱保护的机理设计合成了一系列双光子 H_2O_2探针：PF1、PR1 和 PX1,化学结构式如图 3.35 所示[113]。H_2O_2的存在使 PF1、PR1 和 PX1 上的硼酸酯脱去,恢复了各种荧光基团的荧光,实现了对 H_2O_2的检测。

3. 双光子诱导的光动力学治疗

光动力学治疗(photodynamic therapy, PDT)是指在光敏剂(photosensitizer, PS)参与下,经合适光激发,光敏剂产生具有细胞毒性的活性自由基(主要是活性氧),最终导致有机体、细胞或生物分子发生机能及形态变化而致死[112-113]。具体光敏化过程如图 3.36 所示,光敏剂在吸收光子后到达短寿命的高能级单线态,部

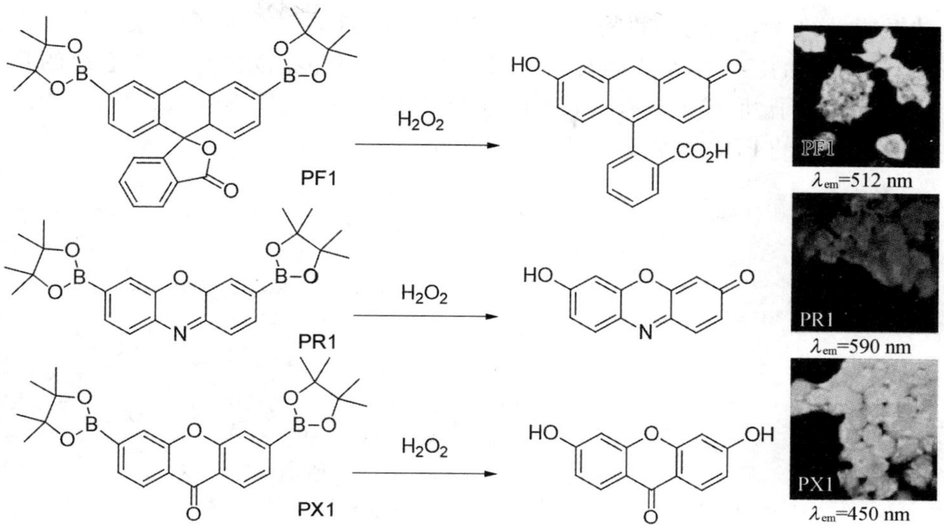

图 3.35　双光子 H_2O_2探针 PF1、PR1 和 PX1 的化学结构式及检测示意图[113]

分光子通过系间窜跃过程失去部分能量而转换成寿命较长的三线态，最后由激发三线态跃迁到基态的光子与周围氧分子作用生成细胞毒性的单线态氧，从而引起细胞死亡。自 19 世纪 80 年代 Dougherty 等用血卟啉衍生物治疗肿瘤取得一定的疗效以来，PDT 已经成为临床肿瘤治疗的一种新方法[114]。然而早期 PDT 都是用穿透深度浅、对皮肤有光致毒性的紫外光激发，这在很大程度上限制了 PDT 在生物医学领域的广泛应用。双光子激发优点的独特之处在于不仅能克服以上单光子激发的缺点，还具有更高的空间和时间分辨率，从而提高了治疗的效率，而且近些年商业化的激光器逐渐普遍，人们可以把双光子和 PDT 结合起来，形成了一种新型的癌症治疗方法。

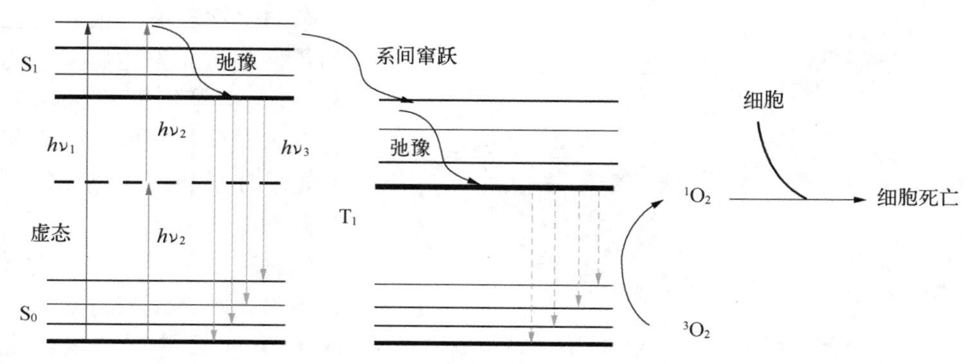

图 3.36　单光子激发和双光子激发光动力学治疗示意图

目前研究最广泛的双光子 PDT 可以分为间接激发和直接激发两大类。间接激发一般是用具有强双光子吸收的有机染料与商业化卟啉类光敏剂结合，通过荧光共振能量的方法实现高效的 PDT。Fréchet 等将具有强双光子吸收的有机分子和良好水溶性的乙二醇基团同时作为配体共价连接到能高效产生单线态氧的卟啉衍生物受体分子,形成了具有良好水溶性的树枝状卟啉衍生物(图 3.37),这为产生高效单线态氧的 PDT 体系设计提供了新思路[115]。

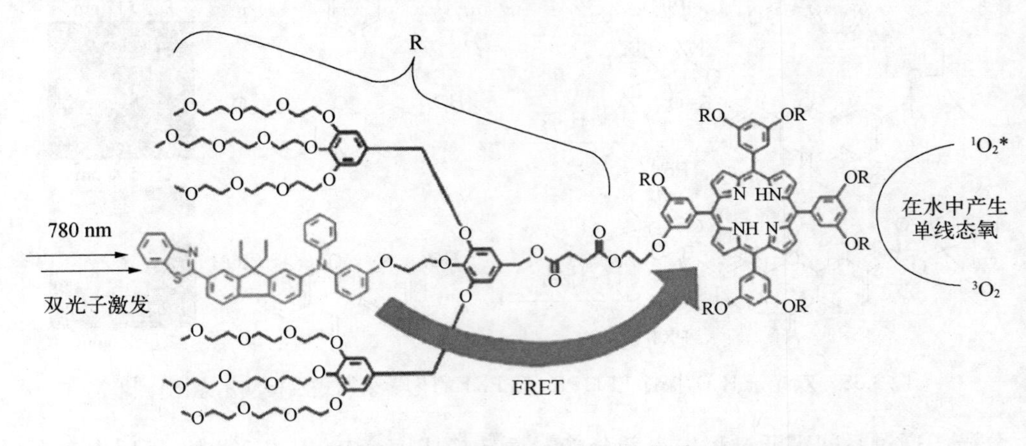

图 3.37 具有良好水溶性的卟啉衍生物制备示意图[115](彩图见封底二维码)

另一方面,非共价键连接方式组合成的 PDT 体系也得到了广泛研究。Xu 等通过静电吸附的方法将商业化的光敏剂虎红(RB)与具有强双光子吸收的阳离子共轭聚电解质结合在一起,通过 FRET 将能量转移给 RB 然后产生单线态氧,应用于光动力学治疗疾病(图 3.26)[77]。Jen 等用两亲性的双光子有机分子通过自组装的方法将非水溶的商业化光敏剂包覆起来,获得了可用于光动力学治疗的纳米微团,其荧光共振能量转移效率高达 96%[116]。但是这种非共价键方式组成的 PDT 体系不是很稳定,在复杂的生理环境中很容易受到各种刺激而发生解离。为此,Prasad 等用有机硅将具有聚集诱导荧光增强的有机双光子分子和商业化光敏剂共同封装成一个纳米粒子,有效解决了通过静电吸附或者亲水疏水自组装方式组成的 PDT 体系易解离的问题(图 3.38)[117]。

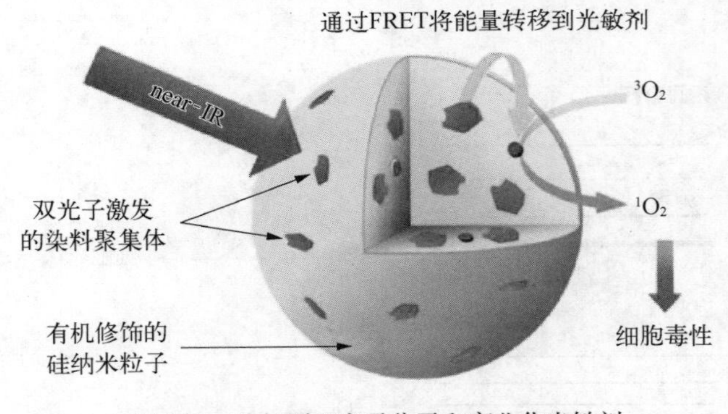

图 3.38 硅包覆双光子分子和商业化光敏剂用于 PDT[117](彩图见封底二维码)

直接双光子激发是使用具有强双光子吸收截面的光敏剂,不经过 FRET 的过程,直接通过双光子激发产生细胞毒性的单线态氧。2001 年,Ogilby 等合成了两种脂溶性的双光子光敏剂,通过单线态氧磷光检测证实了直接双光子诱导产生单线态氧具有高空间选择性和深度贯穿性的优点[118]。2005 年,他们基于卟啉类材料又合成了一系列的水溶性的双光子光敏剂,研究发现当加入了增加水溶性和提高双光子吸收截面的基团之后,整个光敏剂的单线态氧的荧光量子效率明显下降[119]。这可能是因为水环境对分子内电荷转移过程产生了竞争性的影响。此外,加入的提高双光子吸收截面的基团在增加光敏剂双光子吸收截面的同时破坏了原有卟啉类光敏剂的单线态氧产生通道,因此降低了单线态氧的荧光量子效率。2008 年,Anderson 等设计合成了一系列卟啉二聚体作为双光子光敏剂,结构式如图 3.39 所示[120]。通过金属离子的掺杂,光敏剂的双光子吸收截面相比商业的维替泊芬 6 提高了两个数量级,高达 17 000 GM,并进一步利用化合物 1 在双光子激发下实现了血管的选择性关闭。

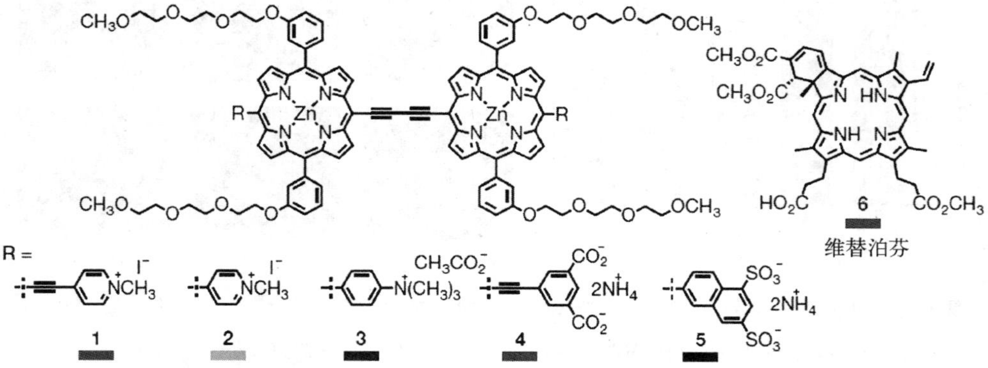

图 3.39 直接双光子激发的光敏剂结构式[120]

除了上述常用的卟啉类衍生物,最近还有一些其他类型的染料分子用作直接双光子激发光敏剂。2013 年,Xu 等利用水溶性共轭聚合物[75],2015 年,Zhang 等利用吲哚方酸菁小分子作为直接双光子激发的光敏剂用于 PDT[121]。2017 年,Fan 等设计合成了一个内盐型的苯撑乙炔寡聚共轭分子 DBA,在强极性溶剂甲醇中的吸收截面高达 3 260 GM,相比商业的光敏剂 $TMPyP_4$ 提高了两个数量级,单线态氧荧光量子效率高达 84.6%[122]。DBA 能够实现线粒体靶向成像和光动力学治疗,在双光子诱导下有效产生的单线态氧,对 HeLa 细胞表现出很好抗癌疗效(图 3.40)。未来仍需要进一步探索具有准确生物标记物识别功能、强的双光子吸收、高的单线态氧量子产率,以及自身也易于被单线态氧降解或者易被生物机体代谢的光敏剂。

4. 双光子诱导的可控释放

刺激响应型的药物运输系统由于其对生物体的微创性特点在生物医学领域受到越来越多的重视[123]。鉴于双光子激发对深层组织深的穿透度和高的空间时间选择性等优势,双光子激发为刺激响应型的药物运输系统提供了一个新的选择。

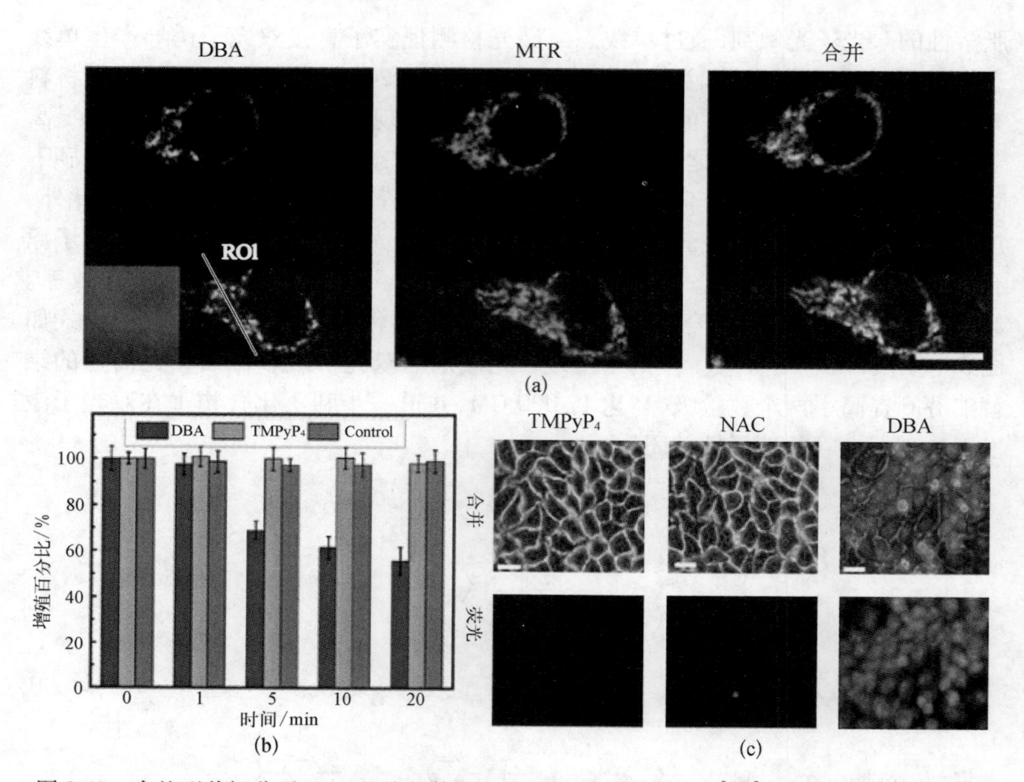

图 3.40 内盐型共轭分子 DBA 的线粒体靶向成像和光动力学治疗[122]（彩图见封底二维码）

(a) DBA 和商业线粒体探针(MTR)的细胞共定位实验；(b) 时间依赖的双光子激发下 HeLa 细胞活性变化；(c) TMPyP4、$^1O_2$ 清除剂(NAC)和 DBA 分别孵育 HeLa 细胞并光照后，PI 染色凋亡细胞的荧光成像图，标尺：20 μm

基于双光子激发的药物运输主要可以分为以下三类：双光子诱导的沃尔夫重排、双光子诱导的光异构化和双光子诱导的光分解。

疏水的 2-偶氮-1,2-萘琨(2-diazo-1,2-naphthoquinones, DNQ)经过合适的光照射通过沃尔夫重排反应转换成亲水的羧酸类化合物。这一特性使得 DNQ 经常被插入到两亲性化合物，通过自组装方式将药物分子包覆起来，到达目标区域后经合适的光照改变 DNQ 的溶解性，破坏自组装体的稳定性，从而实现药物的可控释放。Fréchet 等首次将双光子的概念与包含 DNQ 的两亲性化合物结合起来，实现了双光子诱导下的药物可控释放(图 3.41)[124]。

偶氮苯及其衍生物在紫外光照射下可以迅速(皮秒数量级)由其反式构型转换成顺式构型。Jeffrey 等用反式构型的偶氮苯(A)将抗癌药(喜树碱)封填入介孔硅中(图 3.42)，同时在介孔硅上修饰强双光子吸收的荧光基团(F)[125]。经过双光子激发，荧光基团 F 发射的蓝光正好可以被反式构型的偶氮苯吸收，使其转换成顺式构型，从而释放出其中的抗癌药。

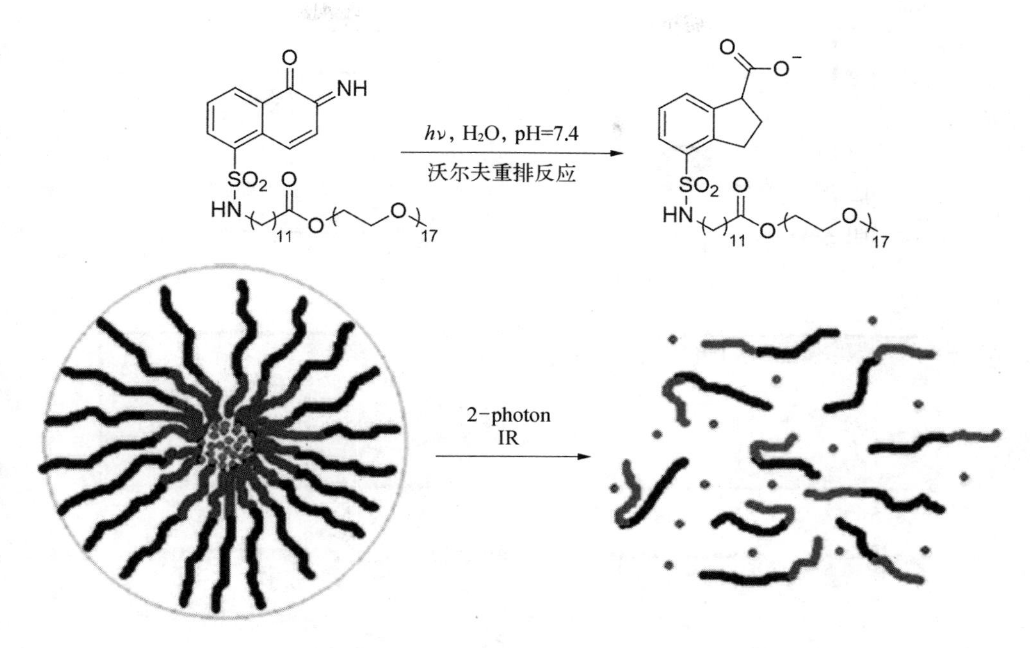

图 3.41 沃尔夫重排的过程及基于双光子诱导沃尔夫重排的药物运输系统示意图[124](彩图见封底二维码)

发生在光不稳定基团上的光分解反应是一种常用于可控药物释放系统的技术。硝基苄基就是一个经典的光不稳定基团。Zhao 等设计合成了一个两亲性的共聚物,如图 3.43 所示,通过自组装方式将疏水的药物分子包覆起来[126]。经双光子激发,原本疏水的聚甲基丙烯酸酯部分发生光分解反应,生成水溶性的聚甲基丙烯酸,破坏了自组装体的平衡,释放出药物分子。但是上述两亲性共聚物由于双光子吸收能力很弱,使得双光子诱导下的光分解反应进行很缓慢。

Li 等将具有良好双光子吸收的香豆素引入到双光子诱导的可控药物释放系统[127]。如图 3.44 所示,光不稳定的香豆素基团被插入到疏水和亲水基团的中间。经过双光子激发,香豆素分解破坏了稳定的自组装体,释放出药物。

本节简要概述了常见有机双光子吸收材料的结构类型,在设计优化双光子材料的过程中,主要的衡量标准就是 δ 值。双光子技术使用的激发波长在 700～1 000 nm 的生物光学窗口范围内,避免了紫外光对生物体造成的光损伤,同时长波长的光对生物样本的穿透能力更好,这些都显示了双光子技术应用于生物医学领域的优势。有机双光子吸收材料在未来的发展主要包括两个方面:一是优化结构得到更大吸收截面的双光子材料,同时与其他材料相结合制备多功能材料也是一个发展趋势;二是继续探索优化其在活细胞乃至活体成像上的应用。研究者们通过将材料做成水溶性(如共轭聚电解质)、修饰生物试剂、制成纳米粒子等方法来

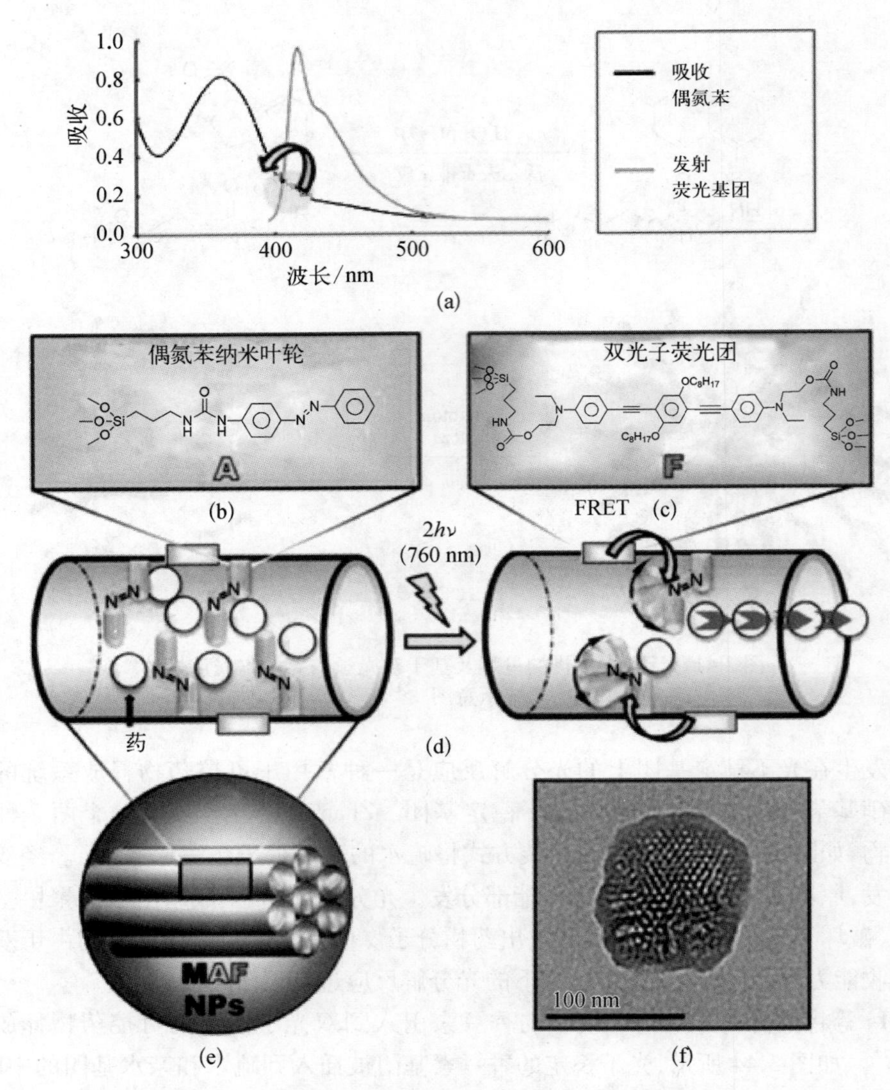

图 3.42 双光子激发可控药物释放的纳米介孔硅载药系统[125]

(a) 荧光共振能量转移;(b) 偶氮苯纳米叶轮;(c) 双光子荧光基团;
(d) 双光子(760 nm)激活导致光异构化;(e) 纳米叶轮;(f) 纳米叶轮的透射电镜图

实现其生物应用。可通过增强材料的生物相容性、提高其血液循环时间、减少非特异性摄取等几方面来增强材料的活体标记效能。虽然有机双光子吸收材料的系统性研究只进行了二十余年,其潜在的重要应用价值已被逐渐挖掘出来,因此未来该领域的研究将会受到更多的重视。共轭高分子作为双光子吸收材料有着显著的优势,其研究也取得了一些成果,但尚处于初步阶段,仍需相关领域的科研工作者进一步研究探索。

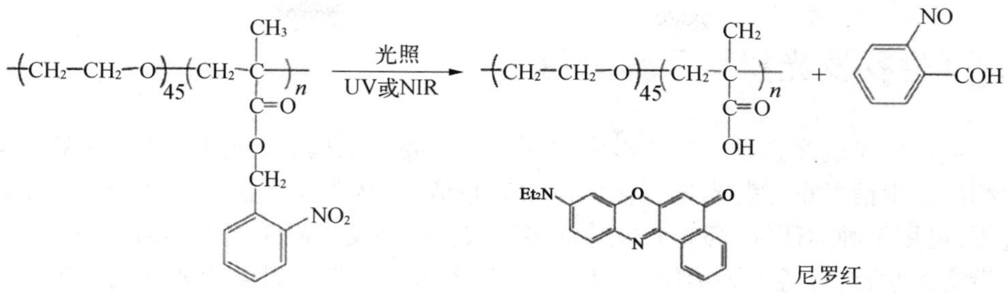

$\left[CH_2-CH_2-O\right]_{45}\left[CH_2-C(CH_3)(C{=}O)\right]_n$ — O — CH_2 — NO_2 $\xrightarrow[UV或NIR]{光照}$ $\left[CH_2-CH_2-O\right]_{45}\left[CH_2-C(CH_2)(C{=}O)\right]_n$ — OH + NO — COH

Et_2N　O　N　O

尼罗红

(a)

光照

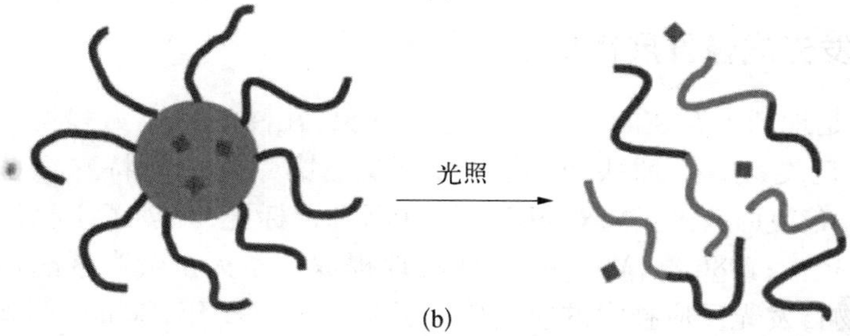

(b)

图 3.43　基于硝基苄基的光解反应(a)及双光子诱导下的药物可控释放示意图(b)[126](彩图见封底二维码)

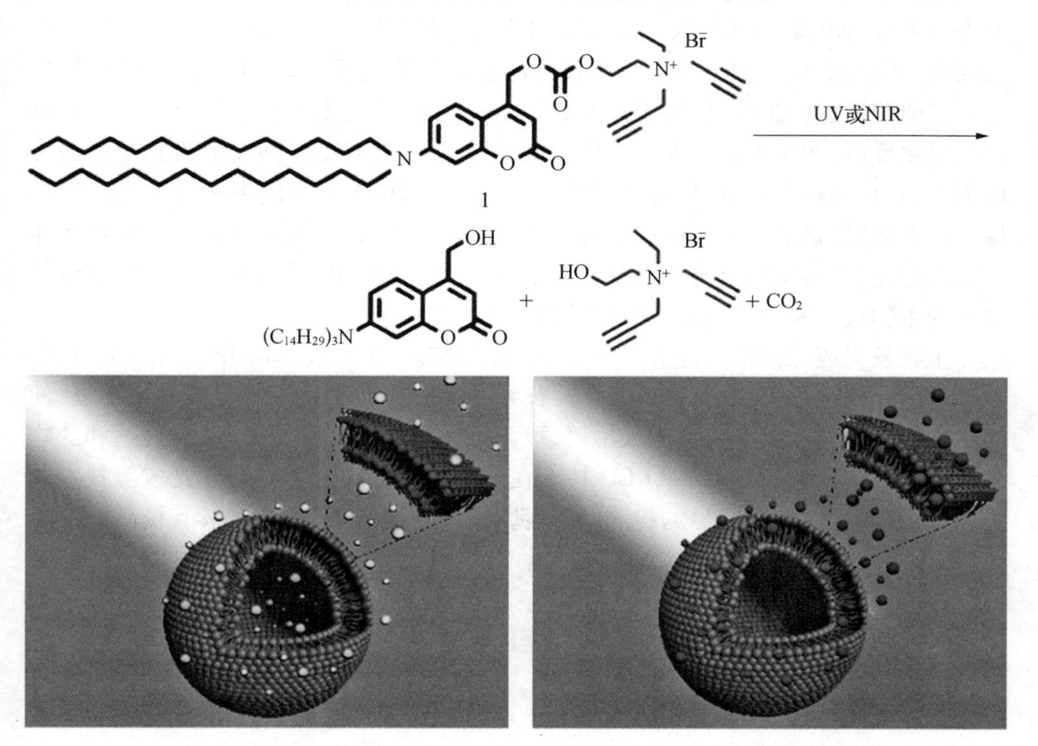

图 3.44　基于香豆素的光解反应及双光子诱导下的可控释放示意图[127]

3.3 生物发光材料及其应用

生物发光成像是光学分子影像中的一类重要成像模态,通过利用在生物体表探测的光学信号重建荧光光源在体内的分布情况,从本质上揭示在体分子的活动过程,可用于肿瘤研究、药物研发等众多领域。生物发光成像技术作为一门新兴的前沿交叉学科,日益成为影像学、生物学、临床医学及信息科学等领域的研究热点之一,具有重要的学术研究价值[128]。

3.3.1 生物发光成像发展简史

生物发光是地球上存在的一种自然生命现象,在深海中尤为多见。常见的发光生物有深海鱼类、水母、叩头虫、萤火虫以及土壤中的一些特殊细菌等。1985年,Wet 首次公布使用荧光素酶对 cDNA 转基因进行标记,开创了生物发光成像这一新型的成像技术;1986 年,Marlene 等成功地提取了萤火虫荧光素酶的表达基因(*Fluc*),为生物自发光反应技术的应用奠定了基础。1997 年,Contag 等观察到了表达 *Fluc* 基因的转基因小鼠在注入底物后的发光现象,从此之后生物自发光反应广泛地应用于生物医学和药学研究中。荧光素酶表达基因用于小动物成像的过程,首先是 *Fluc* 基因通过转基因技术转染到待测目标细胞的染色体 DNA 上以表达荧光素酶;其次,对小动物进行静脉或腹腔注射底物荧光素后,在生物体内部环境中存在三磷酸腺苷(ATP)、镁离子以及氧气的情况下,荧光素酶就会催化荧光素底物发生氧化反应,产生生物自发光。但生物自发光成像不能提供关于荧光光源的深度信息,并且分辨率较低,较难实现活体检测。自 2003 年提出生物自发光断层成像的概念之后,自发光断层成像原型系统被成功研制,该系统通过利用在生物体体表获取荧光信号,重建出荧光光源在生物体内的分布情况,从而对体内细胞和分子水平的生物过程实现了定性或定量检测。

生物发光成像技术是随着背部薄化、背照制冷 CCD 技术的开发而产生,并随着该 CCD 技术的发展而发展。由于具有更高荧光量子效率的 CCD 技术的问世,使活体生物发光技术具有更高的灵敏度,可以方便地应用到肿瘤学、基因表达和药物开发等。背部薄化、背照制冷 CCD 技术在两个方面解决了生物自发光成像技术的难题,一方面是对弱光信号的检测,背部薄化、背照制冷 CCD 技术具有极高的荧光量子效率和极小的暗电流,这就使得在动物体外检测弱光信号成为可能。另一方面,背部薄化、背照制冷 CCD 技术在能穿透动物组织的近红外波段具有很高的荧光量子效率,这使得检测出从组织内穿透的光信号成为可能。

3.3.2 生物发光成像基本原理

生物发光的实质是,由某些特定细胞合成的化学物质,在荧光素酶的催化作用下，将化学能转化为光能。反应中，电子发生跃迁，分子由激发态回归到稳态同时发出一个光子。以萤火虫荧光素为例，以上生化反应过程的通式可以表示为

$$荧光素 + 氧气 + 能量 \xrightarrow{荧光素酶} 光子 + 二氧化碳 + 产物$$

生物发光成像技术(bioluminescent imaging, BLI)，是对活体生物进行一定的处理后使其体内能够自发形成光源的一种成像技术[129]。在体内，当可表达荧光素酶的基因被整合到活体生物的DNA中后，外源性地给予荧光素，在ATP以及氧气的作用下荧光素酶就会与荧光素发生反应而形成自发性的光源。由于这些可见光可以穿透生物的皮肤，且不同深度的组织所表现出的光强度有着很大的差异，但所呈现的细胞数与光强度之间有着较好的线性关系，因此可以通过CCD对生物体内的细胞等进行观察和计数(图3.45)[130]。但值得我们注意的是，上述原理只适用于哺乳动物的活体成像。当对细菌或病毒等进行活体成像时，并不需要外源性地给予荧光素，因为细菌或病毒体内的lux操纵子不仅具有荧光素酶的编码基因，而且还携带了可以编码荧光素酶底物的基因，因此它能够持续发光，不需要给予外源性的反应底物[131]。

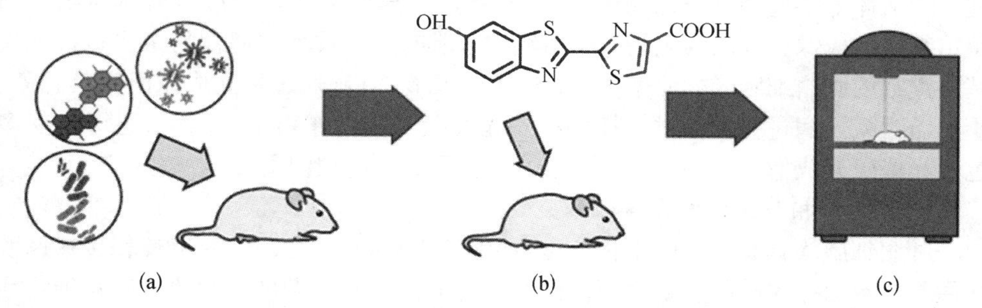

图3.45 生物发光成像技术示意图[130]

(a) 将生物荧光报告基因转入细胞、细菌、病毒和病毒载体并转入动物体内；(b) 在动物体内注射生物发光底物；(c) 光活体成像系统下光信号的采集及数据处理

相比其他各种成像技术，生物发光成像技术具有以下优势：

(1) 高信噪比。由于动物本身没有任何自发光，使得生物发光具有极低的背景和极高的信噪比。而其他成像技术(如荧光成像)，生物体中的皮肤、毛发、各种组织以及食物在受到激发光激发时都会产生荧光，特别是被标记的靶点深藏于组织内部，需要较高能量激发光激发，从而会产生很强的背景噪声，影响成像效果。

(2) 高灵敏度。以荧光素酶作为报告源的生物发光方法，是以酶和底物的特异作用而发光，特异性极强，因此生物发光成像技术具有极高的检测灵敏度。已有研究表明，生物发光成像技术可以检测活体内最少约100个被标记的细胞[132]。

(3) 高检测深度。生物发光的灵敏度高，对于需要深部成像的研究(检测的深度在3～4 cm)，如干细胞、原位肿瘤与转移、自发肿瘤等，应用生物发光成像技术具有较大的优势。

（4）精确定量。生物发光信号可以用于精确定量，因为荧光素酶基因是插入细胞染色体中稳定表达的，单位细胞的发光数量很稳定，即便标记细胞在动物体内有复杂的定位，亦可从动物体表的信号水平直接得出发光细胞的相对数量。

综合比较各种成像技术，生物发光成像技术具有以下特点：对环境变化反应迅速，成像速度快，图像清晰[133]；噪声低、信噪比高；时间和空间分辨率高；在恶性肿瘤和良性肿瘤、正常组织之间有高的软组织对比度；成像对比度直接与生物分子相关，适于重要疾病的基因表达、生理过程在体内的成像；获得信息丰富，适合进行多参数复合测量，技术基础相对成熟，价格适中。

3.3.3 有机半导体材料参与的生物发光成像应用

由于近年来有关生物发光机理的基础研究进展迅速，加上生物发光作为一种非放射性、无创伤损害、高灵敏度、实时动态的检测技术，其优势十分显著，因此生物发光成像技术在监测免疫学、肿瘤学、病毒学和神经科学的不同生物过程等方面的应用越来越广泛。由于生物发光的灵敏度较高，生物背景干扰较少，特别是可以在动物活体上实现动态非创伤成像，因此利用特异性生物发光进行活体组织内部特定物质的成像已经成为生物医学研究中非常有用的技术。通常的做法是将发光基因重组的肿瘤细胞或病原微生物植入实验动物体内，通过发光成像研究其感染、生长、转移、浸润过程。通过选择多种发光及荧光蛋白作为报告因子，还可实现多色发光或荧光成像，以同时研究多个致病因子及其相互作用。

1. 肿瘤和相关疾病发生与转移监测成像

肿瘤细胞均具有较快的生长速度，特别是恶性肿瘤，其较快的生长和转移速度往往是导致治疗失败的主要原因。生物发光成像技术可直接实时地监测各种癌症模型中肿瘤的生长和转移，并可对癌症治疗中癌细胞的变化进行实时监测和评估，能够无创伤地定量检测小鼠整体的原位瘤、转移瘤及自发瘤。通过活体生物成像技术，可以直观地观察到肿瘤的生长以及癌细胞的扩散病灶和转移情况。通过对癌细胞和肿瘤细胞的动态监测，能够较为精确地判断癌症所处于的发病时期以及其病理进程，可以为临床治疗方案的制订提供较为详细的数据支持。使用该技术最少可以观察到100个细胞群的转移病灶。2007年，Hayashi等使用该技术对人骨肉瘤细胞和黑色素瘤细胞在淋巴结中的转移和运行情况进行了详细的研究，实验结果显示使用双荧光标记成像技术可以清晰地观察到肿瘤细胞运行和转移情况[134]。2007年，Amoh等使用生物发光成像技术对胰腺癌小鼠模型进行了研究，成功地研究了肿瘤细胞和肿瘤血管之间的关系[135]。Klerk等研究证实了利用此技术测量肿瘤负荷具有很高的可靠性[136]。Minn等应用该技术进行了乳腺癌肺转移相关基因的研究，他们构建能够表达荧光蛋白和荧光素酶的反转录病毒载体，并稳定转染已获得的不同亚群肿瘤细胞，先通过荧光激活细胞分选术筛选同一亚群内具有相同转染效果（稳定表达外源蛋白即荧光蛋白和荧光素酶水平一致）的细胞，并尾静脉注射免疫缺陷小鼠，通过检测生物发光的部位和大小，评价不同亚群肿瘤细胞向肺部的转移情况及其转移能力，再通过检测细胞内各基因的表达差异来分析肺转移相关基因[137]。Gupta 等又用相似的方法来研究乳腺癌脑转移相关基因及乳腺癌肺转移过程中分化基因介导的肿瘤再生长，结果再次显示了生物发光成像技术应用于肿瘤及癌转移机理研究领域的优越性[138-139]。Hsieh 等将受前列腺特异性抗原启动子调控表达荧光素酶转基因小鼠 sPSA－Luc 与前列腺癌转基因模型小鼠 TRAMP 杂交，经检测筛选得到的子代小鼠 TRAMP－Luc 随前列腺特异性抗原的表达稳定产生荧光素酶，因此体内生物发光成像技术已被成功地用于前列腺癌的发生及转移研究[140]。

2. 病毒和细菌的侵染机制成像

在感染性疾病的研究中，生物发光成像技术的应用不仅可以提供疾病进程中监测病原体在动物体内寄居部位的数量变化及对外界因素的反应等实时变化信息，而且更有助于揭示感染体内病原体逃逸宿主防御的机制，在对抗病毒和细菌感染性疾病时，往往需要对其侵染机制进行深入的了解[141]。通过对细菌和病毒的侵染机制的详细了解，可以为其临床治疗和相关的生物学研究提供更多的便利。将细菌和病毒的基因进行生物发光标记或荧光标记后，能够清晰地观察到其在宿主体内的动态变化，并对其侵染行为进行监测。2008 年，Luker 等以 HSV－1 病毒为侵染源，使用荧光标记技术和生物发光技术对其在脾脏、肝脏等中的侵染行为进行了动态监测[142]。2009 年，Raaben 等使用荧光成像技术对鼠肝炎冠状病毒（MHV）在肝脏中的侵染机制进行了较为详细的研究，实验证实了该病毒不仅能够在肝脏中复制，而且在肠道中也可以复制[143]。

3. 基因表达与沉默机制

随着科学家对肿瘤、疾病理论研究的深入，基因表达、治疗等也逐渐引起了科研工作者们的广泛兴趣，由于生物发光成像自身的巨大优势，生物发光成像也用来研究基因的转录、表达、调控。为研究目的基因是在何时何种刺激下表达的，可将荧光素酶基因插入目的基因启动子的下游并稳定整合于实验动物染色体中，形成转基因动物模型，可用于研究动物发育过程中特定基因的时空表达情况，观察药物诱导特定基因表达及其他生物事件引起的相应基因表达或关闭。这种方法可以非常有效地应用于报告不同影响基因表达信号的事件，例如，信号转导、受体激活以及转录因子活性，补充了常规分子生物学和生物化学的体外方法。在 mRNA 水平转录后事件方面也是非常有用的。目前，RNA 干扰技术已经发展成为一种体外转录后沉默基因的方法，在体内 RNA 干扰的转录后表达沉默可以引起各种生物学效应，因此，生物载体发光成像技术有力地促进了体内 RNA 干扰的发展，比如 RNA 的剪切与拼接。2008 年，Subramaniam 等通过把荧光素报告基因融合到非翻译区（UTR）进行生物发光成像，研究了 mRNA 的稳定性[144]。RNA 干扰（RNAi）是治疗疾病的一个策略，也越来越受到科研工作者们的重视。RNAi 介导的荧光素酶表达沉默是一个非常有用的策略用来评价小干扰 RNA(siRNA)靶向特定组织的效果。2002 年,McCaffrey 等通过将表达荧光素酶的真核表达载体与针对荧光素酶基因设计的双链 siRNA 共注射于成年小鼠体内,与对照组比较,前者的荧光强度明显减弱,表明针对性的双链 siRNA 明显起到抑制基因表达的作用[145]。2010 年,Tao 等构建了荧光素酶靶向 siRNA 的纳米粒子,通过生物发光成像对递送 siRNA 到肝脏的能力进行了测试[19]。2008 年,Chen 等将受胰岛素调控启动子调控表达荧光素酶的转基因小鼠制成糖尿病小鼠模型,采用生物载体发光成像技术证实了肝脏组织中含有可生成胰岛素的细胞[146]。研究结果也证实了在转录调控序列和反式转录因子与目的基因相同的情况下,荧光素酶的表达水平及底物发光强度能够真实反映目的基因的表达状况。

4. 基因治疗成像

将一个或多个目的基因安全有效地转入体内靶细胞可用于基因治疗,应用荧光素酶基因作为报告基因构建载体,在生物体内产生生物发光,然后通过 CCD 照相机观察目的基因是否能够在实验动物体内持续高效和特异性表达。这种非侵入方式具有制备方便、低毒性及免疫反应轻微的优点。Naumov 等使用噬菌体作为目标基因载体,对有酪氨酸激酶基因缺陷的小鼠进行了基因治疗,并通过生物发光技术成功地监测到了目标基因的载入情况[147]。2005 年,Smith 等已经运用该技术进行了 HSV 作为肝脏疾病基因治疗载体的可行性研究[148]。2006 年,Chou 等将带有荧光素酶基因标记的稳定表达肝细胞癌抗原的质粒转入沙门菌减毒株,并作为疫苗口服免疫模型小鼠,在体成像显示了体内沙门菌成功表达抗原和沙门菌作为活菌疫苗在体内的清除过程[149]。

5. 细胞凋亡的监测和标记细菌

当荧光素酶与抑制多肽以融合蛋白形式在哺乳动物细胞中表达,产生的融合蛋白无荧光素酶活性,细胞不能发光,而当细胞发生凋亡时,活化的 caspase-3 在特异识别位点切去抑制多肽,荧光素酶活性得到恢复,由此可用于观察活体动物体内的细胞凋亡相关事件,细胞凋亡时被激活的 caspase-3/7 与 DEVD-氨基荧光素特异结合而被酶解为氨基荧光素,它可被荧光素酶识别而产生生物发光信号。Liu 等利用这一现象设计的细胞凋亡检测方法均能够以极低的 DEVD-氨基荧光素量获得较强的发光强度,因而这一方法可用于评价促凋亡配体等因素针对肿瘤的治疗效果[150-151]。

在对肿瘤或细胞凋亡相关的疾病进行研究时,其细胞的凋亡机制往往是实验研究的重点。生物体内的细胞在正常的情况下,凋亡和增殖是处于动态平衡的。艾滋病、脊髓炎综合征等疾病往往会使这种平衡机制被打破。当将荧光素酶与抑制多肽的融合体在动物体内表达后,就会产生出荧光素酶,但是这种酶是没有活性的,无法发光。当细胞凋亡时,则就会由于 caspase-3 的作用而使抑制蛋白失活,使生物体发光。通过该技术能够观察到生物体内的细胞凋亡事件,可以详细地了解机体内部的细胞生长情况。Harmache 等使用荧光标记技术对脊髓炎综合征的小鼠模型体内的细胞凋亡情况进行了观察,取得了较好的监测效果[152]。

3.4　化学发光材料及其应用

化学发光(chemiluminescence, CL)是指在化学反应体系中的某些组分分子(如反应物、产物、中间体或者共存的荧光物质等基态分子)通过吸收化学反应释放的能量跃迁至激发态,随后从激发态弛豫到基态的过程中,将能量以光形式辐射出来,从而产生化学发光。化学发光的应用范围日新月异,为研究生命科学、环境科学、材料科学带来了更多的崭新机会,推进了这方面科学理论与高新技术的向前发展;同时,相关学科的科研成果也为化学发光的研究提供更多新的技术和方法,出现了许多新的化学发光和生物发光法(如纳米发光、发光成像、发光活体分析),大大促进了化学发光的发展及应用。本节将着重讨论化学发光的基本原理,以及化学发光在生物医学中的应用。

3.4.1　化学发光概论

早在19世纪70年代,Radzisewski 等发现洛酚碱在碱性介质中与过氧化氢等进行氧化还原时,有光子产生(发绿光)。后续 Albrecht 证明了鲁米诺在碱性介质中具有发光作用。而 Glue 和 Petsh 第一个报道了光泽精在碱性条件下与过氧化氢反应产生化学发光。

3.4.2　化学发光的基本原理

整个化学发光反应有两个过程,激发过程和发光过程。如图3.46所示,首先是化学反应体系中的某些组分的基态分子吸收化学反应释放的能量跃迁至激发态,如果激发态分子具有荧光发射的能力,则可以发射出光子(第Ⅰ类化学发光),反应的路径如反应式(3.3)、(3.4)表示;或凭借能量转移机制,将激发能转移至受体分子上,由受体分子发射出光子(第Ⅱ类化学发光),反应的途径如反应式(3.5)～(3.7)表示。

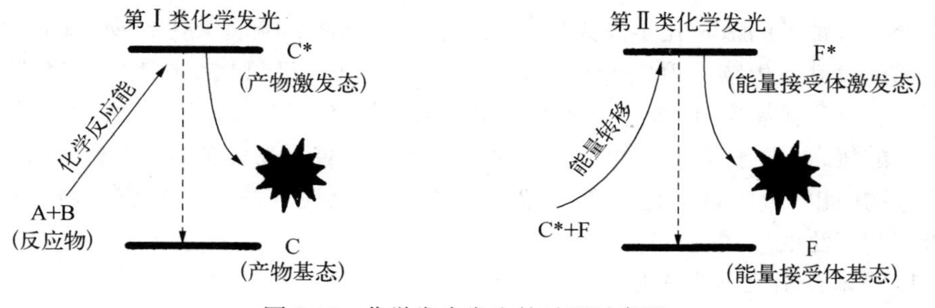

图3.46　化学发光发生的过程示意图

$$A + B \longrightarrow C^{*} + D \tag{3.3}$$

$$C^{*} \longrightarrow C + h\nu \tag{3.4}$$

$$A + B \longrightarrow C^{*} + D \tag{3.5}$$

$$C^{*} + F \longrightarrow C + F^{*} \tag{3.6}$$

$$F^{*} \longrightarrow F + h\nu \tag{3.7}$$

此外,有些物质的光解作用也会导致某些激发态的形成,产生光致化学发光(photochemiluminescence, PCL),反应的途径如反应式(3.8)、(3.9)表示。

$$AB + h\nu \longrightarrow A^{*} + B \tag{3.8}$$

$$A^{*} \longrightarrow A + h\nu' \tag{3.9}$$

化学发光现象与吸收、散射和荧光等其他发光现象最大区别在于:导致分子由基态跃迁至激发态的能量来自化学反应,而不需要外部光源照射。据计算,反应需要至少释放出 168～294 kJ/mol 的能量时,才能够发射出波长范围为 400～750 nm 的可见光。这通常只有氧化还原反应才能达到,因此化学发光一般伴随着氧化还原反应进行。一个化学反应要能够产生化学发光,必须满足以下三个条件:一是化学反应必须是放热反应且能够提供足够的激发能;二是必须存在电子激发态的通道,即需要有利的化学反应历程,使反应的能量能够至少被一种物质所接受并且生成激发态;三是激发态分子必须以光辐射的形式释放能量回到基态,或者将能量传递给共存的荧光物质,使之被激发,由激发态受体分子释放光子。上述三个条件对于化学发光的机理研究以及化学发光新体系和新试剂的开发都具有重要意义。

化学发光与荧光的主要差别在于被激发分子的发光方式不同,而发光过程中分子的能级激发和跃迁过程是一致的,因此化学发光光谱与荧光光谱相似,而且能够对荧光效率产生影响的各种因素可能也对化学发光产生影响。

3.4.3 化学发光体系在生物医学中的应用

按照反应介质的状态,化学发光反应体系可以分成气相和液相两大类。相比用于大气污染物 NO、NO_2、SO_2 等测定的气相化学发光反应体系,液相化学发光反应体系适用的领域更为广泛,可用于多种金属离子和有机物的测定及生物分子的临床分析。常见的液相化学发光试剂主要有如下几种:酰肼类化合物(如鲁米诺、异鲁米诺及其衍生物)、吖啶酯类化合物(如光泽精)、过氧化草酸酯类化合物[如双(2,4,6-三氯苯基)草酸酯]、亚胺类化合物(如洛酚碱)、1,2-二氧杂环丁烷和没食子酸等,其分子结构式如图 3.47 所示。此外,对于高锰酸钾、硫酸铈、无机金属配合物(如联吡啶钌类化合物)等液相化学发光反应体系,人们也有着较为深入的研究和广泛的应用。

1. 鲁米诺类化学发光体系

酰肼类化合物发光试剂鲁米诺(3-氨基邻苯二甲酰肼),结构简单、易于合成、性质稳定、水溶性好、毒性低，对环境污染小，是目前研究最多和应用最广泛的化学发光试剂之一。在碱性溶液或非质子溶液（如二甲基亚砜）中，鲁米诺可以与多种氧化剂发生氧化还原反应生成激发态的 3 -氨基邻苯二甲酸根离子，在跃迁回基态的过程中产生最大发射波长为 425 nm（水溶液）或 485 nm（二甲基亚砜溶液）的化学发光，荧光量子效率介于 0.01～0.05。目前研究者比较认可的鲁米诺化学发光反应机理如图 3.48 所示[153]。

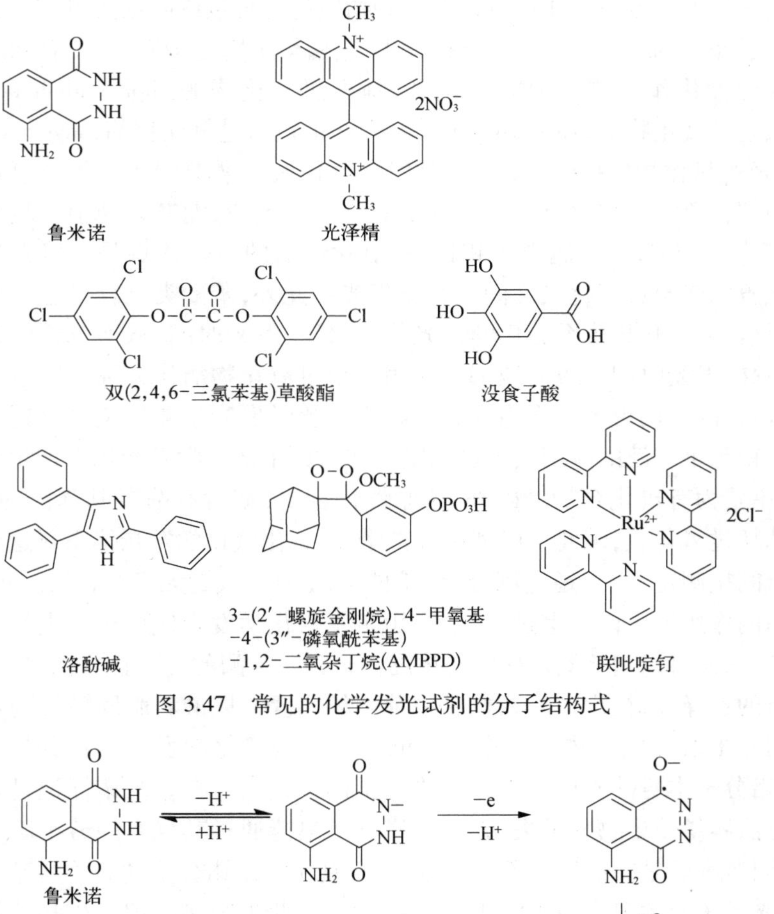
鲁米诺
光泽精
$2NO_3^-$
双(2,4,6-三氯苯基)草酸酯
没食子酸
洛酚碱
3-(2′-螺旋金刚烷)-4-甲氧基
-4-(3″-磷氧酰苯基)
-1,2-二氧杂丁烷(AMPPD)
联吡啶钌
$2Cl^-$

图 3.47　常见的化学发光试剂的分子结构式

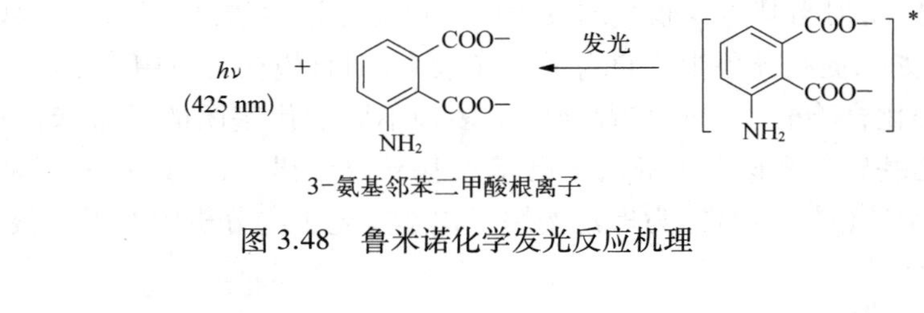
鲁米诺
$-H^+$
$+H^+$
$-e$
$-H^+$
H_2O_2
$-e$
$-N_2$
发光
$h\nu$
(425 nm)
3-氨基邻苯二甲酸根离子

图 3.48　鲁米诺化学发光反应机理

在与鲁米诺发生化学发光反应的各种氧化剂(如过氧化氢、高锰酸钾、次氯酸盐、铁氰化钾、碘、过硫酸钾等)中,最为常用的是过氧化氢。通常情况下,鲁米诺与过氧化氢的反应相当缓慢,一般需要使用催化剂。常用的催化剂有过渡金属离子(如 Cr^{3+}、Mn^{2+}、Fe^{3+}、Co^{2+}、Cu^{2+}和 Au^{3+}等)和一些金属配合物(如过氧化物酶、血红素等)[154-158]。在这些过渡金属离子存在时,鲁米诺与过氧化氢反应变得非常迅速,且化学发光强度在很大范围内与金属离子浓度呈正比。因此,利用它们对鲁米诺化学发光的催化或增强作用可以对某些物质进行直接或间接的测定。如利用水溶性阳离子卟啉 meso -四(4 - *N* -甲基吡啶)锰衍生物与 DNA 的复合物对鲁米诺化学发光的催化作用测定 DNA。此外,辣根过氧化物酶(horseradish peroxidase, HRP)、大豆过氧化物酶(soybean peroxidase, SBP)、髓过氧化物酶(myeloperoxidase, MPO)以及过氧化物模拟酶(如 G -四联体/氯化血红素 DNA 酶)等过氧化物酶也能够强烈催化鲁米诺与过氧化氢之间的化学发光反应,尤其以辣根过氧化物酶最为常用[159-160]。与过渡金属离子相比,过氧化物酶的主要优点是可以在近中性条件下催化鲁米诺与过氧化氢之间的化学发光。此外,苯酚类化合物也可以增强鲁米诺-过氧化氢- HRP 体系的化学发光信号,延长发光时间,从而改善体系本身发光强度不高、发光时间较短的缺陷。使用辣根过氧化物酶作为标记物对抗体等生物分子进行标记,用鲁米诺作为发光底物进行化学发光检测的免疫分析方法在生物分析中得到了广泛的应用。可以测定一些对鲁米诺化学发光体系产生抑制作用的物质,主要为有机化合物。此外,还原性化合物(如含有酚羟基基团的物质)可以氧化消耗过氧化氢,因此可以利用鲁米诺-过氧化氢化学发光体系对这些还原性物质进行间接测定[161]。通过耦合反应间接测定有机或者无机化合物。例如,一些底物在酶的作用下可以产生过氧化氢,用鲁米诺化学发光体系对产生的过氧化氢进行测定,从而可以间接测定底物的浓度。这种基于酶的专一性方法,提高了化学发光分析的选择性,被用于复杂样品中葡萄糖、乳酸、尿酸和胆固醇等的选择性测定。使用鲁米诺类化合物分子作为标记物可以构建化学发光生物分析方法。然而,鲁米诺分子本身并不适合用作生物分析的标记物。在鲁米诺标记过程中使用的化学方法容易使生物分子失活,鲁米诺分子只能通过其仅有的芳香胺基团实现标记,但因芳香胺基团的惰性不容易进行,且利用鲁米诺分子的芳香胺基团进行标记后,荧光量子效率只有原先的十分之一[162],因此鲁米诺标记在生物分析中使用很受限。对于异鲁米诺(4 -氨基邻苯二甲酰肼)分子,其自身的发光效率仅为鲁米诺的十分之一,但当其芳香胺基团发生取代反应标记生物分子后,发光效率可提高十倍[163]。如果提高异鲁米诺自身的发光效率,则有望获得适用作生物分析标记物的鲁米诺类化合物分子。研究者合成了多种不同取代基团的异鲁米诺衍生物,其中氨丁基乙基异鲁米诺(ABEI)、氨己基乙基异鲁米诺(AHEI)和氨丁基乙基萘二酰肼(ABENH)(图 3.49)作为标记物用于化学发光生物分析中取得了很好的效果。

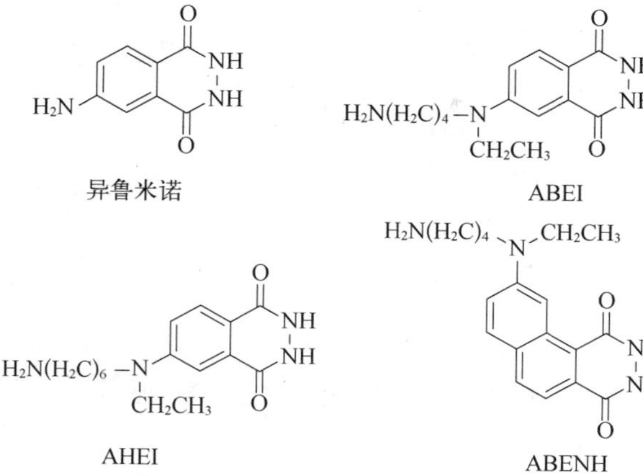

异鲁米诺　ABEI

AHEI　ABENH

图 3.49 异鲁米诺及其衍生物的分子结构式

2. 吖啶酯类化学发光体系

光泽精(*N*,*N*-二甲基二吖啶硝酸盐)是目前研究应用最多和最具代表性的吖啶酯类化学发光试剂。光泽精在碱性介质中反应生成激发态的 *N*-甲基吖啶酮(*N*-methylacridone, NMA),该激发态分子弛豫回到基态时发出 445 nm 的化学发光,其荧光量子效率介于 1%～2%[164]。由于光泽精在水相溶液中对其自身的化学发光有自吸收作用,随着其浓度的增加,光泽精化学发光的最大发射波长会向长波方向移动[165-166]。另外,由于产物 *N*-甲基吖啶酮在水中难以溶解,因此在反应体系中通常需要加入表面活性剂。基于过渡金属离子和有机物对碱性介质中光泽精-过氧化氢体系的催化或抑制作用,可以用来对 Ag^{+}、Co^{2+}、Cu^{2+}和 Mn^{2+}等金属离子以及儿茶酚胺、氨基酸和卡那霉素等物质进行检测。光泽精化学发光对于超氧基阴离子的检测具有很高的灵敏度,基于单电子还原光泽精生成光泽精自由基,光泽精自由基与超氧基阴离子反应生成电子激发态的 *N*-甲基吖啶酮产生化学发光。目前被广泛应用于不同的酶体系和细胞体系中超氧基阴离子的特征检测。光泽精能够与一些还原性物质作用产生化学发光,可被用于一些具有临床作用的还原性物质如葡萄糖、果糖、抗坏血酸、谷胱甘肽、尿酸等的实际测定[167]。

吖啶酯也是较为常用的吖啶类化学发光试剂,常被用作标记物制备发光探针,用于化学发光生物分析中。McCapra 详细研究了吖啶酯的发光机理,如图 3.50 所示,吖啶酯及其衍生物均由吖啶杂环和离去基团 X 两部分组成,每一部分在光发射中均起重要作用[168]。为了进一步提高吖啶酯类化合物的荧光量子效率和稳定性,人们开发和研究带有各种离去基团的吖啶酯衍生物,并作为标记物广泛应用于化学发光生物分析中[169-170]。

3. 过氧化草酸酯化学发光体系

过氧化草酸酯类化学发光体系的反应机理如图 3.51 所示,此类化学发光试剂

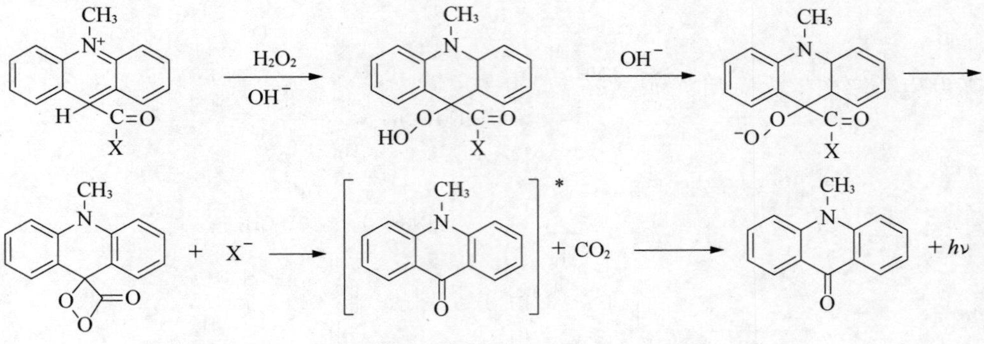

图 3.50 吖啶酯化学发光反应机理

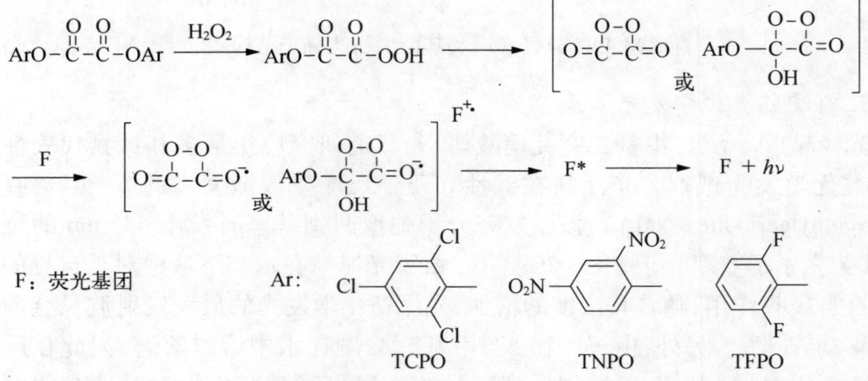

图 3.51 过氧化草酸酯类化学发光体系的反应机理

具有以下优点：① 荧光量子效率高，具有更高的灵敏度；② 金属离子和氧分子干扰小；③ 对于易氧化的敏化剂来说，效果更好，使它具有比荧光法更好的选择性和更简单的图谱。基于此，过氧化草酸酯类化学发光体系被广泛应用于高效液相色谱的柱后检测。然而该体系也存在一些缺点：发光试剂难溶于水，且有不同程度的水解，对于水溶液样品的检测受到一定限制。该体系可直接测定痕量荧光化合物和过氧化氢，也可用于某些硫类和硝基胺类化合物等的测定。

4. 1,2－二氧杂环丁烷化学发光体系

1,2－二氧杂环丁烷类化合物可以在热、化学或酶的作用下，经单分子转变生成两个含羰基的产物，其中之一生成激发态分子，回到基态时产生化学发光，其化学发光机理如图 3.52 所示，热分解途径主要产生双自由基，生成三重激发态 T_1，产率高，但在溶液中易猝灭，应用比较困难。目前 1,2－二氧杂环丁烷类化合物的主要应用途径是经酶或者化学反应分解，主要生成单重激发态 S_1。3－(2′－螺旋金刚烷)－4－甲氧基－4－(3′－磷氧酰苯基)－1,2－二氧杂环丁烷(AMPPD)是 1,2－二氧杂环丁烷类化合物中最具代表性的发光试剂，具有以下优点：性能十分稳定，5℃

下保存时固体 AMPPD 几乎不发生分解，在溶液中 AMPPD 的双氧键很稳定，非酶催化的水解非常缓慢，几乎无试剂本身的发光背景。其在碱性磷酸酶（ALP）催化下发生分解产生化学发光，已被广泛应用于一些肿瘤标志物的临床检测。

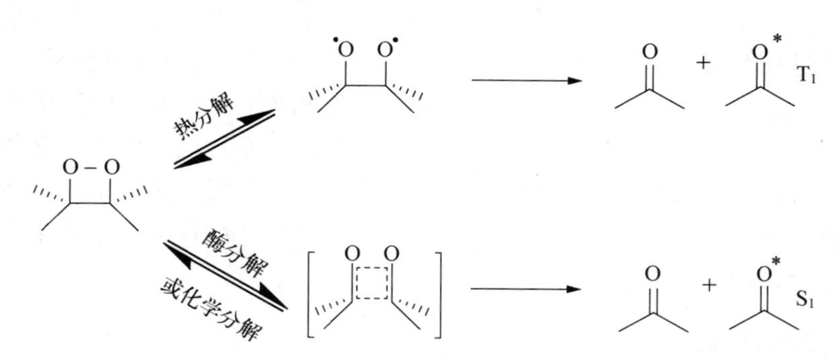

图 3.52 1,2-二氧杂环丁烷化学发光反应机理

5. 无机金属配合物化学发光体系

许多无机金属（如钌、铼、锇等镧系元素）配合物或螯合物都可以产生稳定的化学发光，且它们具有良好的电致化学发光性质。其中以联吡啶 $Ru(bpy)_3^{2+}$ 及其衍生物的研究和应用最有代表性。联吡啶钌化学发光体系发光试剂相当稳定、发光效率较高而且发光强度也十分稳定。可以通过几种途径获得激发态分子，发射波长为 610～620 nm 的化学发光。$Ru(bpy)_3^{2+}$ 化学发光体系的反应过程如式(3.10)～(3.12)所示：

$$Ru(bpy)_3^{2+} \xrightarrow{\text{氧化}} Ru(bpy)_3^{3+} \tag{3.10}$$

$$Ru(bpy)_3^{2+} + \text{分析物} \longrightarrow [Ru(bpy)_3^{2+}]^* + \text{产物} \tag{3.11}$$

$$[Ru(bpy)_3^{2+}]^* \longrightarrow Ru(bpy)_3^{2+} + h\nu(610\ \text{nm}) \tag{3.12}$$

6. 其他化学发光体系

除了以上几种主要的发光体系外，还有其他一些应用较多的液相化学发光体系，如高锰酸钾体系、四价铈体系等。强氧化剂高锰酸钾和硫酸铈可以直接与还原剂作用产生化学发光，发光体往往与它们的还原产物相关。这类化学发光体系的发光信号一般不强，通常被称为“微弱化学发光体系”。它们的反应机理非常复杂，目前仍存在不少争论。此外，多羟基酚类化合物（如没食子酸、焦性没食子酸、苏木色精以及槲皮素等）也可以作为化学发光试剂。近年来，化学发光的发展主要体现在新体系的不断建立、经典体系的应用范围不断拓展。化学发光分析法虽然灵敏度很高，但选择性较差，具有特异性、选择性的发光试剂不多。因此，今后化学发光的主要研究方向将仍然是开发新型化学发光试剂和建立高选择性发光体系，并将化学发光分析与其他技术联用，扩大化学发光分析的应用范围。

3.5 光声成像生物医学应用

光声成像作为一种新兴的生物成像技术有着良好的发展前景,近年来受到有机光电子材料领域的广泛关注。顾名思义,光声成像是以光为发射信号,声波为反馈信号的成像方式,这种成像方式同时结合了光学成像和超声成像的优势。在光声成像领域,目前无机纳米材料的发展已经比较成熟,而有机光电子材料作为新一代光电材料,因其具有独特的优势,在光声成像领域的应用正逐步增加。本节将介绍光声成像的原理、方法以及该成像方式的优点和应用价值,并总结近年来一些有机光电子材料在光声成像中的应用。

3.5.1 光声成像原理

1880 年,贝尔在进行关于声音信号远距离传输的实验时,偶然发现将太阳光通过正在旋转的开槽圆片照射在硒光伏材料上会产生声波。由此他分析出声信号源于材料吸收的光能,并且可见光以外的电磁辐射也可以使材料产生声信号。在此之后他发明了一种仪器来测试不同材料的光声效应,但由于设备粗糙,声信号主要是靠人耳来分辨,且声音效果也不理想,贝尔很快便放弃了这项研究。直到更灵敏的检测设备和更强的光源出现,光声现象的研究才再次兴起。近年来,关于生物医学光声成像方面的研究开始急剧增长,产生了许多有价值的成果。

目前被广泛接受的光声效应产生机理是“光-热-声”转变机制,具体过程如下:首先,材料吸收光能产生热量;产生的热量使材料温度升高,周围水环境的体积也会随之膨胀;光照停止后,材料冷却,水环境体积收缩。当用周期性的脉冲光源去照射材料时,材料会随着光的变化而周期性“膨胀-收缩”,造成周围压强波动性变化,这样就产生了声波。除了光-热-声机理以外,还有其他机理用于解释光声效应,如吸收光能后材料的结构形态、体积直接发生不依赖温度变化的改变;然而最为广泛接受的机理还是“光-热-声”机理。因为只要能够使材料产生热的辐射就可以制造声波,所以波长范围从 γ 射线到无线电波,都可以用作光声效应的激发光源。

根据光-热-声机理,可以推导出光声方程。令 H 为热量函数,均相非黏滞性介质中光声波的压强变化函数 p 可以由以下方程给出:

$$\nabla^2 p(\vec{r},\ t)\ -\frac{1}{v_s^2}\frac{\partial^2}{\partial t^2}p(\vec{r},\ t)=-\frac{\beta}{C_p}\frac{\partial}{\partial t}H(\vec{r},\ t)$$

式中,v_s为介质中的声速,β 为热膨胀系数,C_p为等压热容。

当假设一个光脉冲照射时间远小于材料的热松弛时间,光照期间热传递可忽略不计,这时 p 的解为

$$p(\vec{r}, t) = \frac{\beta}{4\pi C_p}\int \frac{\mathrm{d}\vec{r'}}{|\vec{r}-\vec{r'}|}\frac{\partial H(\vec{r'}, t')}{\partial t'}\bigg|_{t'=t-|\vec{r}-\vec{r'}|/v_s}$$

当假设一个光脉冲照射时间远小于材料的应力松弛时间，则 p 的解为

$$p(\vec{r}, t) = \frac{1}{4\pi v_s^2}\frac{\partial}{\partial t}\left[\frac{1}{v_s t}\int \mathrm{d}\vec{r'}p_0(\vec{r'})\delta\left(t-\frac{|\vec{r}-\vec{r'}|}{v_s}\right)\right]$$

以 n 个粒径为 R、均匀分散的球形颗粒光声信号源为例[171]，光声信号的强度 P 可以表示为

$$P = k \times n \times \pi R^2$$

其中，参数 k 可由以上方程导出，k 值大小与材料颗粒的等压热容和热膨胀系数等因素有关。光声信号的强度也会随光声颗粒数目、颗粒直径的增加而增加，这是由于材料受光照射的总面积增大了。由此可以推测，对于一定质量的材料，其颗粒越小，比表面积就越大，吸收光的效率也会越高。但是材料颗粒的尺寸也会影响其热传递和应力松弛速率，当颗粒尺寸过小反而不利于光声波产生，这是由于声信号一部分是由周围介质受热膨胀产生的。此光声理论能够为理性设计光声材料提供一定的依据。

3.5.2 光声成像的主要方法

光声成像是一种基于光声效应发展起来的复合式的生物医学成像模式。光声成像中使用的光源为非离子化激光光源。因为高频电磁辐射也可以产生热进而产生声信号，所以利用高频电磁波激发的超声波信号可以进行与光声成像类似的成像过程，这种成像叫作热声成像。当辐射波进入生物组织后，会被某些种类的生物物质所吸收然后产生超声信号。用设置在周围的声信号探测器收集这些信号，并根据光声方程，利用计算机将这些信号数据进行重建，就能够模拟出反映信号源空间分布的平面或立体图像。

在实际的光声成像设备中，声信号感应器分布在信号源周围从多角度获取声信号，为了构建出声源的具体形状细节，则需要解 3.5.1 节提到的方程 p，实际上就是解出振动点的强度分布 P_0。

一种具有代表性的解法是通用的反投影算法，适用于三种探头分布方式：平面型、柱形和球形。其计算方程为

$$p_0(\vec{r}) = \int_{\Omega_0}\frac{\mathrm{d}\Omega_0}{\Omega_0}\left[2p(\vec{r_0}, v_s t) - 2v_s t\frac{\partial p(\vec{r_0}, v_s t)}{\partial(v_s t)}\right]\bigg|_{t=|\vec{r}-\vec{r_0}/v_s}$$

其中，Ω_0是物体内部被测点 r 与物体表面 S_0所成的立体角，并且

$$d\Omega = \frac{dS_0}{|\vec{r} - \vec{r}_0|^2} \frac{\hat{n}_0^s \cdot (\vec{r} - \vec{r}_0)}{|\vec{r} - \vec{r}_0|}$$

根据这种算法,物体的形状可以由所有的传感数据整合重建出来,实现了光声成像。

光声成像的测试方法主要包括光声断层扫描(PAT)、暗场光声显微镜(PAM)和光声内镜(PAE)三种形式。其中,PAT 可以用于几厘米深度的成像,但是分辨率较低,只有几百微米。PAM 和 PAE 分辨率比较高,但是观察深度浅,范围也较小。接下来我们将介绍这三种光声成像的主要方法。

1. 光声断层扫描(PAT)

光声断层这种成像方式是对以上重建原理的直接运用。根据扫描方式的不同,扫描又可以细分为以下几种。

圆周扫描式[172-173]:激光光源从样品顶部向下照射,声信号探测器从样品周围各个角度收集信号,然后重建图像。在探测器的使用上,平面式探测器使用得比较广泛,因为它结构十分简单,容易制造。但是它的缺点在于平面各点与信号源距离不相等,靠近平面外侧点的接受信号弱,所以一般通过增加透镜单元来改善这种状况。而使用阵列式探测器则可以免去探测器的扫描运动,缩短信号获取时间。

线性阵列扫描式:这种方法的优点是可以直接利用现有的超声成像设备,仅需要加装一套光源,就能将它改造为光声成像设备[174]。探头可以改装为手持式,这样可以方便医生进行使用。尽管这样的改造很方便,但是存在很多不理想的地方,如灵敏度不足、重建算法比较落后等。

半球阵列扫描式:这种成像设备使用十分方便[175],是目前应用最多的一种方式。以 Endra Nexus128 为例,其检测系统由 128 个独立的探测器盘旋分布在半球表面上,球面半径为 101 mm。以波长在 680~950 nm 范围可调的 Nd:YAG 脉冲(脉冲宽度 7 ns)激光为光源。激光通过一个平凸透镜从半球的底部射向球心,光束直径约为 20 mm。样品放在透明塑料托盘上的球心位置。使用时,必须保证探头与样品之间充满水,使声波能够正常传递。所采用的旋转多次采样法可以在一定程度上提高信噪比,但扫描时间也会相应延长。这种成像仪器的优势在于球面分布的探测器收集信号比较均匀,有利于信号重建;且成像范围大(造影区域直径约 30 mm)、穿透深度大,同时保证了较好的分辨率(约 200 μm);并可以一次性获取成像区域的 3D 立体图形,利于进行计算和分析。

2. 暗场光声显微镜(PAM)

光声显微镜主要分为三种,光学分辨光声显微镜、声学分辨光声显微镜和 Fabry - Perot 感应器光声显微镜。与断层扫描不同,光声显微镜成像不需要重建过程,采用逐点扫描的方法获取信息进行成像。这与荧光共聚焦显微镜类似。当光束聚焦而探头不聚焦时,成像则为光学分辨;当光束不聚焦而探头聚焦时,成像则为声学分辨。Fabry－Perot 感应器是基于功能薄膜材料的一种新方法,其大致过程是,激发光源使材料产生声信号,在信号源附近的薄膜材料会由于声波影响而改变厚度,厚度的改变会被另一束激光探测到,间接获取到声信号在薄膜上的强度分布,这样就可以取代声探测器。

3. 光声内镜(PAE)

相比于超声内镜,光声内镜可以在临床上使用的同时兼具有较高的分辨率,还可以利用功能性光学造影剂进行成像。在光声内镜中,一般声探头和光源被嵌在直径为 3.8 mm 的细棒形探头中,通过一个可以旋转的反射镜探查探头外壁周围的组织情况[176]。

3.5.3　有机光声功能材料在生物医学中的应用

光声成像利用近红外与声波在生物组织中的低吸收、低散射的特点,与荧光成像相比组织穿透深度更深,最高可达 7 cm;同时还保留了光学成像高对比度的特点,其与超声波成像相比,成像的分辨率和信噪比则更高;此外光声成像与 X 射线、PET 成像相比,对生物体几乎不造成损伤,是一种比较理想的非辐射成像技术。光声成像所用到的光为近红外光,波长范围通常为 680～950 nm。因此,造影探针要能够吸收这个范围的光并转化为热能。符合这一条件的无机材料有许多种类,比如纳米金、纳米银、硫化铜、氧化铁、量子点以及碳纳米管、石墨烯等。有机材料主要包括小分子染料、共轭聚合物和天然高分子。

1. 内源性光声造影剂

光声成像在医学中有许多通过对生物组织直接成像进行疾病诊断的应用实例。因为生物组织中存在一些能产生光声信号的内源性物质,如血红素、黑色素、脂质、肌红蛋白等。利用这些内源信号分子可以实现对生物体直接进行光声造影。例如,血液中血红素的吸收光谱在近红外区域,因此可以直接利用血液作为造影剂,进行组织血管成像、观察脑部血液动力学变化、观察肿瘤血管再生等。再如,携带氧的血红素与不携带氧的血红素吸收光谱不同,因此可用不同波长的激发光定量观测两种物质,实现血液中氧含量的测定。

然而,内源性光声造影自身存在着一些不足。主要包括：① 血红素在可见光区也有吸收,成像分辨率和对比度较低;② 许多生物分子不产生光声信号,这样就难以对它们进行检测。相比之下,外源性光声造影剂便具有了很多的优势。由于它们通过特殊的设计,具有很强的近红外吸收能力,能大幅度提高光声成像的亮度和灵敏度。同时,随着分子影像学的发展,还可通过对造影剂进行靶向修饰,使其可以运输到生物体内的特定组织、细胞甚至细胞器,从而实现对疾病病灶部分的光声成像。然而目前,光声成像的造影剂种类较少,能够在实际中应用的更少,因此能够在临床使用的光声造影剂还有待开发。

2. 小分子有机染料光声造影剂

作为一类重要的有机光电材料,有机染料具有丰富的光学性质。有机染料具有给体和受体基团通过共轭π键连接起来的大π共轭体系,由于给体基团的 HOMO 轨道较高,受体基团的 LUMO 轨道较低,两者的能量接近,通过π键连接形成一对电荷转移能级,降低了整个分子的 HOMO 和 LUMO 能量差。由于给、受体基团的引入和共轭链的延长使得染料分子的能隙降低,在近红外区有较强的吸收,并可发射出近红外荧光,同时其近红外吸收特性可以作为光声成像造影剂。

吲哚菁绿(ICG)作为一种经典的光学成像造影剂,早在第二次世界大战期间就被发明出来,于 1959 年被美国 FDA 批准用于临床诊断和治疗。ICG 先后被用在肝功能诊断、心脏和肾脏研究以及视网膜造影成像。随着影像技术的进步,ICG 荧光成像逐渐成为标准化的近红外荧光成像方法。ICG 在体内的半衰期较短(约 3 min),可被肝脏清除出血液。如图 3.53 所示,ICG 最大吸收和最大发射波长都接近 800 nm,斯托克斯位移较小,吸收光谱与发射光谱重叠,发射光会被重吸收,影响图像的信噪比。尽管如此,使用 780 nm 激光作为光源,通过光学滤镜去除入射光背景散射后仍然有较好的荧光成像效果[177]。

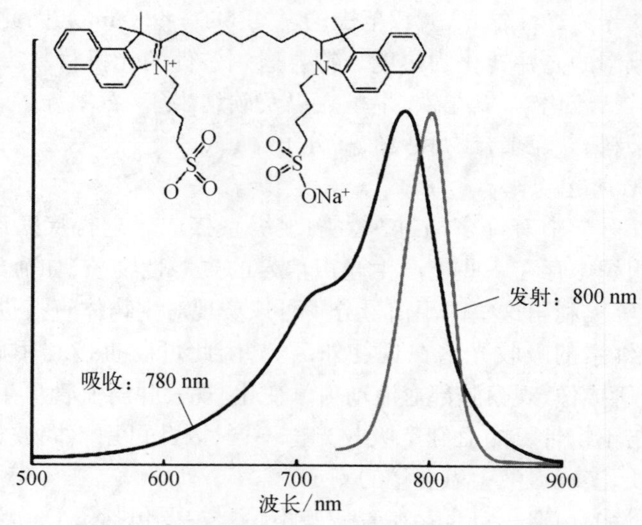

图 3.53 ICG 的化学结构以及吸收和发射光谱[177]

在荧光成像中,ICG 可以将吸收光转化为荧光,然而大部分能量还是转化为热能,因此,ICG 也可以用于光声成像。Kim 等首先使用 ICG 进行了大鼠体内的前哨淋巴结的光声成像,大鼠经皮下注射 ICG 染料后,使用 PAM,通过波长 618 nm 和 668 nm 的激发光对淋巴结进行造影,发现当造影剂注入 0.2 h 后,可以在前哨淋巴结位置观察到显示了整个轮廓的光声信号,并可以用在前哨淋巴结癌症分析中帮助判断乳腺癌的转移情况[177]。Wang 课题组利用聚乙二醇修饰的 ICG 分子对小鼠脑皮质进行了光声血管造影,尾部静脉注射造影剂可以明显提高小鼠血管与周围组织的信号反差,实现了对小鼠脑部的无损成像[178]。还有一些科研工作者将ICG用于肾部灌注光声成像。

与ICG类似的有机小分子染料亚甲蓝也被用于前哨淋巴结光声成像,这种造影剂可以清晰地实现淋巴结成像,且信号强度比周围的血管高一百多倍。与亚甲蓝类似的另外一种染料Evans蓝也可以用作光声造影剂。由于它能够与血清白蛋白结合,一次可以进行血液动力学和血管相关的光声成像。通过这种造影剂可以清晰地观察到毛细血管图像。

这些在医学中常用的传统染料分子,发展相对成熟。最近,还有一些具有非线性光学性质的共轭有机分子(图3.54)也用于光声成像。Frenette等研究发现Bodipy和Curcumin染料分子的光声信号的强度远远超过ICG,并且表现出非线性增加的特性[179]。Z-扫描法进一步通过荧光、光学、光声对Bodipy及其衍生材料进行了系统分析,发现苯环的引入可以增强Bodipy的光声信号增强,原因是分子在激发态下有较长的寿命,发生了激发态吸收且无辐射衰减过程。这个现象的产生可能是甲氧基苯乙烯基的引入使材料在激发态吸收光能后发生体积膨胀。他们提出了影响这类材料光声信号的因素:强的近红外吸收、长的第一激发态寿命、大的激发态吸收系数、快速的S_n-S_1无辐射衰减。

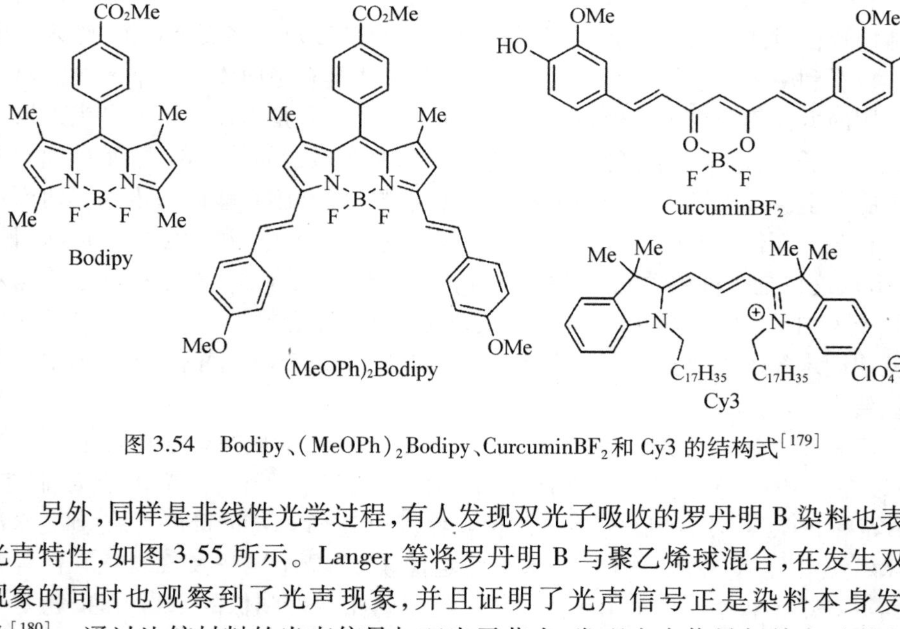

图3.54 Bodipy、$(MeOPh)_2$Bodipy、$CurcuminBF_2$和Cy3的结构式[179]

另外,同样是非线性光学过程,有人发现双光子吸收的罗丹明B染料也表现出光声特性,如图3.55所示。Langer等将罗丹明B与聚乙烯球混合,在发生双光子现象的同时也观察到了光声现象,并且证明了光声信号正是染料本身发出来的[180]。通过比较材料的光声信号与双光子荧光,发现光声信号与单光子激发强度以及光声信号与双光子激发强度之间均存在依赖关系,并证明光声信号是由激发态弛豫放热造成的。

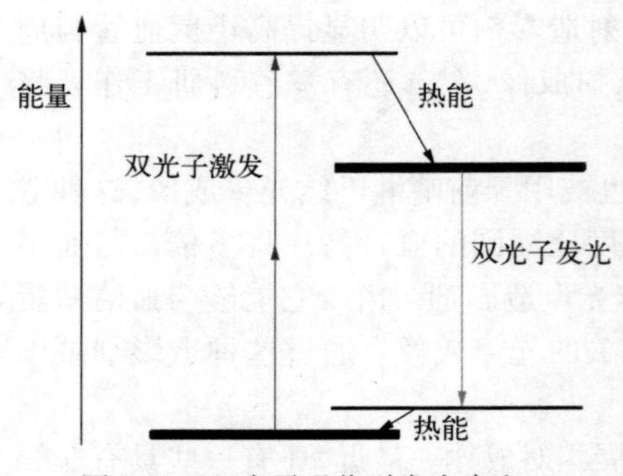

图 3.55 双光子吸收引发光声和荧光的物理过程示意图[180]

3. 有机纳米光声造影剂

虽然小分子染料可以被巧妙地用于一些特定组织的光声成像造影，但是这些小分子造影剂也有许多不尽如人意的缺点，限制了光声成像的进一步发展。如传统 ICG 造影剂在水中易于分解，并且在光的照射下降解速度加快，同时光产生的热也会加速 ICG 的降解。这种不稳定性实际上也是很多有机染料共同的弱点。其次，ICG 在身体中存留的时间短，同时它容易与血清白蛋白结合，加速了它被肝脏排出体外的过程。这两个因素都使成像不能持久，难以在较长时间段内观察生理和病理过程。再次，ICG 小分子产生的光声信号很弱，可能是由于光照产生的热量还没来得及转化为机械膨胀就已经传递给周围环境。

相比之下，纳米技术的发展和纳米平台的引入使这些缺点得到了很好的弥补，提高了造影剂的性能。首先，纳米粒子具有一定的拓扑结构，可以将染料保护起来，提高了稳定性。其次，纳米粒子具有较大的尺寸，不会很快地被生物体排出，因此在体内存留时间较长。而且，根据光声效应的机理以及一些文献报道，纳米粒子的形成也有利于光声信号的产生。此外纳米粒子还具有靶向作用。纳米粒子对生物体的靶向方式可分为主动靶向和被动靶向。主动靶向是指在纳米粒子表面修饰生物识别分子，通过生物识别作用使纳米粒子富集到生物体某一部位、某种细胞或某种细胞器上。被动靶向是指纳米粒子在体内被巨噬细胞吞噬后随生理代谢而自动富集在某一部位如肝、肾、脾。另外，对于肿瘤组织，存在一种增强的渗透保留效应(EPR)，这也是一种被动靶向效应，由于肿瘤部位不正常的组织结构形态使它对纳米粒子更加易于吸收和保留，而正常组织对纳米粒子会排斥和疏导，这样的对比反差就使纳米粒子主要富集在肿瘤部位。EPR 靶向效应在癌症的纳米靶向治疗中起到重要作用。

将染料作为疏水部分直接包覆在一层两亲分子中形成类似于胶束的纳米粒子，可以在水相中稳定存在。这种装载染料的纳米粒子构造简单、易于制备。Zhong 等将 ICG 染料用磷脂-聚乙二醇聚合物(DSPE - PEG)进行包裹，得到了水溶性纳米粒子[181]。它克服了 ICG 的水相稳定性较差、易于堆积及没有靶向性等缺点。而 ICG 纳米粒子具有如下优点：良好的生物相容性和低的生物毒性；稳定性较好、体内存留时间较长；直径约 18 nm，不易被排出且易于渗透癌症组织；PEG 保护纳米粒子不受单核吞噬细胞干扰。小鼠活体的光声成像实验证明形成纳米粒子的 ICG 光声成像效果明显强于分散的 ICG 分子。

Fan 等开发了基于苝酰亚胺染料分子的纳米粒子，可实现对小鼠脑部肿瘤光声成像，如图 3.56 所示[182]。苝酰亚胺是有机光电器件中常见的一种经典分子，具有高的消光系数，优异的光、化学和热稳定性，并且廉价易得。在苝酰亚胺分子中引入供电子的氨基，使分子的最大吸收波长红移到 700 nm 左右。利用两亲性

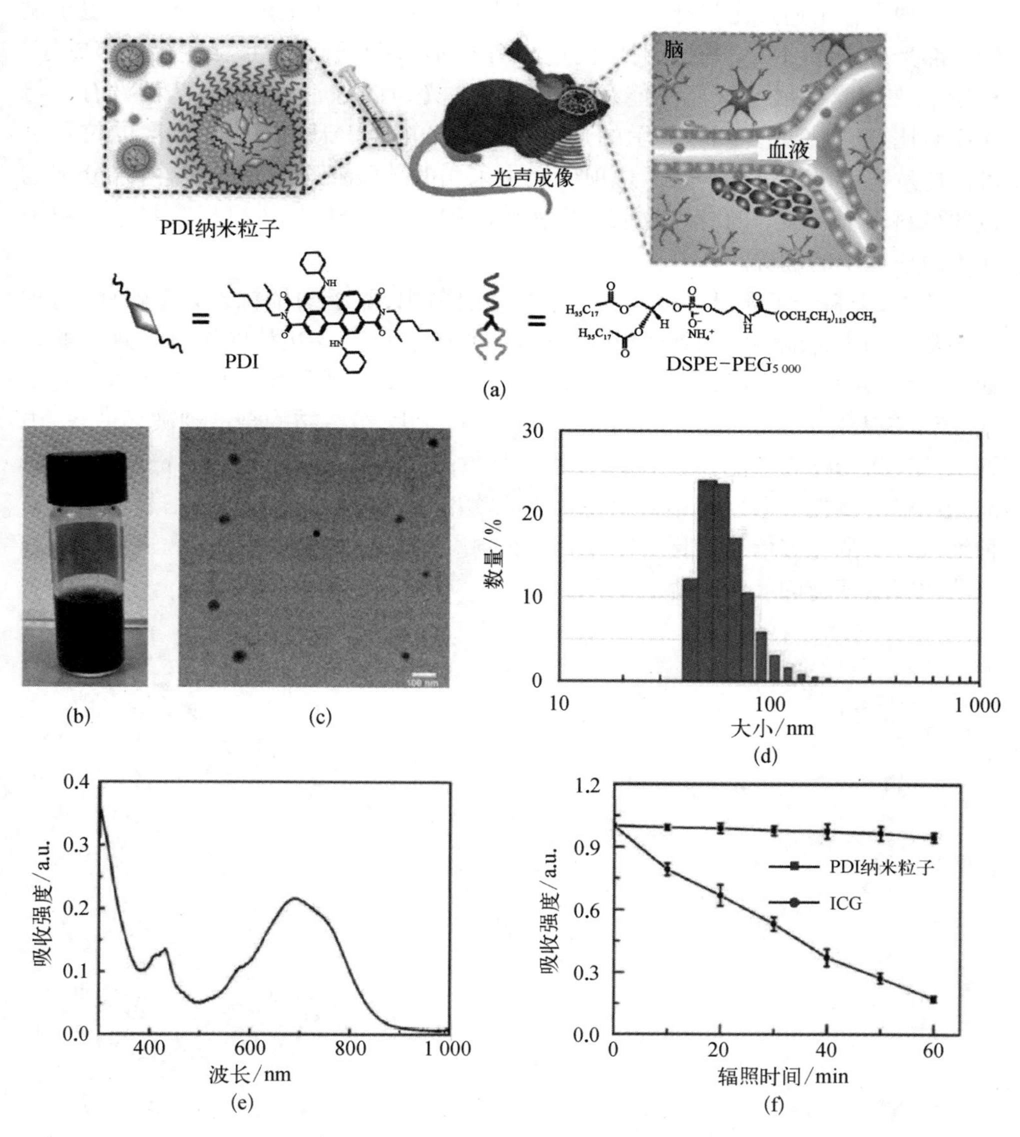

图 3.56　PDI 纳米粒子对脑部肿瘤的光声成像[182]

(a) PDI 纳米粒子对脑部光声成像的示意图；(b) PDI 纳米粒子溶液外观图；
(c) PDI 纳米粒子的电子显微镜图片(标度尺 = 100 nm)；(d) PDI 纳米粒子尺寸分布图；
(e) PDI 纳米粒子的紫外-可见-近红外吸收谱；(f) PDI 纳米粒子与 ICG 的光稳定性比较

DSPE－PEG 分子的包覆，制备的水溶性苝酰亚胺纳米粒子平均直径约为 50 nm。纳米粒子具有很好的生理和光稳定性，其在 37℃小鼠的血清液中放置 48 h，没有发现染料从粒子内漏出，经过 1 h 的激光照射，粒子的吸收强度基本维持不变，而 ICG 在光照 1 min 后几乎完全分解。

将纳米粒子通过尾静脉注射到带脑部肿瘤和健康的小鼠体内，2 h 后两组小鼠的头部光声成像图变亮，在短时间内造影剂可对健康和脑肿瘤小鼠进行脑部成像。1 天后，在肿瘤小鼠的脑部仍能观察到清晰的光声图像，而健康小鼠则没有。与 MRI 对比，证实了光声图像显示的是脑部肿瘤。并且 2 天后肿瘤更深层的位置也可以通过光声成像进行观察。这项研究中采用的苝酰亚胺稳定性好，两亲分子包覆的染料表现出很好的应用效果和生物可降解性，充分体现了有机染料纳米粒子在光声成像中的优势。

此外，染料分子还可以掺杂在一些主体材料中，赋予纳米粒子光学性能，这种结构常被用于智能响应探针的设计。Duan 等制备了 PEG 接枝的聚（β－氨基酯），如图 3.57 所示。这种聚合物具有 pH 敏感的特性，在中性条件下，聚合物具有亲水-疏水组装结构，而在酸性条件下，氨基被季铵化，组装结构会遭到破坏[183]。中性条件下将治疗癌症的药物 DOX 和近红外方酸染料共同混合在疏水链段中，这时的光声信号较强。遇到酸环境后纳米粒子散开，药物释放，同时光声信号减弱。这种纳米粒子的光声信号变化可以作为刺激响应性探针实现对特定疾病进行诊断和对药物释放情况的实时监测。

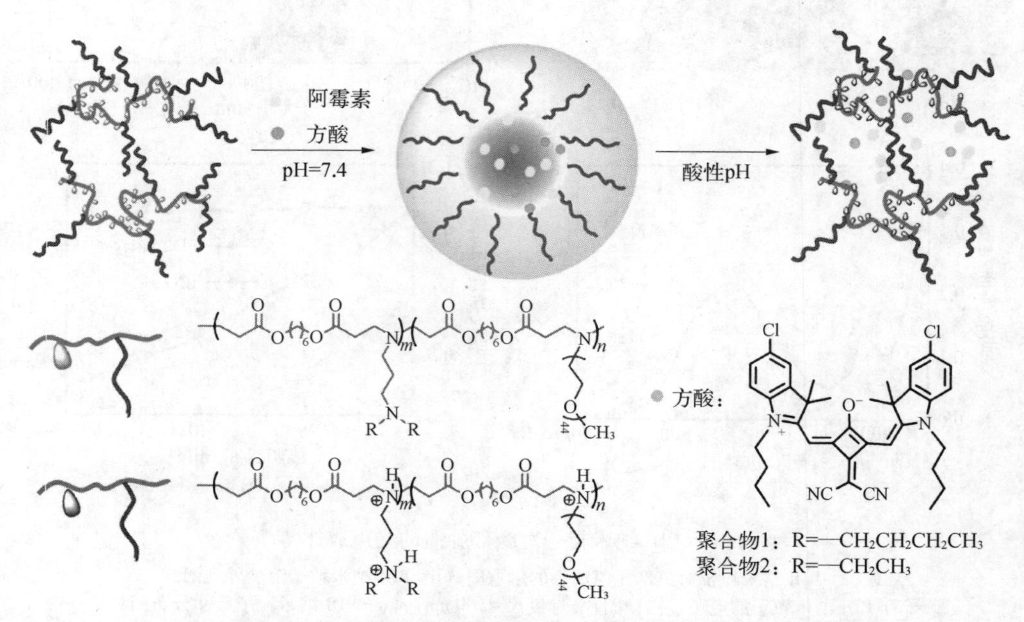

图 3.57　负载 DOX/方酸胶束的形成及酸引发胶束的解离过程示意图[182]

小分子染料有两种堆积方式：H型堆积和J型堆积，其中H型堆积为头-头堆积，吸收光谱蓝移，J型为头-尾堆积，吸收光谱红移。利用这个特点，An等制备了J型堆积聚集增强光声信号，如图3.58所示，他们将方酸染料和血清白蛋白混合后得到了两种堆积方式混合的纳米粒子，其中疏水的方酸被两亲性的蛋白保护在内部[184]。该纳米粒子直径约76 nm，多分散指数0.221，吸收光谱明显地变宽并有强的红移。小鼠的肝脏和肿瘤的光声成像研究，表明这种材料有很好的光声造影效果。同时细胞毒性测试说明这种材料毒性较低，特别是通过蛋白质来制备纳米粒子还可使材料具有较好的可降解性。

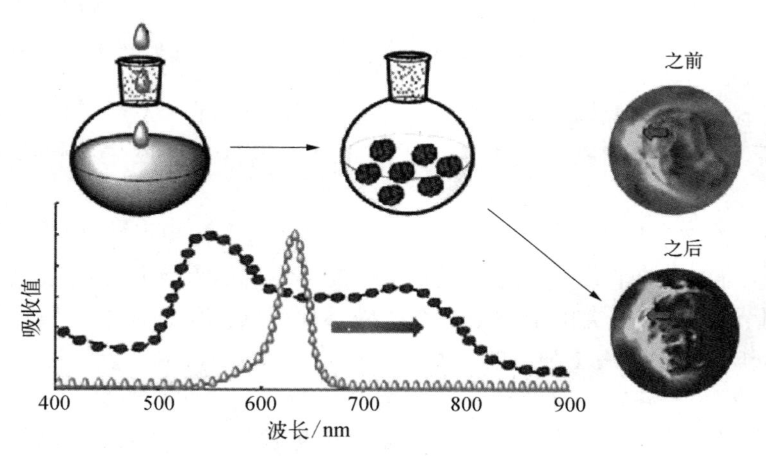

图3.58 方酸染料聚集引起光声信号增强[184]

利用组装方法将两亲性小分子制备成空心囊泡是提高材料光声信号强度的另一种方法。Lovell等首先用酯键将卟啉修饰在磷脂上，制备了一种两亲性分子，如图3.59所示[185]。该两亲性分子可以和DSPE－PEG共同组装形成空心囊泡，体系中添加的5%(摩尔百分数)的磷脂－PEG可以提高囊泡的生物相容性。通过几何计算可以知道整个囊泡由8万个两亲性分子组装而成，囊泡大小约为100 nm，由于卟啉在脂质双层中间紧密堆积，可以极大地提高囊泡的近红外消光系数和光声信号强度。囊泡中脂质-卟啉浓度的提高还可以使荧光不断猝灭，最高可猝灭1 200倍。更为重要的是这类脂质-卟啉形成的囊泡具有很好的稳定性，有报道表明此类囊泡至少可以稳定存放9个月。

因卟啉囊泡具有很强的光声信号，其对小鼠体内光声成像也可获得高对比度和高清晰度的前哨淋巴结光声图像。但是，用荧光成像的方法，无法检测到图像。随着囊泡通过EPR靶向到肿瘤组织，通过胞吞作用被分散开，卟啉分子不再紧密堆积，猝灭的荧光会被再次点亮，所以在2天之后在肿瘤部位就会出现强的荧光信号。囊泡因是由两亲性磷脂结构组成，其在进入癌细胞后主要出现在脂双层内侧和溶酶体上。尽管卟啉囊泡在生理及血液环境下十分稳定，但是进入体

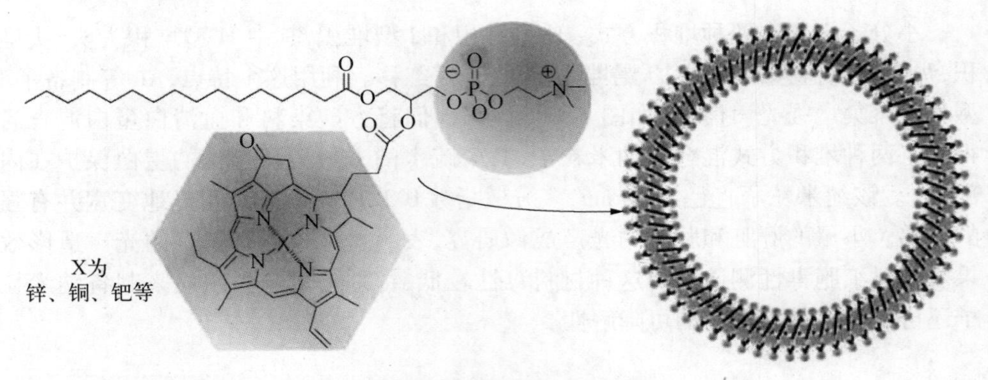

图 3.59 卟啉形成囊泡的示意图[185]

内后可很容易地被酶分解成为吡咯。并且对小鼠进行了大剂量的卟啉囊泡注射，两周后小鼠依然健康。这些事实证明卟啉囊泡具有高度生物可降解性和极低毒性。

这类囊泡纳米粒子不仅可作为一种光声信号强、生物相容性好、生物可降解性好、可搭载药物的纳米载体。同时其光学性能可以通过在囊泡中掺混其他两亲分子进行调节，并且卟啉会由于囊泡形态的破坏而改变光学性质。这些性质使该囊泡很适合作为诊疗剂用于肿瘤的诊断和治疗。

4. 共轭聚合物光声造影剂

相比于有机小分子，共轭聚合物在光声成像探针设计方面具有更多的优势。共轭聚合物具有 π 共轭的骨架，光电性质易于修饰，被广泛应用于光电器件和生物领域。大量的实验研究证明共轭聚合物具有良好的光学稳定性和生物相容性。由于聚合物拥有共轭主链，所以相比于小分子具有更大的吸收系数，即有着更强的光声造影效果。

最早用作光声成像造影剂的共轭高分子是聚吡咯，2013 年，Dai 等报道了聚吡咯纳米粒子 CP14 在小鼠肿瘤模型中的脑血管成像。他们利用聚乙烯醇作为稳定剂，三氯化铁作为氧化催化剂，在水相中合成了聚吡咯纳米粒子[186]。由于纳米粒子表面被聚乙烯醇包裹，水合粒径大约为 46 nm，所以使得聚吡咯纳米粒子可以很好地分散在水溶液中，而且在 700～900 nm 处的有很强的光谱吸收。在水溶液中利用 808 nm 的脉冲激光可以发现聚吡咯的光声信号随着浓度的增加而呈现出线性的增加。在小鼠脑部血管中，聚吡咯的光声增强效应使得血管成像变得更加清晰。实验表明，在小鼠尾静脉注射 1 h 后，小鼠血管内依旧保持着很强的光声信号，这一结果证明聚吡咯纳米粒子在小鼠体内具有很好的长期循环能力。在 15 天后再对小鼠关键组织（即心脏、肝脏、脾脏、肾脏、肺）进行毒性检测，表明聚吡咯纳米粒子并没有明显的生物毒性。因此聚吡咯纳米粒子是一种具有很好生物相容性的光声成像造影剂。

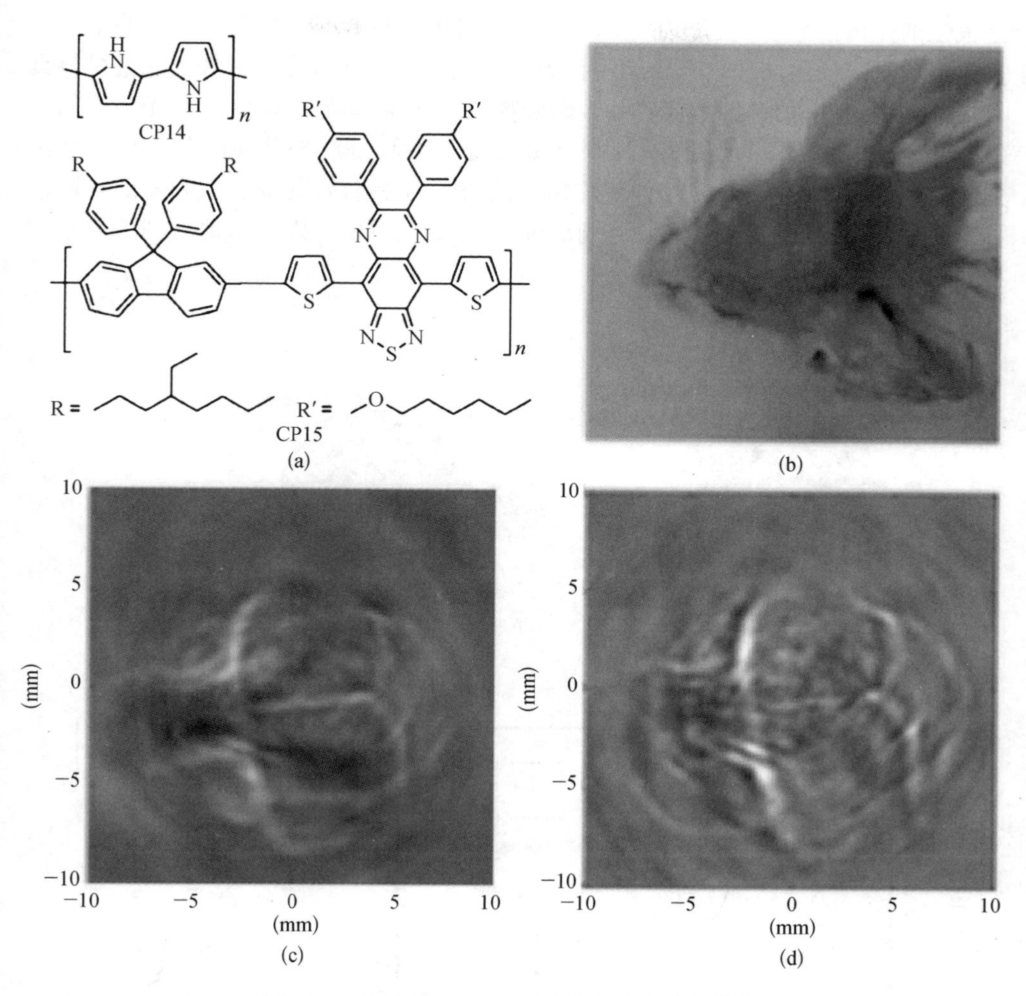

图 3.60 纳米粒子 CP14 对小鼠的光声成像[186]

(a) CP14 和 CP15 的结构式;(b) 小鼠脑部的图片;小鼠脑部分别在注射 CP14 造影剂后 5 min(c) 和 60 min(d) 时的光声成像图

聚吡咯纳米粒子为共轭聚合物作为光声成像造影剂打开了新的思路。虽然聚吡咯纳米粒子具有很好的光声造影效果,但是聚吡咯纳米粒子是通过原位聚合反应生成,很难再进一步加入功能化基团来实现造影剂的功能化。理论上讲,通过强的电子给体(D)或者电子受体(A)的相互结合,可以制备出 D－A 结构的窄带系共轭聚合物 CP15,实现共轭高分子的近红外吸收(图 3.60)。Liu 等合成出以喹喔啉衍生物为强电子受体的共轭聚合物,实现了聚合物在 600～1 000 nm 处的光谱吸收,而且通过测试得到其非辐射荧光量子效率几乎是 100 %,也就是说,此类共轭高分子可以在近红外区域吸收脉冲激光能量,进一步完全转化为热量放射出去,产生很强的光声信号[187]。DSPE－PEG 作为载体制备出粒径大约为 80 nm 的聚乙二醇包裹的水溶性的共轭聚合物纳米粒子。共轭聚合物纳米粒子相对于无机材料具有更好的稳定性，如金纳米棒和共轭聚合物被 800 nm 的近红外脉冲激光照射同样的时间后，纳米金棒呈现出熔化后的无定型态，相反，近红外共轭高分子依然保持先前的纳米粒子的状态。共轭聚合物纳米粒子由于具有好的稳定性和强的光声信号，其被用于小鼠脑部血管和脑肿瘤部位成像，通过成像可以清晰地看到小鼠脑部血管。

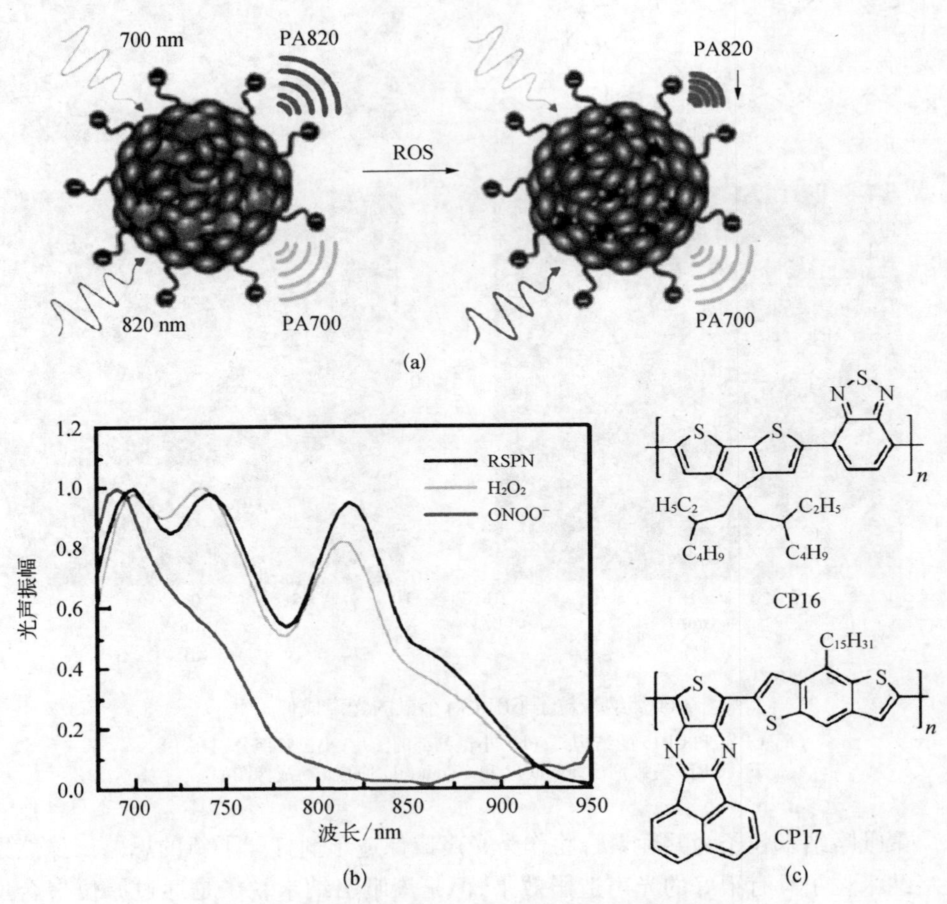

图 3.61　CP16/IR775 纳米粒子对 ROS 的检测[188]

(a) CP16/IR775 纳米粒子对 ROS 检测的示意图；(b) 在不同条件下，CP16/IR775 纳米粒子的光声图谱

Rao 课题组在此之后开发出了一系列的共轭聚合物光声造影剂并用于体外/体内活性氧物质(ROS)激活的光声成像传感器，如图 3.61 所示[188]。通过共沉淀法制备出 CP2 和 CP3 纳米粒径，用 TEM 观察粒径大约为 40 nm。与 CP3 相比，CP2 具有更窄的吸收光谱，且具有更高的光声放大效果，因此更适合被用作光声成像造

影剂。而且,在 700 nm 的激光的照射下,证明 CP2 在小鼠体内的光声信号强度是同等质量的碳纳米管以及金纳米棒的 4.0～5.8 倍。CP2 和常用的近红外染料 IR775 共混,用共沉淀法制备出的纳米粒子,分别在 700 nm、735 nm、820 nm 波长处都有相似的光声信号强度。在 $ONOO^-$ 和 ClO^- 的存在下,混合纳米粒子在 735 nm 和 820 nm 的光声信号有显著的降低,然而 700 nm 的光声信号仍然保持不变。820 nm 的光声信号明显改变的原因是 ROS 对 IR775 的快速降解。因此,$ONOO^-$ 和 ClO^- 的检测可以通过对 800 nm 和 700 nm 光声信号的比值分析来完成。因此,光声成像比率型探针的成功制备,给光声成像造影剂在临床前研究以及临床过程中生理和病理过程的转化研究打开了一个新的道路。

pH 是一个非常重要的生理学参数,许多疾病和体内细胞或组织的不正常 pH 密切相关。目前广泛使用的荧光 pH 探针主要缺点为强烈的光散射和组织自发荧光的干扰。Pu 等开发了一类基于共轭聚合物的光声探针,并成功应用于活体内的 pH 成像[189]。该探针是由共轭聚合物 SO 和 pH 敏感的小分子染料 pH - BDP 通过纳米共沉淀法制备而成。该探针中 SO 和 pH - BDP 的能级能够很好地匹配,SO 和 pH - BDP 之间可以发生 PET 效应,从而提高了 SON 的非辐射衰减,增加了光声亮度;另外,SO 和 pH - BDP 对酸性环境的敏感度不同,可以实现比率型成像。随着周围环境中酸性的增强,探针在 750 nm 的光声信号会逐渐降低,而 680 nm 信号基本保持不变,因而可以用不同波长 PA680/PA750 的光声强度值来量化环境的 pH。该探针的 PA680/PA750 的光声信号比值在 5.5～7.4 的 pH 范围内呈现出良好的线性关系。小鼠实验也表明,当尾静脉注射探针后,肿瘤部位 680 nm 处的光声信号随时间逐渐增强,而 750 nm 处的光声信号基本不变。从而证明肿瘤部位的酸性环境可以将 SON 激活,表现出对 pH 的光声成像检测。

Pu 等报道了一系列基于吡咯并吡咯二酮(DPP)的共轭聚合物的设计、制备及肿瘤光声成像应用研究[190]。该类聚合物具有高的结构稳定性和光稳定性。通过对共轭聚合物的光声-荧光-光热之间的关系进行系统的研究发现,随着聚合物主链中与 DPP 相连的供电单元的供电性增加,聚合物的荧光逐渐减弱而光热和光声信号逐渐增强。经过优化选择,最终选取了一个光声信号最强的共轭聚合物光声探针 SP4 用于小鼠肿瘤的光声成像,在尾静脉给药 2 h 后肿瘤部位的光声信号可增强到背景信号的 5.3 倍。

虽然共轭聚合物是一类优秀的光声成像造影剂,但如何从分子设计角度去提高共轭聚合物的光声强度仍是个具有挑战性的问题。Pu 等随后提出了一种“自猝灭”的方法来调控共轭聚合物的光声信号强度[191]。向 DPP -芴的共轭主链中掺杂一定量的缺电子基团苯并噻唑(BT)来增加非辐射跃迁,从而促进了聚合物的荧光发生猝灭和光热效果的提升,最终导致了光声信号的增强。实验表明该方法可使光声信号增强 1.7 倍。

3.6 拉曼光谱生物医学应用

拉曼散射(Raman scattering)效应是一种由分子振动和晶格振动导致的非弹性散射。Raman 于 1928 年在研究一束单色光穿过透明介质时首次观察到这种现象[192]。在被散射的光子中,一部分保留了原有的光频率,其余光子中包含了一部分频率发生变化的光子,即部分入射光与分子相互作用后发生了非弹性散射。其后人们又在其他介质中发现了同样的现象。随后的几十年中,特别是激光器发明以后,拉曼光谱逐渐得到深入的研究,并在多个领域得到推广及应用。

由于拉曼光谱可以“指纹”标记特定的化学基团,通过对不同入射光频率的拉曼散射光谱分析可以得到分子振动、转动的相关信息,并应用于分子结构研究。拉曼光谱与红外光谱比较类似,红外光谱主要是由于分子偶极矩变化导致的结果,而拉曼光谱则是分子极化率变化诱导的。虽然它们都是反映分子中原子振动与转动的信息,且在分子结构分析中拉曼光谱与红外光谱通常是相互补充的。但是,在针对实际样品的检测应用中,传统的红外光谱检测手段易受到水溶液的背景干扰,测量过程相对复杂。而水的拉曼光谱非常弱,拉曼光谱可以直接应用于含水样品的检测[193]。另外,拉曼光谱与其他光谱相比来说是一种非侵入式的技术,不会对样品造成破坏,适合用于研究珍贵样品[194]。拉曼散射峰非常窄,也可以适用于同时研究复杂样品中的多种组分[195]。拉曼光谱已经成为一种常规的化学成分表征手段。尤其是对于生物样品来说,拉曼光谱不需要特殊的样品制备步骤,并具备无损测量的优势,是一种非常理想的光谱分析检测手段,因此得到了广泛的研究与应用。

多数分子的拉曼散射截面一般都很小(约 10^{-30} cm^2/分子),分别只有红外和荧光过程的 $1/10^6$ 和 $1/10^{14}$,这种固有的低响应性限制了拉曼光谱在多个领域的广泛应用,特别是生物医学领域[196]。表面增强拉曼散射(surface enhanced Raman scattering, SERS)可通过将分子吸附在粗糙金属或金属溶胶颗粒表面以获取比普通拉曼散射增强的信号,其强度增加可达数个数量级之多。这一优势使表面增强拉曼散射在被发现以后的几十年中得到了快速且全面的发展,在物理、化学、材料、生物、医学、考古、环境等领域都得到了越来越广泛和深入的应用。近年来,拉曼成像(Raman imaging 或 Raman mapping)技术受到了较大的关注。通过集成大尺度、多采集点的拉曼光谱数据,拉曼成像得到的已经不再只是一幅简单的光谱图,而是对一个选定区域整体的、统计的描述。它所呈现出来的伪色图像,能够直接地反映样品内目标物的分布、浓度,并能实现对目标物的实时监测。基于表面增强拉曼光谱的表面增强拉曼成像技术随之出现,它继承了拉曼成像的诸多优点,并进一步提高了信号强度,从而缩短了成像时间,使得在生物影像分析中定位病变细胞等成为可能。

本章节内容以拉曼成像技术在生物成像领域的诸多进展为主线,对拉曼散射的原理、应用及研究进展进行了探讨。

3.6.1 拉曼光谱原理

1974年,Fleischmann首次发现粗糙银电极表面上吸附的吡啶分子的拉曼散射强度有异常的增强,增强倍数达到10^4～10^6倍,即表面增强拉曼散射[197]。最初Fleischmann等认为是电极的粗糙化引起了表面积的增加,相应吸附样品分子的数目同步增加所致。1977年,Jeanmaire等和Albrecht等分别研究发现,表面粗糙化处理后银电极的表面积增加了约10倍,但吡啶分子的拉曼散射强度却增加了10^5～10^6倍[198-199],这和Fleischmann等所认为的增强原因是不相符的。据此他们指出这是一种与粗糙表面相关的表面增强效应,并称之为表面增强拉曼散射(SERS)效应,从此引发了科学界在SERS光谱领域的深入基础研究和理论研究,并打开了拉曼光谱技术的广阔应用之门。与荧光不同,拉曼效应并不吸收激发光,因此不能用实际的能级来解释,而可以用虚能级的概念来解释,图3.62是拉曼效应的一个简化能级示意图。

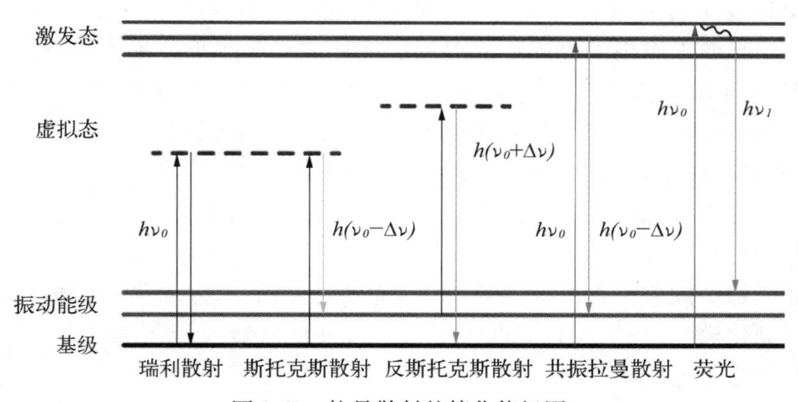

图3.62 拉曼散射的简化能级图

当一束光照射在介质上,少数光子会被该物质的原子或分子散射出去,被散射的光子中绝大部分会以原有的频率散射,光子散射前后没有发生频率变化,这部分散射属于瑞利散射;还有极小部分散射出去的光子频率发生了或大或小的改变,称为拉曼散射。如图3.62所示,基态分子被入射光子激发而跃迁到虚能级,虚能级上的分子不稳定,很快又跃迁回基态,从而释放出能量为$h\nu_0$的光子,即瑞利散射过程,与荧光(10^{-6}～10^{-8} s)相比,拉曼散射过程很短(10^{-14} s);虚能级上的分子还可以跃迁到振动激发态上,释放出能量为$h(\nu_0-\Delta\nu)$的光子,即斯托克斯散射过程;如果分子处于振动激发态上,被光子激发跃迁到虚能级上继而又回到基态,则释放出能量为$h(\nu_0+\Delta\nu)$的光子,即为反斯托克斯散射过程。共振拉曼散射(resonance

Raman scattering, RRS),以分析物的紫外-可见吸收光谱峰的邻近波长作为激发波长,样品分子吸光后跃迁至高电子能级并立即回到基态的某一振动能级,产生共振拉曼散射。对于共振拉曼散射的研究,需要仔细挑选激发波长,使得激发光子能量与某个电子跃迁的能量相等或者相近,一般而言该激发波长位于紫外-可见吸收区域。这种共振将导致拉曼散射的强度增大 $10^2 \sim 10^6$ 倍,检测限可达 10^{-8} mol/L。因此,利用共振拉曼光谱检测限会更低,测量时间也会显著减少。然而,由于激发光子能量与紫外-可见吸收一致,与常规拉曼光谱相比,共振拉曼光谱的荧光背景也会更加显著,荧光干扰问题也更难以处理。

3.6.2 表面增强拉曼光谱原理

自 Fleischmann 等 1974 年发现 SERS 现象至今已有近 50 年,近年来关于 SERS 的基础及理论研究已开展了大量的工作,但学术界对于增强原理仍存在诸多争论。经过长期的研究探索,目前,对 SERS 的增强原理广为认同的理论是金属表面对入射光电场和分子的极化率的影响而产生表面增强效应。根据拉曼增强理论,拉曼散射强度正比于分子感应偶极矩模(即极化强度)的平方,而 $P = \boldsymbol{\alpha}E$, 其中 $\boldsymbol{\alpha}$ 为分子极化率张量,E 是拉曼分子所处环境的电场强度。根据这个关系,可知拉曼散射的增强一定来源于作用于分子上的电场的增加或者分子极化率的变化。基于此,已有的解释 SERS 效应的机制大致可以分成两类,分别是基于电场 E 增大的电磁增强和针对分子极化率张量 $\boldsymbol{\alpha}$ 变化而提出的化学增强模式[200-206]。通常认为 SERS 增强是物理增强与化学增强两种作用叠加的结果。

通过电磁增强机制可以获得 $10^4 \sim 10^{10}$ 倍的信号增强[207],SERS 的物理增强机制主要源于三种效应:

表面镜像场效应。表面镜像场效应是较早提出的电磁增强类模型之一,随后也提出了简化模型,如果摒弃点偶极子近似或介电常数局域化的假设。该理论假定金属表面为理想镜子,吸附分子在入射光作用下为振动偶极子,认为拉曼信号增强来源于吸附分子与金属平面间的电磁相互作用所引起的散射截面的增加。对于理想导体,镜像场作用可以达到 16 倍的总增强效应。大多数的观点认为,镜像场作用对于 SERS 并不是一个重要贡献,它是极短程效应,同时将多极分子也简化成偶极子,所以仅能解释部分表面增强因子。

避雷针效应。粗糙金属粒子表面形状各不相同,某些粒子或粒子某些部位(如狭长椭球粒子的顶点或扁平椭球粒子的腰部)的曲率半径非常小,这些地方电荷密度很高,形成很强的局域表面电磁场分布,一般将这种 SERS 的电磁增强效应称之为避雷针效应。这直接导致了粗糙金属表面的尖端或间隙处的拉曼信号得到增强,这些区域可以称之为"热点"。在热点区域,所有分子的拉曼信号都将得到增强[207],因此也称为"热点"效应。为获得表面增强拉曼信号,"热点"电磁增强技术已经被广泛应用,并成为获得高性能 SERS 活性基底的必要步骤。

表面等离子共振。引起电磁场增强的因素有很多种,其中被大多数研究人员所接受的是局域表面等离子激元共振(LSPR)模型[208]。该模型认为,入射光照射到具有一定表面粗糙度的类自由电子金属表面时,自由电子吸收入射光子能量后会偏离平衡位置产生集体的振荡而形成表面等离子体,粗糙金属表面形成的等离子体被激发到高的能级并局限在表面区域。当光线入射到由金属构成的纳米粒子上时,如果入射光子频率与粗糙金属表面如金属纳米粒子或金属岛中传导电子的整体振动频率相匹配时,金属纳米结构会对光子能量产生很强的吸收作用,进而形成局域表面等离子共振效应(图3.63)。局域表面等离子共振使金属表面的电磁场获得显著增强,由于拉曼散射强度与分子所处光电场强度的平方成正比,因而吸附在金属表面的分子的拉曼散射获得显著增强[209]。

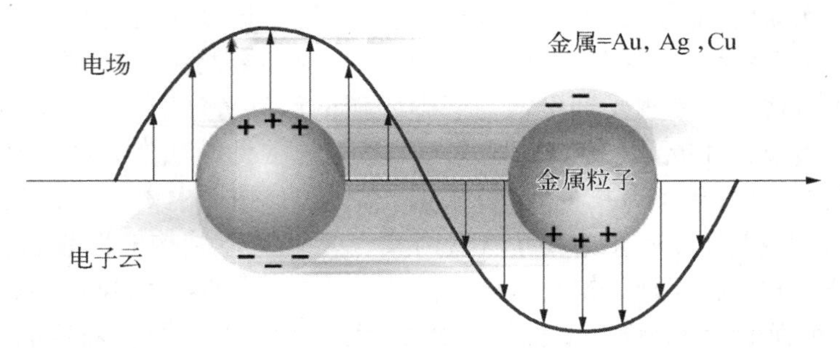

图3.63　球形金属纳米粒子局域表面等离子激元共振示意图[208]

有时表面增强拉曼光谱的形成并非单一模型可以解释,也要考虑多种模型同时存在的可能,Li等采用FDTD建模计算了球-球、尖角-球、尖角-尖角等模型的电磁增强作用,结果表明尖角的存在可以极大地增强SERS的信号强度[210]。Zhang等也在后续的实验中构建了类似于尖角-球的实际模型,并对比了不同尺寸尖角、不同直径纳米粒子间的拉曼增强效应,与理论计算结果相吻合,表明在某些条件下,需要同时采用避雷针效应或“热点”效应共同解释其表面增强拉曼光谱的成因[211]。

同时,研究SERS过程中许多无法用电磁场增强解释的实验现象,例如,许多体系表面吸附分子的SERS强度往往为所加电位的函数;同一金属表面有相同对称性的分子(或相同拉曼散射截面),它们的增强因子却有很大的不同。研究者认为此时化学增强机制在SERS中起重要作用。

化学增强机制主要研究吸附物质和金属表面成键以及相互作用,可归因于被分析物和金属表面间的电子耦合效应改变了分子的极化率,或界面分子与受激界面金属原子间电荷跃迁过程相互作用而形成了拉曼散射中的表面共振媒介所造成的。化学增强主要受金属表面电势的影响[212],通过该机制可获得约100倍的信号增强[213]。

3.6.3 拉曼光谱成像技术及生物医学应用

生物深层组织的成像一直以来都是生物医学领域的难题,研究者们过去常常将目光锁定在荧光标记成像方法或高亮度量子点的应用[214]。然而生物组织表层的自发荧光非常弱,限制了探测深度,也不利于分辨率的提高。量子点虽可实现高效的荧光标记,却具有较高的生物毒性[215]。拉曼光谱与SERS纳米标记的组合在一定程度上克服了上述缺陷。拉曼光谱特征峰的位置、强度和线宽可提供构成物质分子振动、转动方面的信息,从而反映出不同的化学键和官能团,因此拉曼光谱已成为研究物质分子结构的有效手段[216-217]。近年来,拉曼光谱成像技术已经在生物传感、物质分析等领域取得了长足的发展。由于拉曼光谱成像技术不仅具有对活体组织无损伤、非侵入、无电磁辐射等特点,基于拉曼光谱的拉曼光谱成像技术已经可用于活体生物组织的显微结构分析、特性参数测量及疾病的诊断,因此,拉曼光谱成像技术越来越受到生物与医学领域的广泛关注[218]。拉曼光谱成像技术是拉曼光谱技术和成像技术的有效结合,其中的常见的成像方法是在样品表面上进行逐点扫描,收集各点拉曼光谱,根据光谱信息进行图像重构,最终获得拉曼图像[219-220]。拉曼光谱成像技术可以重构具有三维立体结构的图像,能够在空间上对目标进行分析和识别。拉曼光谱成像技术与其他光学成像技术相比较拥有独特的优势:很强的分子特异性,无需对样品进行标记,制样简单,对样品无损伤,尤其在对含水量大的样品的检测上优势明显[221]。

近红外区SERS纳米标记制备技术的迅速发展,在生物深层组织成像方面表现出了巨大的应用潜力[222-226]。拉曼光谱成像技术通常需要依赖在样品中加入拉曼标记分子,常用的共轭有机光电子材料包含了多种小分子(如4-5巯基苯甲酸-4-MBA、罗丹明-RhB等)、高分子材料、碳材料等,我们将在本节详细介绍各类拉曼标记分子用于拉曼光谱成像的原理及应用。

1. 小分子拉曼标签

在生物标志物检测中,为了获得高强度的拉曼信号,通常需要利用复杂的组装手段构建大量热点。与此同时,虽然拉曼探针分子的信号强度与对比度也是拉曼生物检测应用的关键因素之一,但却很少有在此领域针对拉曼基底分子开发的相关研究。部分文献报道了开发新型的拉曼染料以实现高对比度的拉曼信号分析检测手段[227-229],但这些结果大部分拉曼散射峰集中在小于1 800 cm^{-1}的指纹区域,这些峰很有可能与来自生物体的内源性分子的复杂拉曼散射峰重叠,特别是当内源性分子与拉曼标记分子位置靠近时[195,230],重叠的信号很难被完整地区分出来,这就将影响到检测手段的精确度。但是,肿瘤标志物的含量一般很低,在临床诊断、分期和治疗过程中对传感检测的灵敏度与准确度具有非常高的要求,因此,需要同时开发高灵敏度和低背景干扰(或称为高信号-背景比,SBR)的生物传感器。

开发具有增强、独特的拉曼响应的活性材料，尤其是拉曼散射特征峰位于拉曼静默区（1 800～2 800 cm^{-1}）的，对于具有高空间分辨率的活细胞的分子成像研究非常重要。Sodeoka 等合成了一系列含有炔类基底分子（包括—C≡C—、—C≡N和—N≡N 等），并将其用于拉曼散射光谱研究（图 3.64），其拉曼散射峰主要位于2 111～2 219 cm^{-1}之间，这些拉曼散射峰刚好位于细胞静默区间内，采用这些分子作为拉曼基底可避开内源性生物分子的本征拉曼散射峰干扰，从而有效提高拉曼光谱成像的信噪比[231]。他们采用该类非荧光探针，首次成功实现了活细胞内小分子的多色成像，区分出磷脂与纳米粒子在活细胞中的分布情况，这一研究结果为开发新型的炔类拉曼标记分子提出了新的设计思路。Liu 等合成了含有炔烃的共轭小分子拉曼标签，利用其两端的巯基自组装形成金纳米粒子二聚体结构，对比了多种拉曼标签分子在该二聚体间的热点处产生的 SERS 信号，并利用这些 SERS 标记进行了高清晰的肿瘤细胞成像与临床相关组织中唾液酸（SA）的表达分布研究[232]。合成的新型拉曼标签不仅长度为 1 nm 左右，此时热点内电磁场最强，刚好可用于构

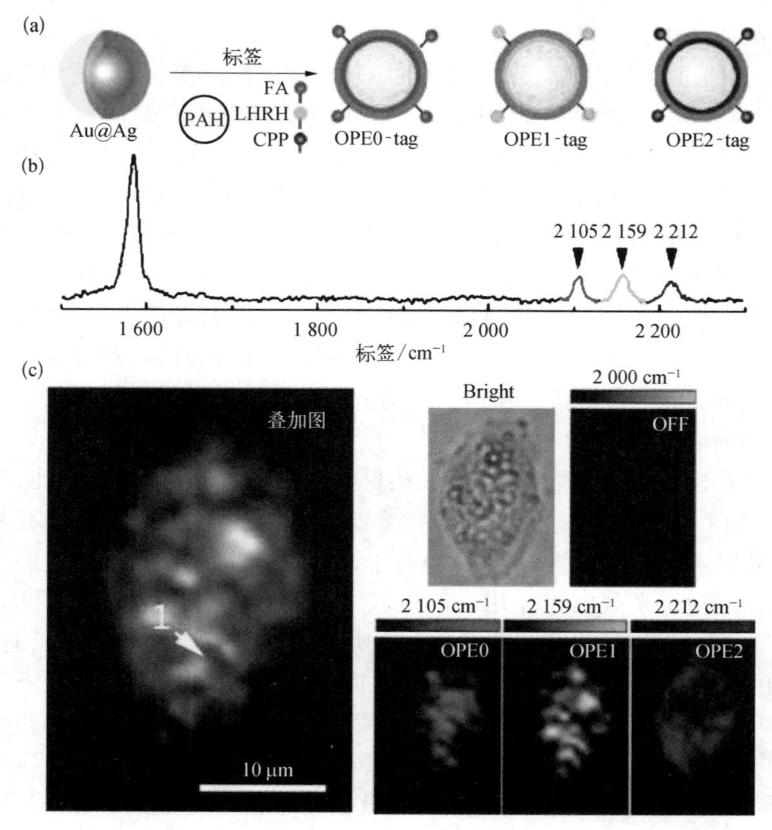

图 3.64　炔基标记的核壳结构多色拉曼光谱成像探针开发与应用[231]

（a）多色拉曼探针制备原理；（b）多色混合探针拉曼光谱图；（c）多色拉曼探针用于细胞成像研究

建拉曼增强的最强热点;同时,其特征拉曼散射峰位于 2 210 cm^{-1}的细胞拉曼静默区,从而获得没有背景干扰的高对比图像。

Hu 等合成制备了一系列基于 4 -乙炔基苯硫醇的衍生物,并考察其作为拉曼光谱标记分子时炔基的拉曼散射光谱,发现散射峰全部位于 2 100～2 300 cm^{-1}范围内,并可根据需要连接不同的功能基团对其峰位置进行精确地调控[230]。由于该标记分子一端带有巯基,易于通过 Au - S 键共价结合在 Au@Ag 纳米粒子表面。因此选取具有代表性的三个探针分子(拉曼散射峰分别位于 2 105 cm^{-1}、2 159 cm^{-1}和 2 212 cm^{-1})分别对 Au@Ag 纳米粒子进行表面修饰后进一步用聚烯丙胺包封,利用其表面—NH_2进行 EDC 反应,分别连接叶酸(FA)、促黄体激素释放激素(LHRH)和富含精氨酸的多肽链($CALNNR_8$)。将三者按一定比例混合后可构成三色拉曼复合探针,可直接用于 HeLa 细胞的多色成像,精确标记并获取细胞膜中叶酸受体和促黄体激素释放激素受体的分布图像。这一结果表明,当复杂环境条件下产生强烈的低波数区(<1 800 cm^{-1})的光噪声不可避免时,利用生物静默区进行多色 SERS 成像和多重传感是更有效的解决方案。

2. 共轭高分子拉曼探针

Wang 等通过对比共轭高分子主链的苯环间嵌入碳碳单键、双键和三键的拉曼光谱发现,炔基基团与刚性主链中离域 pi 共轭结构构成的重复炔基单元也可以展示出显著增强的位于拉曼静默区的炔烃振动信号(图 3.65)[233]。这是由于共轭聚合物的含炔骨架含有大量的 pi 共轭,这有利于增强拉曼散射信号,并且炔基基团结合到两个芳环中间,可有效提高炔烃振动引起的拉曼散射强度。他们基于水溶性阳离子聚亚苯基亚乙炔基衍生物开发的共轭聚合物纳米粒子,在其表面采用细胞穿透肽 Tat 进行功能化后,在细胞的拉曼静默区显示出强信号,显著增强了拉曼成像的对比度。这一结果显示共轭高分子材料在增强拉曼散射和生物成像领域的应用同样具备优秀的发展潜力与研究价值。

3. 碳材料拉曼探针

与常规有机拉曼活性染料分子(如花青染料和罗丹明衍生物)相比,单壁碳纳米管(SWCNTs)拉曼标记显示出明显的优势[224-234]。由于 SWCNTs 没有复杂的多重拉曼峰和强荧光发射背景,光谱简单易于识别,且散射光谱信号强度较高。因此其拉曼光谱中由于光致发光作用而产生较大的斯托克斯位移(对于 785 nm 激发下,SWCNTs 的大于900 nm 荧光发射)的荧光背景干扰可被有效规避。同时,SWCNTs 的近红外拉曼散射光谱峰单一,可以进行简易的光谱积分,而不需要复杂的算法[235-236]。此外,SWCNTs 的拉曼信号稳定性好,不会在各种成像条件下猝灭或漂白[237]。除了利用同位素改变碳纳米管的拉曼 G 峰位移外,SWCNTs 的径向呼吸模型(RMB)拉曼峰位置呈现出系统的直径依赖性[238],通过调整 SWCNTs 的手性/直径可能会获得更多的拉曼颜色[239-240]。此外,结合表面增强拉曼散射(SERS)技术可以进一步增强其拉曼散射信号,提高检测灵敏度或缩短成像时间[241-242]。

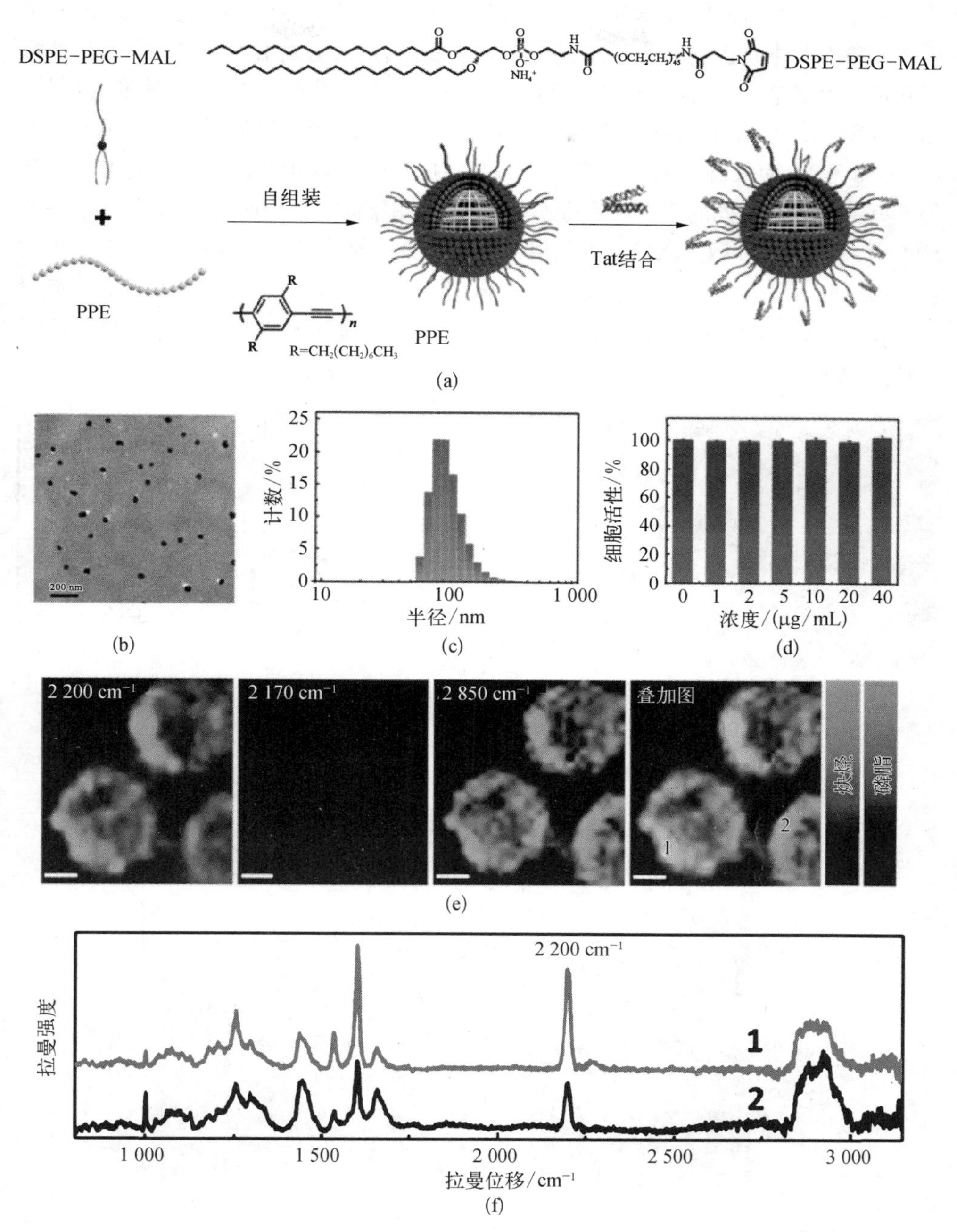

图 3.65　Tat - PPE 纳米粒子制备原理、表征与生物细胞 SERS 光谱成像[233]

(a) DSPE - PEG - MAL 和 PPE 自组装及靶向偶联原理；(b) Tat - PPE 纳米粒子 TEM 图；(c) Tat - PPE 纳米粒子 DLS 分布图；(d) Tat - PPE 纳米粒子细胞毒性结果；(e) Tat - PPE 纳米粒子用于细胞 SERS 光谱成像研究；(f) 图(e) 中微区拉曼光谱图

对于单个 SWCNTs,如果可见光或 NIR 激光频率足够接近其 E_{11} 或 E_{22} 能级,则会引发 SWCNTs 中自由电子跃迁,该电子并不能稳定存在,会发射出增强的共振拉曼散射光重新返回基态。大部分 SWCNTs 样品是具有不同手性(n, m)的纳米管群体。因此,SWCNTs 样品中仅有一部分 SWCNTs 具有可与激光能量相匹配并产生共振的 E_{11} 或 E_{22} 能级,而来自其他纳米管群体的非共振拉曼信号相对较弱。不同方法制备的 SWCNTs 具有不同的手性和直径分布。例如,用高压一氧化碳(Hipco)法制备的 SWCNTs 在 785 nm 激光激发下表现出强烈的拉曼散射信号,因为该样品中包含了大量的(10,5)、(9,7)或(11,3)单壁碳纳米管,其共振能级 E_{11} 或 E_{22} 受激发所需的能量刚好在 785 nm 附近[243]。SWCNTs 具有多个拉曼峰,通常 SWCNTs 拉曼光谱中最强的特征峰分别是径向呼吸模型(RBM)和切向 G 带产生的(图 3.66)。发生在

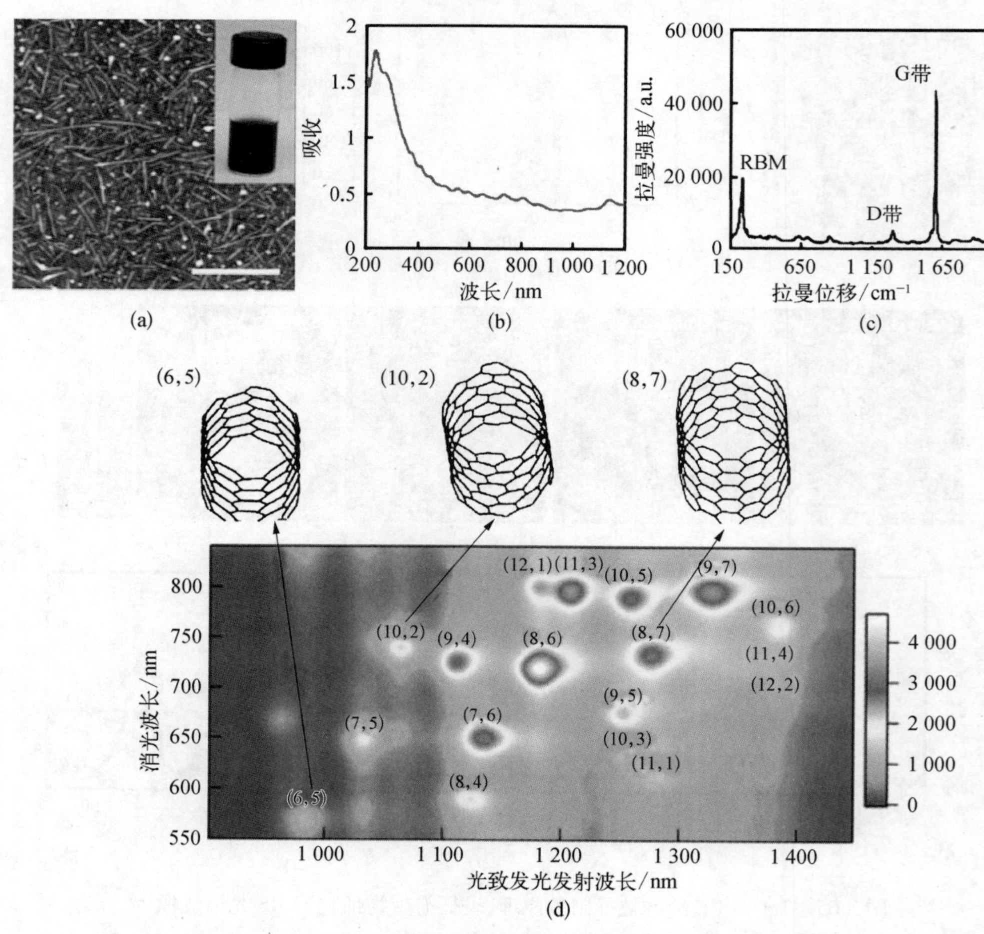

图 3.66 SWCNTs 的光学性质与成像研究[243]

(a) SWCNTs 的 AFM 图像及水溶性研究(插图)结果照片;(b) SWCNTs 紫外-可见吸收光谱图;(c) SWCNTs 拉曼光谱图;(d) 2D 激发-发射光谱图像

100 cm^{-1}至300 cm^{-1}之间的波数下的SWCNTs的RBM峰对应于纳米管“呼吸”振动,即碳原子在径向方向上的振动,振动能量(RBM峰值位置)由纳米管的直径决定。在1 580 cm^{-1}附近的G带峰归因于石墨面中碳原子的切向振动。与RBM峰不同,SWCNTs的G带峰受纳米管直径的影响较小。SWCNTs的特征拉曼峰(RBM和G带)已用于生物系统中的拉曼成像研究。

Heller等在2005年首次报道了活细胞中基于SWCNTs的拉曼成像。以785 nm激光作为拉曼光谱的激发源,Hipco SWCNTs被DNA功能化后可用于与3T3成纤维细胞和成肌细胞干细胞孵育的研究[237]。细胞的拉曼成像结果表明,在细胞内高的SWCNTs拉曼信号,同时SWCNTs也表现出超高光稳定性(比有机荧光染料或NIR量子点提高多个数量级),这一结果直接证明了纳米管的SERS可直接成像的能力,不需要采取额外的荧光标记,且可长期追踪并成像SWCNTs在生物系统中的分布。SWCNTs荧光和拉曼RBM探针用于研究小鼠活体3T3细胞摄取SWCNTs的分布,给研究者们留下良好的印象而被广泛应用。Liu等在后续的研究工作中,采用离体拉曼光谱检测方法来追踪SWCNTs在小鼠体内长达三个月的生物分布,进一步验证了这一观点[244]。

在另一项研究中,人们研究了用SWCNTs标记人类间充质干细胞。Li和Liu的课题组使用聚乙二醇和蛋白质对SWCNTs进行表面功能化,使之更容易进入细胞[245]。将之与干细胞孵育后可以在干细胞中观察到强烈的拉曼散射现象。随后的研究中,研究者们将标记的干细胞注射到活体小鼠体内,可实现活体内少量干细胞的高灵敏检测。2012年,Wang等用贵金属纳米粒子(Ag和Au)进一步功能化DNA包覆的SWCNTs,并修饰PEG以增加其水溶性与稳定性,最后在其表面连接叶酸衍生物实现针对KB癌细胞的靶向[246]。该材料进入活体后,利用IR激光的高穿透性能,可以获取深层活体内肿瘤细胞的拉曼成像。同时通过用808 nm激光照射成功证明了含SWCNTs癌细胞可以被选择性地光热消融。

值得一提的是,单壁碳纳米管具有窄半宽拉曼G带峰,半峰全宽小于2 nm,非常利于开发高精度的多色成像方法。而荧光分子在近红外区第一窗口范围内一般具有较宽的荧光发射光谱,因此荧光成像几乎无法实现具有近红外区第一窗口范围内的多色成像研究。在拉曼成像中,激发光谱(785 nm)和散射光谱(892～897 nm)都在近红外区窗口中,其具有低组织吸收和自发荧光背景。Dai等在纳米管合成过程中通过调整$^{12}C/^{13}C$的比例,获得了多达5种不同拉曼“颜色”的SWCNTs[图3.67(a)和(b)][247]。然后,针对具有不同受体表达的五种类型癌细胞(MDA-MB-468、BT474、LS174T、Raji和U87MG),分别在SWCNTs表面连接相应的特异性靶向分子,将五色探针混合在一起后与肿瘤细胞共孵育用于拉曼成像研究,实现由五种同位素改性的SWCNTs拉曼探针标记的细胞的五色拉曼成像[图3.67(c)]。将这一探针应用于体外肿瘤切片样品中多色拉曼分子成像,可观察到体内肿瘤(LS174T结肠癌细胞)生长过程中表皮生长因子受体(EGFR)表达水平的显著上调[图 3.67(d)],肿瘤组织中的 LS174T 细胞共定位成像结果显示的为高水平的 EGFR/Her1(颜色 1)和 CEA(颜色 3)受体。通过拉曼染色(颜色 5)显示整合素 $\alpha_v\beta_3$表达在肿瘤血管上。但这些肿瘤细胞在细胞培养基中生长,并未用于种植活体肿瘤时,LS174T 细胞上没有发现明显的 EGRF/Her1 表达。这一结果显示,体外实验与实际样品间存在一定差异,这为临床前应用提供了重要的表征手段与科学依据。

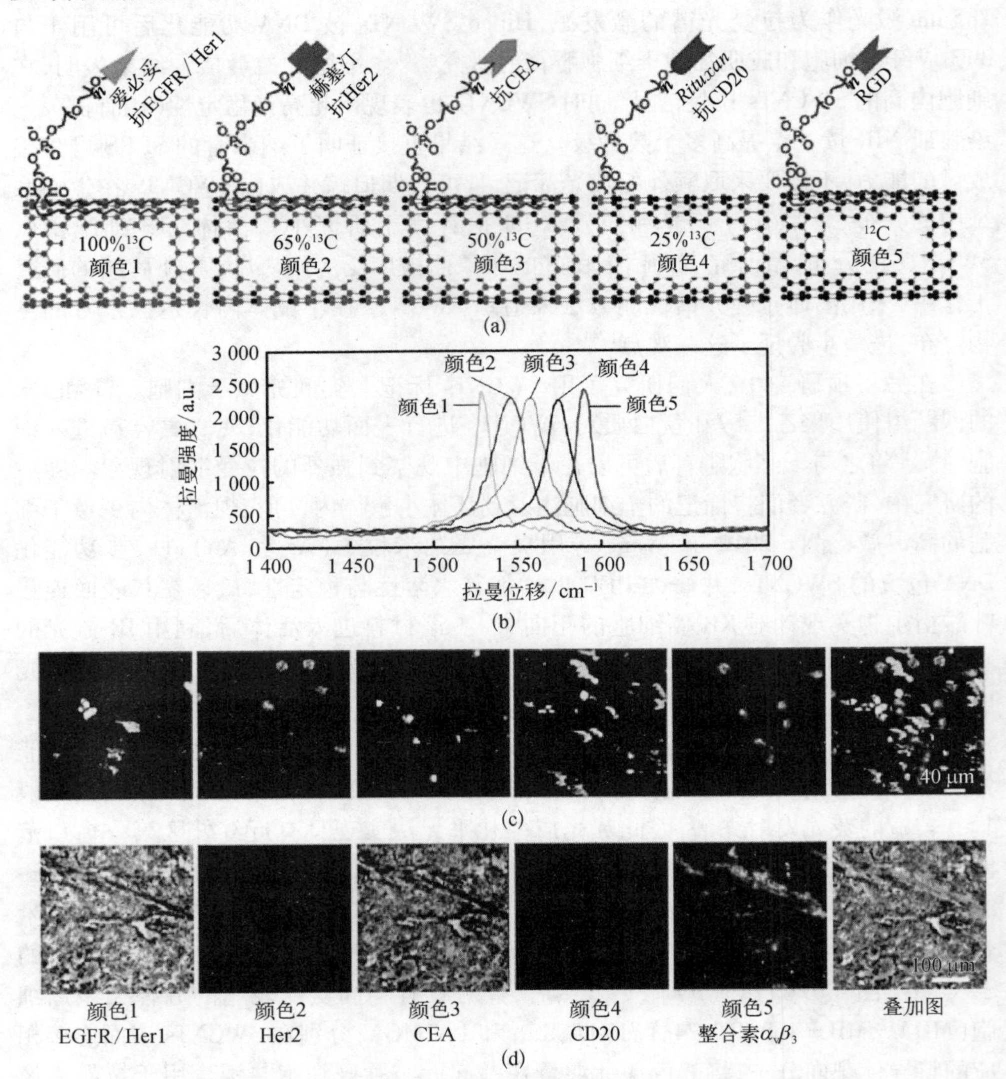

图 3.67 SWCNTs 用于多色拉曼细胞成像研究[247]

(a) ^{13}C 不同掺杂量且偶联不同靶向分子的 SWCNTs 拉曼探针结构;
(b) 图(a)中相应 SWCNTs 探针的拉曼光谱;(c) 多色拉曼成像用于细胞成像;
(d) 多色拉曼成像探针用于组织中不同细胞标记

除了体外细胞成像之外，Gambhir 课题组已经实现了活体动物中 SWCNTs 的体内拉曼成像(图 3.68)[248-249]。他们将 DSPE－PEG 修饰的 Hipco SWCNTs 探针偶联 Arg－Gly－Asp(RGD)肽进一步功能化，从而可用于靶向识别肿瘤血管系统和 U87MG 人类胶质母细胞瘤癌细胞上过表达的整联蛋白 $\alpha_v\beta_3$受体。U87MG 荷瘤小鼠通过静脉注射 SWCNTs－RGD 复合物后，可直接在改进的 Renishaw 拉曼显微镜下进行全小鼠拉曼成像。得到的拉曼图像揭示了 SWCNTs 在肿瘤中的分布水平的动态信息。这一结果与早期研究得到的正电子发射型计算机断层显像(PET)结果一致。

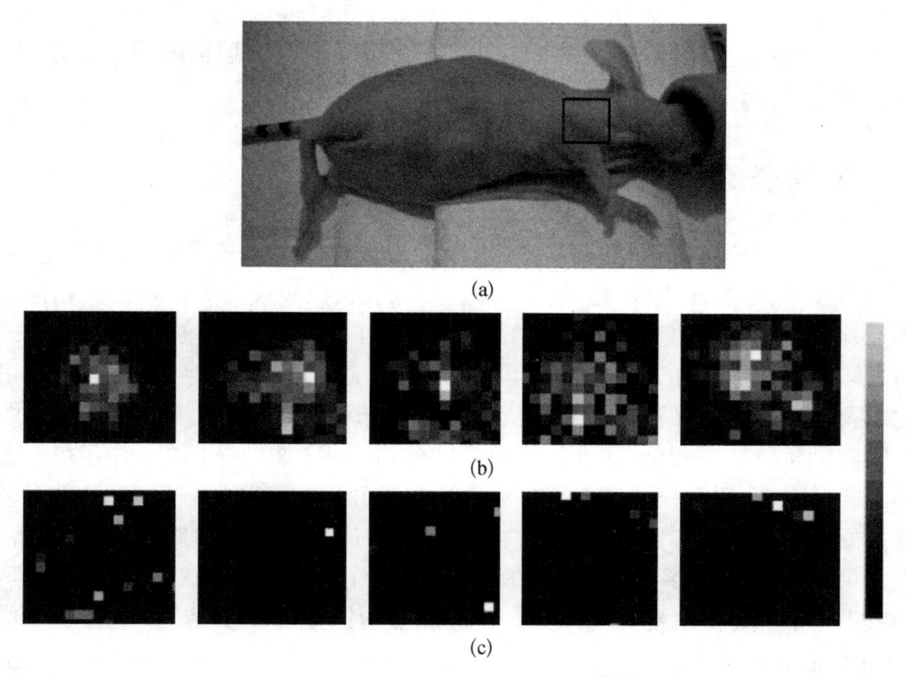

图 3.68 SWCNTs 活体拉曼成像[248]

(a) 肿瘤模型的活体明场照片；(b) 肿瘤区域拉曼光谱成像图；(c) 肿瘤区域 PET 成像图

SWCNTs G 带模型中碳-碳键振动的频率取决于原子质量。将碳同位素从^{12}C变为^{13}C，可以改变 SWCNTs 拉曼 G 带峰的位置[250-251]，将拉曼位移降低62 cm^{-1}。此外，SWCNTs G 带频率会随着纳米管中^{13}C 同位素含量的变化而移动。利用同位素对 SWCNTs 进行改性实现了多色拉曼成像。Liu 等采用化学气相沉积法(CVD)合成纯^{12}C、纯^{13}C 和混合$^{12}C/^{13}C$ 的单壁碳纳米管，发现其 G 带拉曼峰分别位于 1 590 cm^{-1}、1 528 cm^{-1}和 1 544 cm^{-1}，从而可以被用作多色拉曼成像的三种不同的拉曼“颜色”[252]。这些纳米管表面进行功能化后连接三种不同的靶向配体，可以选择性识别癌细胞上的特定受体并特异性结合在细胞表面。通过共焦拉曼显微镜对细胞进行拉曼成像并获得其拉曼光谱图，将三个单独拉曼光谱峰通过曲线拟合，将记录的光谱在特定波长进行积分可以获得每个 RGB 图像像素处三种“颜色”的相对强度。具有不同受体表达的三种癌细胞系通过它们在多色拉曼图像中的标记的 SWCNTs 拉曼“颜色”可以很好地区分,证明了具有不同同位素组成的 SWCNTs 的多重拉曼成像能够同时探测和成像多种生物物质。

单壁碳纳米管(SWCNTs)具有许多独特的光学性质,已被广泛用作拉曼成像、近红外(NIR)荧光成像和体外/体内光声成像的造影剂。通过利用外部标记或纳米管样品中的金属杂质,更可以实现多种成像功能,包括 PET 和磁共振(MR)成像。尽管 SWCNTs 用于临床使用还有很长的路要走,但它们在多模态生物医学成像领域具有巨大的应用潜力[253]。除此之外,新型近红外区第一窗口或第二窗口拉曼成像探针和标签分子也一直在不断地开发,未来或可在活体深层肿瘤或疾病成像与诊断领域得到广泛的应用。

3.7 多模态成像生物医学应用

前面几个章节对各种光学成像技术及发展现状进行了较为详细地描述,各种光学成像技术,如荧光成像、磁共振成像、光声成像、拉曼成像等技术在生物医学诊断和治疗方面均表现出了独特的优势,并获得了广泛的应用。但每种成像模式都存在缺陷和不足。例如,荧光成像因其高的检测灵敏度、特异性、成像信号的可定量化以及快速的信号筛选已经被广泛应用于临床研究与应用[254],然而,其组织学和生物解剖学分辨率较低,这在指导医生的外科手术(如肿瘤切除)时存在一定的缺陷。相比之下,磁共振成像能提供高的组织学和生物解剖学分辨率,尤其对软组织有极好的分辨率,但其探测灵敏度较低。其他的成像模式,如 PET、SPECT 等,其优点是灵敏度高、组织穿透能力强,临床上可用作全身扫描,缺点是辐射风险较大、空间分辨率低和检测费用昂贵。再加上生物体环境的复杂性,单独的成像模式往往不能全面准确地反映出生物组织的结构和信息[192],所以,将两种甚至多种成像模式结合起来使用会弥补单模态成像的不足,提高诊断的准确性和真实性。

相比于单纯的无机纳米材料,有机光电子材料不仅具备优异的光电性质,同时也表现出较低的生物毒性,已经被广泛应用于多模态活体成像的研究与临床应用。同时,在设计多模态成像探针时,应尽量避免“优-优”过分重叠以互相弥补不足,实现最大化的协同作用[255]。基于此,本节主要从成像的灵敏度和分辨率两方面入手,阐述有机光电子材料作为造影剂在这一领域的研究进展。

3.7.1 荧光/磁共振双模态成像

荧光成像和磁共振成像因其良好的功能互补性在分子影像领域得到了广泛关注。一般来说,有三种方法可以实现有机荧光和磁性的结合。第一种方法是将磁性金属离子(Fe^{3+}、Gd^{3+}、Mn^{2+}等)螯合到有机荧光配体中形成配位聚合物结构。Maji等合成了一种基于寡聚苯撑乙炔(OPE)的羧酸配体(图3.69),并将其和Gd^{3+}螯合,最终在极性溶剂中制备了具有三维多孔结构的功能性配位聚合物[256]。优异的光学性质和磁学性质使得该探针被成功应用于荧光/磁双模态成像,并被开发为可用于检测硝基芳香化合物的传感材料。

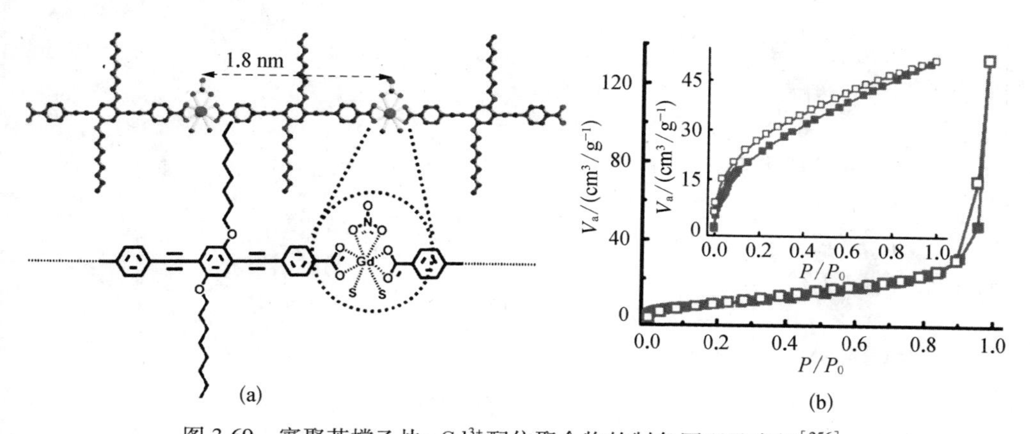

图3.69 寡聚苯撑乙炔-Gd^{3+}配位聚合物的制备原理及表征[256]

(a)寡聚苯撑乙炔-Gd^{3+}配位聚合物的分子结构;(b)配位聚合物NCP-1的吸附等温线(N_2,77 K),插图:CO_2的吸附等温线(195 K)

第二种方法是将一些传统的有机荧光染料,如Cy5.5和异硫氰酸荧光素(FITC)等通过化学键的形式连接到磁性纳米粒子(MNPs)表面以实现荧光和磁的结合[257-258]。Huang等首先通过ATRP方法将水溶性聚乙二醇(PEG)链引入到MNPs表面以实现纳米粒子的水溶性和生物相容性,进一步通过共价键修饰连接荧光染料FITC,实现了磁和荧光的高效多功能耦合,并成功利用该多功能探针标记MD-MBA-231细胞,实现了高分辨双模态细胞成像研究(图3.70)[259]。

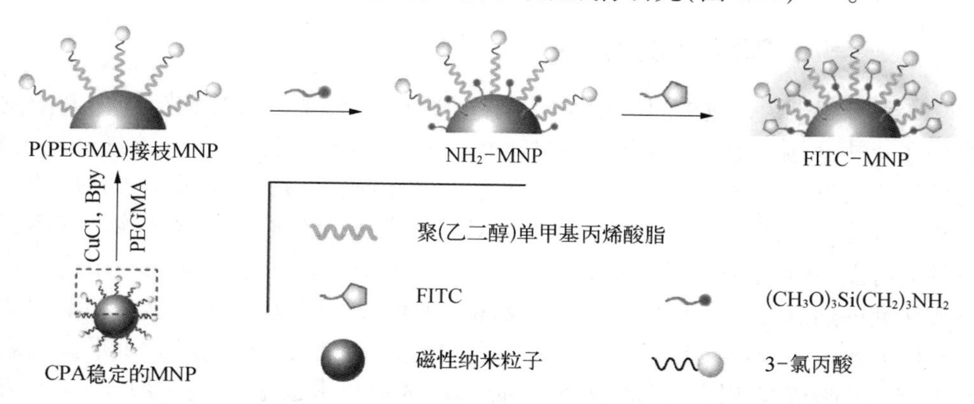

图3.70 NH_2-磁纳米粒子和FITC-磁纳米粒子的制备原理图[259]

考虑到传统有机荧光染料吸光度低、光稳定性差等缺点，Huang 等进一步开发了水溶性共轭聚合物分子刷 PFPAA，利用分子中丰富的羧基和磁纳米粒子配位，成功地替换掉纳米粒子表面的油酸，实现了水溶性荧光磁纳米粒子的制备，并成功应用于细胞双模态成像和药物载运(图 3.71)[260]。

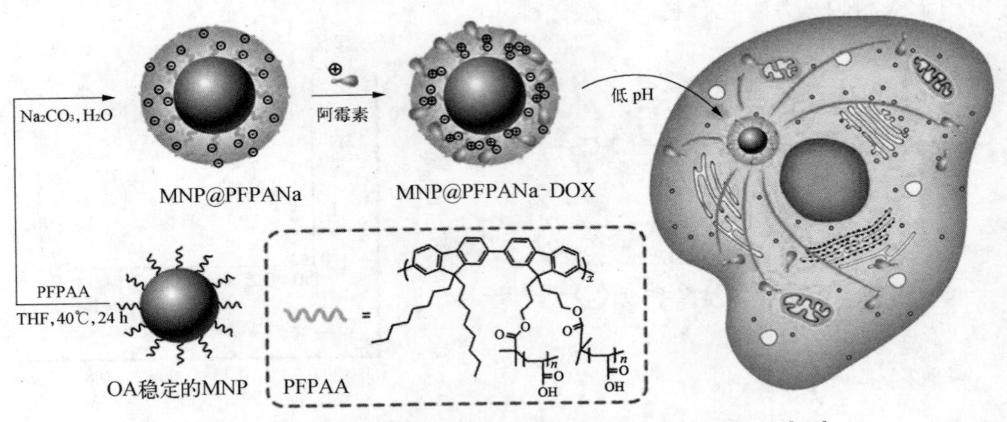

图 3.71　MNPs@ PFPAA/DOX 复合纳米粒子的制备原理图[260]

第三种方法是“疏水包裹”法，即通过疏水作用、范德瓦耳斯力和π－π相互作用将荧光基团和磁纳米粒子同时包裹在水溶性的纳米囊泡中[261-262]。此法虽然能方便地实现水溶性光磁纳米材料的制备，但由于疏水作用是弱的非共价键作用力，包裹于囊泡内的荧光染料可能会泄露出来导致结构和荧光的不稳定。由此，Huang 等开发了一类基于 OPE 的两亲性寡聚物分子，一端接有长链烷基，另一端连接 PEG 链，中间通过共价键引入发光色团 OPE[263]。这种 OPE 嵌入式的两亲分子具有大的双光子吸收截面(2 362 GM)，在水中能自组装形成规整的纳米结构，通过超声-加热的方法很方便地实现了水溶性荧光磁纳米探针的制备，并应用于细胞-活体的双光子荧光/磁共振双模态成像(图 3.72)。

3.7.2　光声/计算机断层扫描双模态成像

大部分用于活体成像的荧光探针虽然发射在红光乃至近红外光区，但其激发光仍在紫外-可见光区，即使有一些共轭高分子的吸收和发射都落在近红外光区，它们的荧光量子效率也是非常低。相比之下，光声成像(PAI)是近年来发展的一种新的成像模式，既结合了光学成像的高对比度优点，又结合了超声成像技术高穿透性的特点，弥补了各自的不足，同时其还具有高分辨率的优点，是目前生物成像领域研究的热点之一。但由于该技术仅能提供高对比度成像，无法给予解剖学的高空间分辨率，同时只能实现生物体局部扫描，使其在临床应用受到了很大的制约。与磁共振成像相同，计算机断层扫描(CT)成像技术也是一种广泛应用于临床的检测技术。其用 X 射线对人体部位一定厚度的层面进行扫描，由探测器接收透

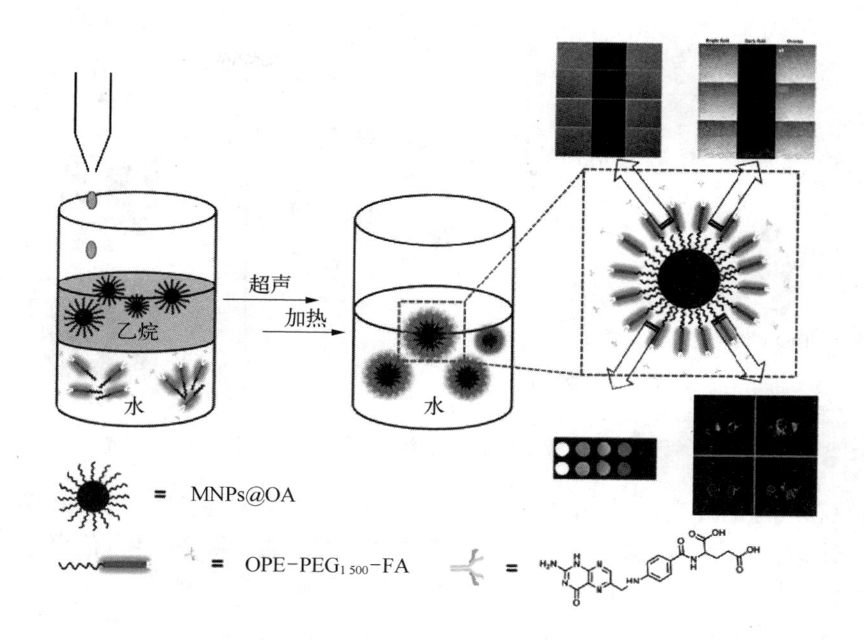

图 3.72 肿瘤靶向的荧光磁纳米粒子 MNPs@ OPE - PEG - FA 的制备原理图[263]

过该层面的 X 射线,转变为可见光后再转变为电信号,最后以数字信号的形式输出。由于人体器官或组织各点对 X 射线的吸收系数是不同的,所以最终获得的图像上的灰度分布也是不同的。临床上 CT 成像能进行全身扫描,提供高的空间和组织学分辨率,便于发现肿瘤病灶,但缺点是辐射(X 射线)风险大、信号难以定量化[255]。因此,开发具有优势"互补"功能的光声/CT 多功能纳米探针用于准确可靠的肿瘤成像和指导肿瘤的切除对于其向临床转化具有重要意义。

聚吡咯(PPy)是最早作为光声成像造影剂的共轭聚合物,对其研究也比较深入。最近,北京大学的戴志飞课题组利用化学氧化聚合的方法制备了具有近红外吸收性质的 TaO_x@ PPy 纳米粒子,通过静脉注射发现,该纳米探针能通过 EPR 效应富集于肿瘤部位,有效地增强了光声和 CT 造影效果[264]。此外,他们还进一步研究了在此双模成像指导下的光热治疗。研究结果显示,在近红外光照射下通过静脉注射和瘤内注射对肿瘤的生长抑制率分别为 66.5%和 100%(图 3.73)。

由于有机共轭高分子光电材料作为光声成像造影剂的研究还处于起步阶段,相关的工作开展也很有限。不可否认的是,往后对有机共轭高分子光电材料的研究主要针对近红外吸收共轭高分子材料的开发合成以及多功能化。

3.7.3 三模态及多模态成像

虽然高的检测灵敏度和高的空间分辨率的成像模式相结合能有效提高检测的

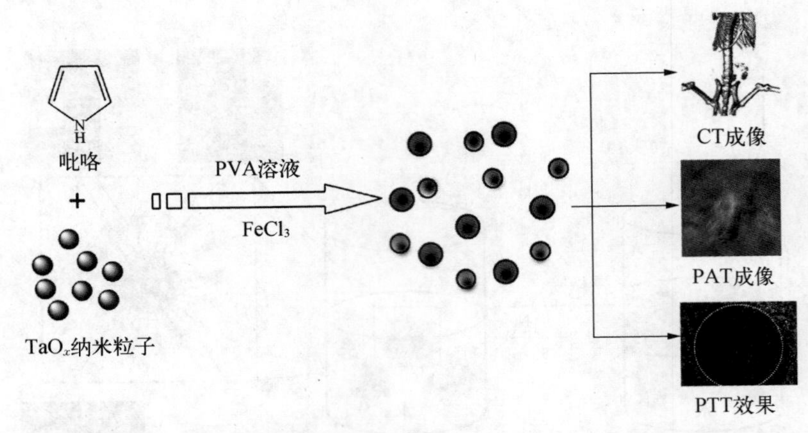

图 3.73 聚吡咯-氧化钽纳米粒子的制备原理图及 CT/PA 双模态成像和光热治疗[264]

准确性和成像的真实性，但在临床应用中仍有一些问题需要解决。例如，光声成像和磁共振成像相结合，虽然能同时提供高对比度和高的分辨率成像，但由于磁共振成像所需时间较长，患者长时间暴露在磁场中必然会受到不利影响；由于荧光成像在全身扫描中难以应用，所以和它相结合使用的双模态成像在临床上也存在一定的缺陷。为解决这些问题，近年来，三模态及多模态成像技术被广泛报道，相应的多功能成像造影剂也被开发出来。

Chen 等针对磁共振成像造影剂 Fe_3O_4纳米粒子在实际应用中低的药物装载率和运输效率等问题做了以下研究工作[265]。首先在 Fe_3O_4表面修饰多巴胺，再用人血清白蛋白(HSA)对其进行包裹，所制备的纳米载体能有效地提高抗癌药物的负载量。在此基础上，对纳米载体(HSA－IONPs)表面进一步修饰^{64}Cu－DOTA 和荧光染料 Cy5.5，实现了 PET/NIRF/MRI 三模态成像。成像结果显示，由于 HSA 的保护作用，该纳米探针在血液循环中很少被巨噬细胞所吞噬，具有长的循环半衰期，且能大量地富集于病灶部位(图 3.74)。

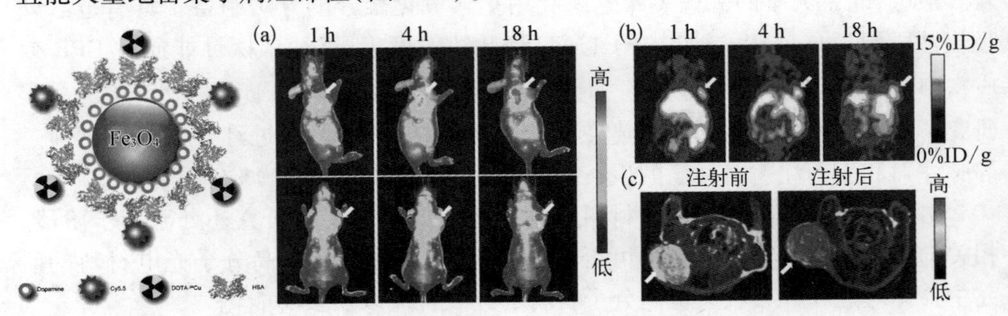

图 3.74 多功能 HAS－IONPs 纳米粒子的结构原理图及多模态活体成像研究[265]

(a) 注射 HAS－IONPs 1 h、4 h 和 18 h 活体近红外荧光成像图；
(b) 注射 HAS－IONPs 1 h、4 h 和 18 h 活体 PET 成像图；
(c) 注射 HAS－IONPs 18 h 前后的 MRI 成像图

类似的,Liu 等制备了一种集诊断与治疗于一体的聚合物纳米平台(IR825@C18PMH-PEG-Ce6-Gd,图 3.75)[266]。该平台由一个两亲性聚合物分子自组装形成:纳米载体的“核”由烷基链和近红外染料 IR825 通过疏水作用形成,外层的 PEG 链连接有光敏剂 Ce6,并进一步和 Gd^{3+}配位。最终制备的纳米平台具有荧光/磁共振/光声三模态成像功能,并以此为指导,获得了良好的光热/光动力学联合治疗的效果。

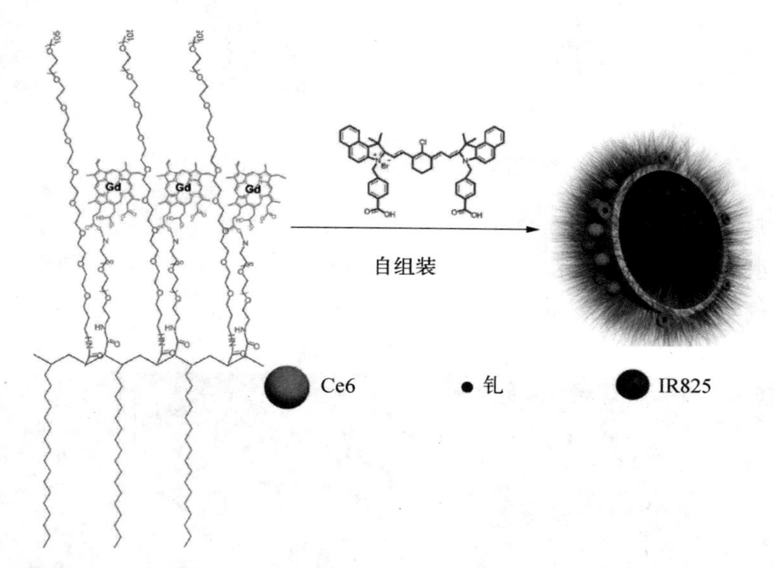

图 3.75 纳米探针 IR825@C18PMH-PEG-Ce6-Gd 的结构示意图[266]

除了传统的近红外荧光染料,有机共轭高分子因其大的摩尔吸光系数、高的光稳定性和低毒性等特点,在多模态成像中的应用也被相继利用起来。但是将多种成像模式整合到一起并应用于分子影像仍然是很大的挑战,其困难主要表现在:① 传统的成像造影剂都是外源性材料,其生物相容性和生物降解性较差;② 传统的纳米探针主要是通过“整合法”制备,即将多种具有成像功能的造影剂同时包裹在两亲性材料(磷脂、表面活性剂等)中形成水溶性纳米探针,这就不可避免地会导致纳米结构的不稳定性以及制备过程的复杂性。

针对目前传统的多功能纳米成像探针所面临的一系列问题,Cheng 等创新性地将生物内源性共轭高分子——黑色素巧妙地应用到纳米探针的制备中(图 3.76),在超小(<10 nm)水溶性黑色素纳米粒子的基础上合成了一种多功能生物聚合物纳米平台[267]。以此为模板,成功螯合金属离子$^{64}Cu^{2+}$和 Fe^{3+},并偶联具有肿瘤靶向性的生物分子 RGD。这项研究工作首次成功开发出了生物相容性好、可降解的 PET/MRI/PAI 三模态纳米平台,实现了方便、快速的活体 PAI/PET/MRI 三模态成像。

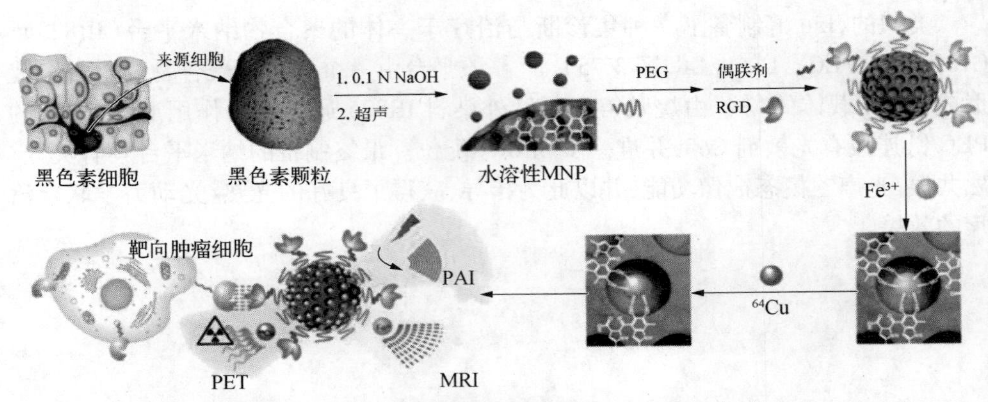

图 3.76　多功能黑色素纳米粒子的制备原理图[267]

黑色素首先溶解在 0.1 mol/L NaOH 溶液中，然后在超声辅助下调节 pH 至中性以获得水溶性黑色素纳米粒子。表面用 PEG 修饰后，连接肿瘤靶向分子 RGD，然后再螯合 Fe^{3+} 和 $^{64}Cu^{2+}$ 以获得 PAI/MRI/PET 三模态成像探针（图 3.77）[267]。

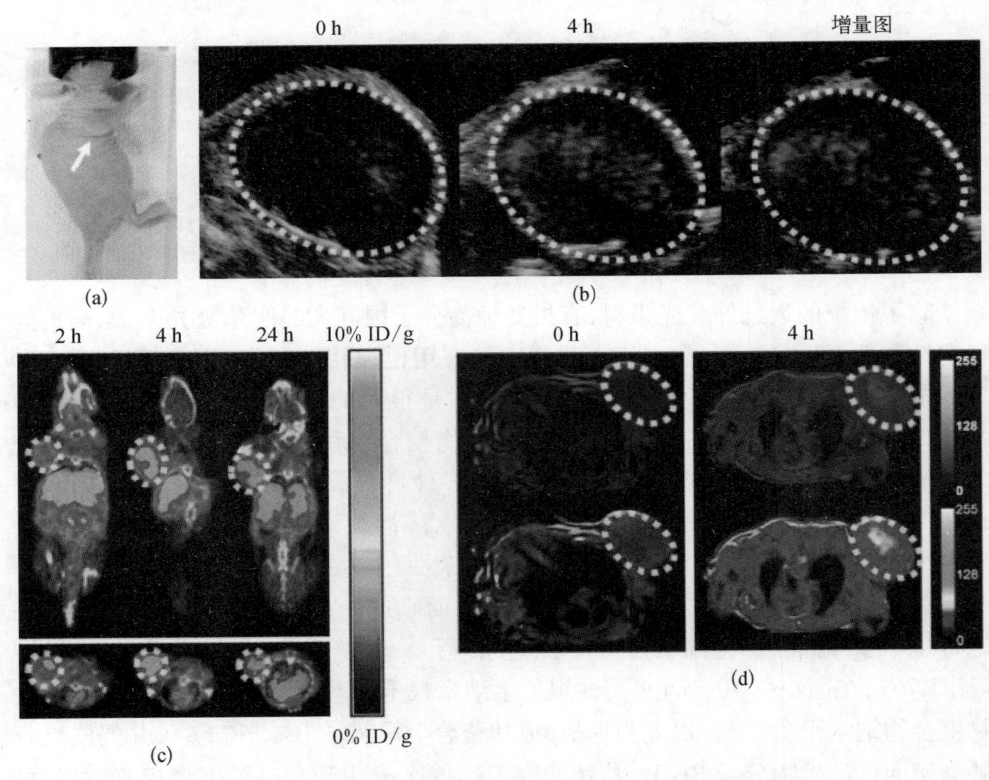

图 3.77　多功能黑色素纳米探针的活体三模态成像照片[267]

（a）肿瘤模型明场照片；（b）黑色素纳米探针光声成像图；

（c）黑色素纳米探针 PET 成像图；（d）黑色素纳米探针 MRI 成像图

2015年,Lovell等开发了一种卟啉-磷脂修饰的上转换纳米粒子(UCNPs),并被用作六模态成像的造影剂[268]。其中,卟啉的近红外吸收和发射赋予了纳米探针光声和荧光的造影性能;通过卟啉分子螯合$^{64}Cu^{2+}$,实现了PET和切伦科夫成像;核-壳($NaYbF_4$: Tm－$NaYF_4$)结构的UCNPs提供近红外的上转换荧光,而大的电子云密度使得纳米探针可用于CT造影(图3.78)。

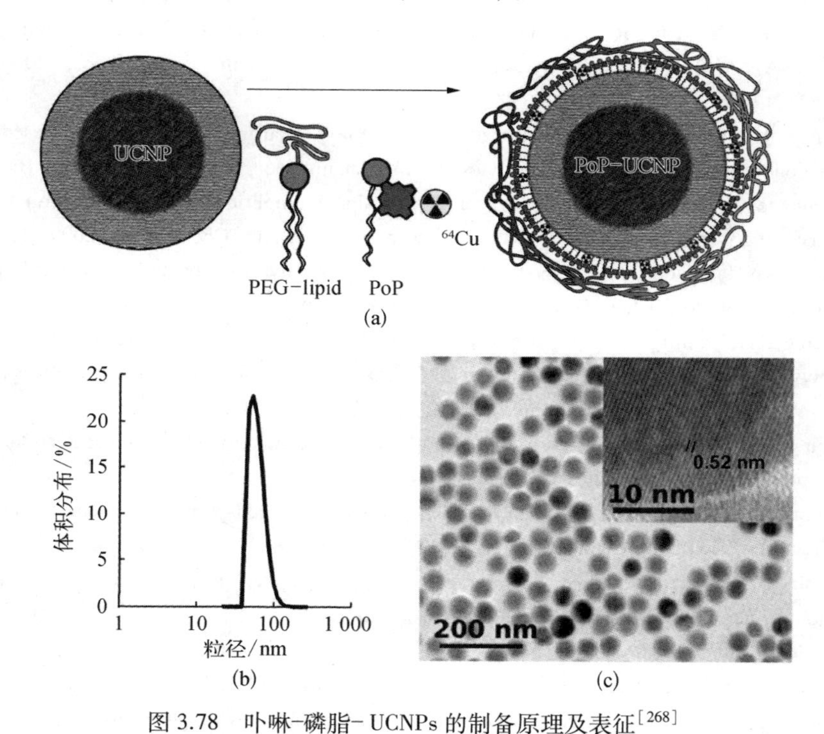

图3.78　卟啉-磷脂-UCNPs的制备原理及表征[268]

(a) 卟啉-磷脂-UCNPs的结构示意图,放射性^{64}Cu能很方便地螯合到卟啉-磷脂中;(b) PoP－UCNPs的动态光散射结果;(c) PoP－UCNPs的TEM图

有机光电子材料因其优异的光学性质、良好的生物相容性和可修饰性在多模态成像领域得到了广泛应用。在这些多功能成像纳米平台中,有机光电子材料主要充当的是荧光和光声造影的角色,并进一步通过共价连接、配位螯合、疏水包裹等途径实现探针的多功能化修饰,最终获得具有多种造影功能的多模态成像探针。该领域今后的发展主要集中在开发具有高荧光量子效率的新型近红外-红外有机光电子材料以满足不同活体成像的需要,同时,“第二窗口”成像材料的开发也迫在眉睫。

参考文献

[1] Martinez-Manez R, Sancenón F. Fluorogenic and chromogenic chemosensors and reagents for anions. Chem. Rev., 2003, 103: 4419－4476.

[2] Gunnlaugsson T, Davis A P, O'Brien J E, et al. Fluorescent sensing of pyrophosphate and bis-carboxylates with charge neutral PET chemosensors. Org. Lett., 2002, 4: 2449-2452.
[3] Kim H N, Guo Z, Zhu W, et al. Recent progress on polymer-based fluorescent and colorimetric chemosensors. Chem. Soc. Rev., 2010, 40: 79-93.
[4] Yang Y, Zhao Q, Feng W, et al. Luminescent chemodosimeters for bioimaging. Chem. Rev., 2013, 113: 192-270.
[5] Xia F, Zuo X, Yang R, et al. On the binding of cationic, water-soluble conjugated polymers to DNA: Electrostatic and hydrophobic interactions. J. Am. Chem. Soc., 2010, 132: 1252-1254.
[6] Satrijo A, Swager T M. Anthryl-doped conjugated polyelectrolytes as aggregation-based sensors for nonquenching multicationic analytes. J. Am. Chem. Soc., 2007, 129: 16020-16028.
[7] Mcquade D T, And A H H, Swager T M. Signal amplification of a "turn-on" sensor: Harvesting the light captured by a conjugated polymer. J. Am. Chem. Soc., 2000, 122.
[8] Ho H A, Leclerc M. Optical sensors based on hybrid aptamer/conjugated polymer complexes. J. Am. Chem. Soc., 2004, 126: 1384-1387.
[9] Mcrae R L, Phillips R L, Kim I B, et al. Molecular recognition based on low-affinity polyvalent interactions: Selective binding of a carboxylated polymer to fibronectin fibrils of live fibroblast cells. J. Am. Chem. Soc., 2008, 130: 7851-7853.
[10] Zhu C, Yang Q, Liu L, et al. A potent fluorescent probe for the detection of cell apoptosis. Chem. Commun., 2011, 47: 5524-5526.
[11] Moon J H, Mcdaniel W, Maclean P, et al. Live-cell-permeable poly (*p*-phenylene ethynylene). Angew. Chem. Int. Ed., 2010, 46: 8223-8225.
[12] Rahim N A A, Mcdaniel W, Bardon K, et al. Conjugated polymer nanoparticles for two-photon imaging of endothelial cells in a tissue model. Adv. Mater., 2010, 21: 3492-3496.
[13] Wu C, Bull B, Christensen K, et al. Ratiometric single-nanoparticle oxygen sensors for biological imaging. Angew. Chem. Int. Ed., 2010, 48: 2741-2745.
[14] Tang H, Xing C, Liu L, et al. Synthesis of amphiphilic polythiophene for cell imaging and monitoring the cellular distribution of a cisplatin anticancer drug. Small, 2011, 7: 1464-1470.
[15] Pu K Y, Li K, Liu B. Cationic oligofluorene-substituted polyhedral oligomeric silsesquioxane as light-harvesting unimolecular nanoparticle for fluorescence amplification in cellular imaging. Adv. Mater., 2010, 22: 643-646.
[16] Pecher J, Huber J, Winterhalder M, et al. Tailor-made conjugated polymer nanoparticles for multicolor and multiphoton cell imaging. Biomacromolecules, 2010, 11: 2776-2780.
[17] Kim C, Favazza C, Wang L V. *In vivo* photoacoustic tomography of chemicals: High-resolution functional and molecular optical imaging at new depths. Chem Rev., 2010, 110: 2756-2782.
[18] Kim I B, Shin H, Garcia A J, et al. Use of a folate-PPE conjugate to image cancer cells *in vitro*. Bioconj. Chem., 2007, 18: 815-820.
[19] Li K, Pan J, Feng S S, et al. Generic strategy of preparing fluorescent conjugated-polymer-loaded poly (*DL*-lactide-*co*-glycolide) nanoparticles for targeted cell imaging. Adv. Funct. Mater., 2010, 19: 3535-3542.

[20] Pu K Y, Li K, Liu B. A molecular brush approach to enhance quantum yield and suppress nonspecific interactions of conjugated polyelectrolyte for targeted far-red/near-infrared fluorescence cell imaging. Adv. Funct. Mater., 2010, 20: 2770-2777.

[21] Li K, Zhan R, Feng S S, et al. Conjugated polymer loaded nanospheres with surface functionalization for simultaneous discrimination of different live cancer cells under single wavelength excitation. Anal. Chem., 2011, 83: 2125-2132.

[22] Xia Y, Li W, Cobley C M, et al. Gold nanocages: From synthesis to theranostic applications. Acc. Chem. Res., 2011, 44: 914-924.

[23] Wu C, Schneider T, Zeigler M, et al. Bioconjugation of ultrabright semiconducting polymer dots for specific cellular targeting. J. Am. Chem. Soc., 2010, 132: 15410.

[24] Björk P, Nilsson K P R, Lenner L, et al. Conjugated polythiophene probes target lysosome-related acidic vacuoles in cultured primary cells. Mol. Cell. Probe., 2007, 21: 329-337.

[25] Nilsson K P, Herland A, Hammarström P, et al. Conjugated polyelectrolytes: Conformation-sensitive optical probes for detection of amyloid fibril formation. Biochemistry, 2005, 44: 3718-3724.

[26] Sigurdson C J, Nilsson K P R, Hornemann S, et al. Prion strain discrimination using luminescent conjugated polymers. Nat. Methods, 2007, 4: 1023-1030.

[27] Aslund A, Sigurdson C J, Klingstedt T, et al. Novel pentameric thiophene derivatives for *in vitro* and *in vivo* optical imaging of a plethora of protein aggregates in cerebral amyloidoses. Acs Chem. Biol., 2009, 4: 673-684.

[28] Kim S, Lim C K, Na J, et al. Conjugated polymer nanoparticles for biomedical *in vivo* imaging. Chem. Commun., 2010, 46: 1617-1619.

[29] Wu C, Hansen S J, Hou Q, et al. Design of highly emissive polymer dot bioconjugates for *in vivo* tumor targeting. Angew. Chem. Int. Ed., 2011, 123: 3492-3496.

[30] Chen X, Peng X, Cui A, et al. Photostabilities of novel heptamethine 3H-indolenine cyanine dyes with different *N*-substituents. J. Photoch. Photobio. A, 2006, 181: 79-85.

[31] Peng X, Song F, Lu E, et al. Heptamethine cyanine dyes with a large stokes shift and strong fluorescence: A paradigm for excited-state intramolecular charge transfer. J. Am. Chem. Soc., 2005, 127: 4170-4171.

[32] Kim J S, Kodagahally R, Strekowski L, et al. A study of intramolecular H-complexes of novel bis(heptamethine cyanine) dyes. Talanta, 2005, 67: 947-954.

[33] Welder F, Paul B, Nakazumi H, et al. Symmetric and asymmetric squarylium dyes as noncovalent protein labels: A study by fluorimetry and capillary electrophoresis. J. Chromatogr. B Analy Technol. Biomed. Life Sci., 2003, 793: 93-105.

[34] Gassensmith J J, Baumes J M, Smith B D. Cheminform abstract: Discovery and early development of squaraine rotaxanes. Chem. Commun., 2009, 41: 6329-6338.

[35] Furuta H, Maeda H, Osuka A. Doubly *N*-confused porphyrin: A new complexing agent capable of stabilizing higher oxidation states. J. Am. Chem. Soc., 2000, 122: 803-807.

[36] Suzuki M, Osuka A. Conformational control of [26] hexaphyrins (1.1.1.1.1.1.) by meso-thienyl substituents. Chem. Eur. J., 2010, 13: 196-202.

[37] Donuru V R, Zhu S, Green S, et al. Near-infrared emissive BODIPY polymeric and copolymeric dyes. Polymer, 2010, 51: 5359-5368.

[38] Umezawa K, Nakamura Y, Makino H, et al. Bright, color-tunable fluorescent dyes in the visible-near-infrared region. J. Am. Chem. Soc., 2008, 130: 1550 - 1551.
[39] Tasior M, O'Shea D F. BF2 - chelated tetraarylazadipyrromethenes as NIR fluorochromes. Bioconj. Chem., 2010, 21: 1130 - 1133.
[40] Ouante H, Schlichting P, Rohr U, et al. Novel perylene-containing pdymers. Macromol. Chem. Phy., 1996, 197: 4029 - 4044.
[41] Tao Z, Hong G, Shinji C, et al. Biological imaging using nanoparticles of small organic molecules with fluorescence emission at wavelengths longer than 1000 nm. Angew. Chem. Int. Ed., 2013, 125: 13240 - 13244.
[42] Antaris A L, Chen H, Cheng K, et al. A small-molecule dye for NIR - II imaging. Nat. Mater., 2016, 15: 235 - 242.
[43] Antaris A L, Chen H, Diao S, et al. A high quantum yield molecule-protein complex fluorophore for near-infrared II imaging. Nat. Commun., 2017, 8: 15269.
[44] Zhang X D, Wang H, Antaris A L, et al. Traumatic brain injury imaging in the second near-infrared window with a molecular fluorophore. Adv. Mater., 2016, 28: 6872 - 6879.
[45] Yang Q, Ma Z, Wang H, et al. Rational design of molecular fluorophores for biological imaging in the NIR - II window. Adv. Mater., 2017, 29: 1605497.
[46] Zhu S, Yang Q, Antaris A L, et al. Molecular imaging of biological systems with a clickable dye in the broad 800 - to 1700 - nm near-infrared window. Pro. Natl. Acad. Sci. USA, 2017, 114: 962 - 967.
[47] Hong G, Zou Y, Antaris A L, et al. Ultrafast fluorescence imaging *in vivo* with conjugated polymer fluorophores in the second near-infrared window. Nat. Commun., 2014, 5: 4206.
[48] Shou K, Tang Y, Chen H, et al. Diketopyrrolopyrrole-based semiconducting polymer nanoparticles for *in vivo* second near-infrared window imaging and image-guided tumor surgery. Chem. Sci., 2018, 9: 3105 - 3110.
[49] Pawlicki M, Collins H A, Denning R G, et al. Two-photon absorption and the design of two-photon dyes. Angew. Chem. Int. Ed., 2009, 48: 3244 - 3266.
[50] Göppert-Mayer M. Über elementarakte mit zwei quantensprüngen. Annalen der Physik, 1931, 401: 273 - 294.
[51] He G S, Tan L-S, Zheng Q, et al. Multiphoton absorbing materials: Molecular designs, characterizations, and applications. Chem. Rev., 2008, 108: 1245 - 1330.
[52] Zipfel W R, Williams R M, Webb W W. Nonlinear magic: Multiphoton microscopy in the biosciences. Nat. Biotechnol., 2003, 21: 1369 - 1377.
[53] Helmchen F, Denk W. Deep tissue two-photon microscopy. Nat. Methods, 2005, 2: 932 - 940.
[54] Ogawa K, Kobuke Y. Recent advances in two-photon photodynamic therapy. Anti-Cancer Agent. Me., 2008, 8: 269 - 279.
[55] Kim H M, Cho B R. Two-photon probes for intracellular free metal ions, acidic vesicles, and lipid rafts in live tissues. Acc. Chem. Res., 2009, 42: 863 - 872.
[56] 胡文博.有机双光子材料的设计、合成及其在光动力学治疗和光限幅领域的应用.南京：南京邮电大学,2016.
[57] 任晓杰,卢晓梅,范曲立,等.共轭聚合物的双光子吸收性质及其在生物成像领域的应用.化

学进展,2013,25: 1739 - 1750.

[58] Zhao C F, He G S, Bhawalkar J D, et al. Newly synthesized dyes and their polymerglass. Chem. Mater., 1995, 7: 1979 - 1983.

[59] Reinhardt B A, L. Brott L, Clarson S J, et al. Highly active two-photon dyes design, synthesis, and characterization toward application. Chem. Mater., 1998, 10: 1863 - 1874.

[60] Fitilis I, Fakis M, Polyzos I, et al. A two-photon absorption study of fluorene and carbazole derivatives. The role of the central core and the solvent polarity. Chem. Phys. Lett., 2007, 447: 300 - 304.

[61] Chung S-J, Kim K-S, Lin T-C, et al. Cooperative enhancement of two-photon absorption in multi-branched structures. J. Chem. Phys., 1999, 103: 10741 - 10745.

[62] Bhawalkar J D, He G S, Prasad P N. Nonlinear multiphoton processes in organic and polymeric materials. Rep. Prog. Phys., 1996, 59: 1041.

[63] Yao S, Belfield K D. Two-photon fluorescent probes for bioimaging. Eur. J. Org. Chem., 2012, 2012: 3199 - 3217.

[64] Moroni L, Salvi P R, Gellini C, et al. Two-photon spectroscopy of π- conjugated polymers: The case of poly [1, 6 - bis (3, 6 - dihexadecyl - *N* - carbazolyl) - 2, 4 - hexadiyne] (PolyDCHD - HS). J. Phys. Chem. A, 2001, 105: 7759 - 7764.

[65] Pond S J K, Rumi M, Levin M D, et al. One-and two-photon spectroscopy of donor-acceptor-donor distyrylbenzene derivatives effect of cyano substitution and distortion from planarity. J. Phys. Chem. A, 2002, 106: 11470 - 11480.

[66] Morales A R, Belfield K D, Hales J M, et al. Synthesis of two-photon absorbing unsymmetrical fluorenyl-based chromophores. Chem. Mater., 2006, 18: 4972 - 4980.

[67] Jiang Y, Wang Y, Yang J, et al. Synthesis, two-photon absorption, and optical power limiting of new linear and hyperbranched conjugated polyynes based on bithiazole and triphenylamine. J. Polym. Sci., Part A: Polym. Chem., 2011, 49: 1830 - 1839.

[68] Yang W J, Kim C H, Jeong M Y, et al. Synthesis and two-photon absorption properties of 9, 10 - bis(arylethynyl)anthracene derivatives. Chem. Mater., 2004, 16: 2783 - 2789.

[69] Albota M. Design of organic molecules with large two-photon absorption cross sections. Science, 1998, 281: 1653 - 1656.

[70] Werts M H V, Gmouh S, Mongin O, et al. Strong modulation of two-photon excited fluorescence of quadripolar dyes by (de) protonation. J. Am. Chem. Soc., 2004, 126: 16294 -16295.

[71] Susumu K, Fisher J A, Zheng J, et al. Two-photon absorption properties of proquinoidal D - A -D and A - D - A quadrupolar chromophores. J. Phys. Chem. A, 2011, 115: 5525 - 5539.

[72] Iwase Y, Kamada K, Ohta K, et al. Synthesis and photophysical properties of new two-photon absorption chromophores containing a diacetylene moiety as the central π - bridge. J. Mater. Chem., 2003, 13: 1575 - 1581.

[73] Cho B R, Son K H, Lee S H, et al. Two photon absorption properties of 1,3,5 - tricyano - 2, 4,6 - tris(styryl)benzene derivatives. J. Am. Chem. Soc., 2001, 123: 10039 - 10045.

[74] Jiang Y, Wang Y, Wang B, et al. Synthesis, two-photon absorption and optical limiting properties of multibranched styryl derivatives based on 1, 3, 5 - triazine. Chem. Asian. J., 2011, 6: 157 - 165.

[75] Shen X, Li L, Min Chan A C, et al. Water-soluble conjugated polymers for simultaneous two-photon cell imaging and two-photon photodynamic therapy. Adv. Opt. Mater., 2013, 1: 92 - 99.

[76] Tian N, Xu Q H. Enhanced two-photon excitation fluorescence by fluorescence resonance energy transfer using conjugated polymers. Adv. Mater., 2007, 19: 1988 - 1991.

[77] He F, Ren X, Shen X, et al. Water-soluble conjugated polymers for amplification of one-and two-photon properties of photosensitizers. Macromolecules, 2011, 44: 5373 - 5380.

[78] Schenke-Layland K, Riemann I, Damour O, et al. Two-photon microscopes and *in vivo* multiphoton tomographs-powerful diagnostic tools for tissue engineering and drug delivery. Adv. Drug. Deliv. Rev., 2006, 58: 878 - 896.

[79] Campagnola P J, Millard A C, Terasaki M, et al. Three-dimensional high-resolution second-harmonic generation imaging of endogenous structural proteins in biological tissues. Biophys. J., 2002, 82: 493 - 508.

[80] Sarkar A R, Kang D E, Kim H M, et al. Two-photon fluorescent probes for metal ions in live tissues. Inorg. Chem., 2014, 53: 1794 - 1803.

[81] Lim C S, Cho B R. Two-photon probes for biomedical applications. BMB Rep., 2013, 46: 188 - 194.

[82] Kim D, Ryu H G, Ahn K H. Recent development of two-photon fluorescent probes for bioimaging. Org. Biomol. Chem., 2014, 12: 4550 - 4566.

[83] Secret E, Maynadier M, Gallud A, et al. Two-photon excitation of porphyrin-functionalized porous silicon nanoparticles for photodynamic therapy. Adv. Mater., 2014, 26: 7643 - 7648.

[84] Karotki A, Khurana M, Lepock J R, et al. Simultaneous two-photon excitation of photofrin in relation to photodynamic therapy. Photochem. Photobiol. Sci., 2006, 82: 443 - 452.

[85] Fisher W G, Partridge W P, Dees J C, et al. Simultaneous two-photon activation of type-I photodynamic therapy agents photochem. Photobiol., 1997, 66: 141 - 155.

[86] Brown S. Two photons are better than one. Nat. Photonics, 2008, 2: 394 - 395.

[87] Lin Q, Huang Q, Li C, et al. Anticancer drug release from a mesoporous silica based nanophotocage regulated by either a one-or two-photon process. J. Am. Chem. Soc., 2010, 132: 10645 - 10647.

[88] Furuta T, Wang S S-H, Dantzker J L, et al. Brominated 7 - hydroxycoumarin - 4 - ylmethyls: Photolabile protecting groups with biologically useful cross-sections for two photon photolysis. P. Natl. Acad. Sci. USA, 1999, 96: 1193 - 1200.

[89] Denk W, Strickler J H, Webb W W. Two-photon laser scanning fluorescence microscopy. Sci. Agr., 1990, 248: 73 - 76.

[90] Xu D, Yu Z, Yang M, et al. 2, 2′ - Bipyridine derivatives containing aza-crown ether: Structure, two-photon absorption and bioimaging. Dyes. Pigments., 2014, 100: 142 - 149.

[91] Li D, Zhang Q, Sun X, et al. Hydrosoluble two-photon absorbing materials: A series of sulfonated organic inner salts in biological imaging application. Dyes. Pigments., 2014, 102: 79 - 87.

[92] Xie N, Feng K, Chen B, et al. Water-soluble copolymeric materials: Switchable NIR two-photon fluorescence imaging agents for living cancer cells. J. Mater. Chem. B, 2014, 2: 502 - 510.

[93] Krishna T R, Parent M, Werts M H, et al. Water-soluble dendrimeric two-photon tracers for *in vivo* imaging. Angew. Chem. Int. Ed., 2006, 45: 4645 - 4648.

[94] Ventelon L, Charier S, Moreaux L, et al. Nanoscale push-push dihydrophenanthrene derivatives as novel fluorophores for two-photon-excited fluorescence. Zuschriften, 2001, 40: 2098 - 2101.

[95] Satapathi S, Pal A K, Li L, et al. Two-photon active polymeric nanoparticles for high contrast in vitro imaging. RSC Adv., 2014, 4: 1116 - 1119.

[96] Gallavardin T, Maurin M, Marotte S, et al. Photodynamic therapy and two-photon bio-imaging applications of hydrophobic chromophores through amphiphilic polymer delivery. Photochem. Photobiol. Sci., 2011, 10: 1216 - 1225.

[97] Ding D, Goh C C, Feng G, et al. Ultrabright organic dots with aggregation-induced emission characteristics for real-time two-photon intravital vasculature imaging. Adv. Mater., 2013, 25: 6083 - 6088.

[98] Wang K, He X, Yang X, et al. Functionalized silica nanoparticles: A platform for fluorescence imaging at the cell and small animal Levels. Acc. Chem. Res., 2012, 46: 1367 - 1376.

[99] Kim S, Pudavar H E, Bonoiu A, et al. Aggregation-enhanced fluorescence in organically modified silica nanoparticles: A novel approach toward high-signal-output nanoprobes for two-photon fluorescence bioimaging. Adv. Mater., 2007, 19: 3791 - 3795.

[100] Yuan L, Lin W, Zheng K, et al. FRET-based small-molecule fluorescent probes: Rational design and bioimaging applications. Acc. Chem. Res., 2012, 46: 1462 - 1473.

[101] Lin V S, Chen W, Xian M, et al. Chemical probes for molecular imaging and detection of hydrogen sulfide and reactive sulfur species in biological systems. Chem. Soc. Rev., 2015, 44: 4596 - 4618.

[102] Kobayashi H, Ogawa M, Alford R, et al. New strategies for fluorescent probe design in medical diagnostic imaging. Chem. Rev., 2010, 110: 2620 - 2640.

[103] Sumalekshmy S, Fahrni C J. Metal ion-responsive fluorescent probes for two-photon excitation microscopy. Chem. Mater., 2011, 23: 483 - 500.

[104] Sumalekshmy S, Henary M M, Siegel N, et al. Design of emission ratiometric metal-ion sensors with enhanced two-photon cross section and brightness. J. Am. Chem. Soc., 2007, 129: 11888 - 11889.

[105] Han J H, Park S K, Lim C S, et al. Simultaneous imaging of mitochondria and lysosomes by using two-photo fluorescent probes. Chem. -Eur. J., 2012, 18: 15246 - 15249.

[106] Pond S J K, Tsutsumi O, Rumi M, et al. Metal-ion sensing fluorophores with large two-photon absorption cross sections: Aza-crown ether substituted donor-acceptor-donor distyrylbenzenes. J. Am. Chem. Soc., 2004, 126: 9291 - 9306.

[107] Fu Y, Ding C, Zhu A, et al. Two-photon ratiometric fluorescent sensor based on specific biomolecular recognition for selective and sensitive detection of copper ions in live cells. Anal. Chem., 2013, 85: 11936 - 11943.

[108] Wang X, Nguyen D M, Yanez C O, et al. High-fidelity hydrophilic probe for two-photon fluorescence lysosomal imaging. J. Am. Chem. Soc., 2010, 132: 12237 - 12239.

[109] Kim H M, Jeong B H, Hyon J-Y, et al. Two-photon fluorescent turn-on probe for lipid rafts

in live cell and tissue. J. Am. Chem. Soc., 2008, 130: 4246 - 4247.

[110] Lim C S, Kim H J, Lee J H, et al. A two-photon turn-on probe for lipid rafts with minimum internalization. ChemBioChem, 2011, 12: 392 - 395.

[111] Park H J, Lim C S, Kim E S, et al. Measurement of pH values in human tissues by two-photon microscopy. Angew. Chem. Int. Ed., 2012, 51: 2673 - 2676.

[112] Lovell J F, Liu T W B, Chen J, et al. Activatable photosensitizers for imaging and therapy. Chem. Rev., 2010, 110: 2839 - 2857.

[113] Miller E W, Albers A E, Pralle A, et al. Boronate-based fluorescent probes for imaging cellular hydrogen peroxide. J. Am. Chem. Soc., 2005, 127: 16652 - 16659.

[114] Dougherty T J, Grindey G B, Fiel R, et al. Photoradiation therapy. II. Cure of animal tumors with hematoporphyrin and light. J. Natl. Cancer Inst., 1975, 55: 115 - 121.

[115] Oar M A, Serin J M, Dichtel W R, et al. Photosensitization of singlet oxygen via two-photon-excited fluorescence resonance energy transfer in a water-soluble dendrimer. Chem. Mater., 2005, 17: 2267 - 2275.

[116] Chen C-Y, Tian Y, Cheng Y-J, et al. Two-photon absorbing block copolymer as a nanocarrier for porphyrin: Energy transfer and singlet oxygen generation in micellar aqueous solution. J. Am. Chem. Soc., 2007, 129: 7220 - 7221.

[117] Kim S, Ohulchanskyy T Y, Pudavar H E, et al. Organically modified silica nanoparticles co-encapsulating photosensitizing drug and aggregation-enhanced two-photon absorbing fluorescent dye aggregates for two-photon photodynamic therapy. J. Am. Chem. Soc., 2007, 129: 2669 - 2675.

[118] Frederiksen P K, Jørgensen M, Ogilby P R. Two-photon photosensitized production of singlet oxygen. J. Am. Chem. Soc., 2001, 123: 1215 - 1221.

[119] Frederiksen P K, McIlroy S P, Nielsen C B, et al. Two-photon photosensitized production of singlet oxygen in water. J. Am. Chem. Soc., 2005, 127: 255 - 269.

[120] Collins H A, Khurana M, Moriyama E H, et al. Blood-vessel closure using photosensitizers engineered for two-photon excitation. Nat. Photonics, 2008, 2: 420 - 424.

[121] Sun C L, Liao Q, Li T, et al. Rational design of small indolic squaraine dyes with large two-photon absorption cross section. Chem. Sci., 2015, 6: 761 - 769.

[122] Hu W, He T, Jiang R, et al. Inner salt-shaped small molecular photosensitizer with extremely enhanced two-photon absorption for mitochondrial-targeted photodynamic therapy. Chem. Commun., 2017, 53: 1680 - 1683.

[123] Mura S, Nicolas J, Couvreur P. Stimuli-responsive nanocarriers for drug delivery. Nat. Mater., 2013, 12: 991 - 1003.

[124] Goodwin A P, Mynar J L, Ma Y, et al. Synthetic micelle sensitive to IR light via a two-photon process. J. Am. Chem. Soc., 2005, 127: 9952 - 9953.

[125] Croissant J, Maynadier M, Gallud A, et al. Two-photon-triggered drug delivery in cancer cells using nanoimpellers. Angew. Chem. Int. Ed., 2013, 52: 13813 - 13817.

[126] Jiang J, Tong X, Morris D, et al. Toward photocontrolled release using light-dissociable block copolymer micelles. Macromolecules, 2006, 39: 4633 - 4640.

[127] Dong J, Xun Z, Zeng Y, et al. A versatile and robust vesicle based on a photocleavable surfactant for two-photon-tuned release. Chem. E. J., 2013, 19: 7931 - 7936.

[128] 田捷.光学分子影像技术及其应用.北京：科学出版社,2010.
[129] Dothager R S, Flentie K, Moss B, et al. Advances in bioluminescence imaging of live animal models. Curr. Opin. Biotechnol., 2009, 20: 45 - 53.
[130] Jenkins D E, Oei Y, Hornig Y S, et al. Bioluminescent imaging (BLI) to improve and refine traditional murine models of tumor growth and metastasis. Clin. Exp. Metastasis, 2003, 20: 733 - 744.
[131] Rehemtulla A, Hall D E, Stegman L D, et al. Molecular imaging of gene expression and efficacy following adenoviral-mediated brain tumor gene therapy. Mol. Imag., 2002, 1: 43 - 55.
[132] Minn A J, Gupta G P, Siegel P M, et al. Genes that mediate breast cancer metastasis to lung. Nature, 2005, 436: 518 - 524.
[133] Gheysens O, Mottaghy F M. Method of bioluminescence imaging for molecular imaging of physiological and pathological processes. Methods, 2009, 48: 139 - 145.
[134] Hayashi K, Jiang P, Yamauchi K, et al. Real-time imaging of tumor-cell shedding and trafficking in lymphatic channels. Cancer Res., 2007, 67: 8223 - 8228.
[135] Amoh Y, Li L, Katsuoka K, et al. GFP-expressing vascularization of Gelfoam as a rapid *in vivo* assay of angiogenesis stimulators and inhibitors. Biotechniques, 2007, 42: 294 - 298.
[136] Klerk C P, Overmeer R M, Niers T M, et al. Validity of bioluminescence measurements for noninvasive *in vivo* imaging of tumor load in small animals. Biotechniques, 2007, 43: 7 - 13.
[137] Bos P D, Zhang X H F, Nadal C, et al. Genes that mediate breast cancer metastasis to the brain. Nature, 2009, 459: 1005.
[138] Gupta G P, Perk J, Acharyya S, et al. ID genes mediate tumor reinitiation during breast cancer lung metastasis. Pro. Natl. Acad. Sci. USA, 2007, 104: 19506 - 19511.
[139] Minn A J, Gupta G P, Padua D, et al. Lung metastasis genes couple breast tumor size and metastatic spread. Pro. Natl. Acad. Sci. USA, 2007, 104: 6740 - 6745.
[140] Hsieh C L, Xie Z, Yu J, et al. Non-invasive bioluminescent detection of prostate cancer growth and metastasis in a bigenic transgenic mouse model. The Prostate, 2007, 67: 685 -691.
[141] Sher F, Dam G V, Boddeke E, et al. Bioluminescence imaging of olig2 - neural stem cells reveals improved engraftment in a demyelination mouse model. Stem Cells, 2009, 27: 1582 -1591.
[142] Luker K, Luker G. Applications of bioluminescence imaging to antiviral research and therapy: Multiple luciferase enzymes and quantitation. Antiviral Res., 2008, 78: 179 - 187.
[143] Raaben M, Prins H J, Martens A C, et al. Non-invasive imaging of mouse hepatitis coronavirus infection reveals determinants of viral replication and spread *in vivo*. Cell. Microbiol., 2009, 11: 825 - 841.
[144] Subramaniam D, Natarajan G, Ramalingam S, et al. Translation inhibition during cell cycle arrest and apoptosis: Mcl - 1 is a novel target for RNA binding protein CUGBP2. Am. J. Physiol.-Gastr. L., 2008, 294: G1025 - G1032.
[145] McCaffrey A P, Meuse L, Pham T-T T, et al. RNA interference in adult mice. Nature, 2002, 418: 38 - 39.

[146] Huang B, Mao C-P, Peng S, et al. RNA interference-mediated *in vivo* silencing of fas ligand as a strategy for the enhancement of DNA vaccine potency. Hum. Gene Ther., 2008, 19: 763 – 773.

[147] Naumov G N, Wilson S M, MacDonald I C, et al. Cellular expression of green fluorescent protein, coupled with high-resolution *in vivo* videomicroscopy, to monitor steps in tumor metastasis. J. Cell Sci., 1999, 112: 1835 – 1842.

[148] Smith P G, Oakley F, Fernandez M, et al. Herpesvirus saimiri-based vector biodistribution using noninvasive optical imaging. Gene Ther., 2005, 12: 1465 – 1476.

[149] Chou C K, Hung J Y, Liu J C, et al. An attenuated Salmonella oral DNA vaccine prevents the growth of hepatocellular carcinoma and colon cancer that express α – fetoprotein. Cancer Gene Ther., 2006, 13: 746 – 752.

[150] Liu J J, Wang W, Dicker D T, et al. Bioluminescent imaging of TRAIL – induced apoptosis through detection of caspase activation following cleavage of DEVD – aminoluciferin. Cancer. Biol. Ther., 2005, 4: 885 – 892.

[151] Hickson J, Ackler S, Klaubert D, et al. Noninvasive molecular imaging of apoptosis *in vivo* using a modified firefly luciferase substrate, Z – DEVD – aminoluciferin. Cell Death Differ., 2010, 17: 1003 – 1010.

[152] Harmache A, Leberre M, Droineau S, et al. Bioluminescence imaging of live infected salmonids reveals that the fin bases are the major portal of entry for novirhabdovirus. J. Virol., 2006, 80: 3655 – 3659.

[153] Dodeigne C, Thunus L, Lejeune R. Chemiluminescence as diagnostic tool. A review. Talanta, 2000, 51: 415 – 439.

[154] Seitz W R, Suydam W W, Hercules D M. Determination of trace amounts of chromium(III) using chemiluminescence analysis. Anal. Chem., 1972, 44: 957 – 963.

[155] Burdo T G, Seitz W R. Mechanism of cobalt catalysis of luminol chemiluminescence. Anal. Chem., 1975, 47: 1639 – 1643.

[156] Brown A J, Francis P S, Adcock J L, et al. Manganese (III) and manganese (IV) as chemiluminescence reagents: A review. Anal. Chim. Acta, 2008, 624: 175 – 183.

[157] Bowie A R, Achterberg E P, Mantoura R F C, et al. Determination of sub-nanomolar levels of iron in seawater using flow injection with chemiluminescence detection. Anal. Chim. Acta, 1998, 361: 189 – 200.

[158] Hanaoka S, Lin J M, Yamada M. Chemiluminescence behavior of the decomposition of hydrogen peroxide catalyzed by copper(II)-amino acid complexes and its application to the determination of tryptophan and phenylalanine. Anal. Chim. Acta, 2000, 409: 65 – 73.

[159] Nakamura M, Nakamura S. One-and two-electron oxidations of luminol by peroxidase systems. Free Radical Biol. Med., 1998, 24: 537 – 544.

[160] Aitken R J, Buckingham D W, West K M. Reactive oxygen species and human spermatozoa: Analysis of the cellular mechanisms involved in luminol-and lucigenin-dependent chemiluminescence. J. Cell. Physiol., 1992, 151: 466 – 477.

[161] Navas D A, García S F, González Garcia J A. Phenol derivatives as enhancers and inhibitors of luminol – H_2O_2 – horseradish peroxidase chemiluminescence. J. Biolumin. Chemilumin., 1998, 13: 75 – 84.

[162] Schroeder H R, Boguslaski R C, Carrico R J, et al. Monitoring specific protein-binding reactions with chemiluminescence. Methods Enzymol., 1978, 57: 424 - 445.

[163] Kricka L J. Chemiluminescent and bioluminescent techniques. Clin. Chem., 1991, 37: 1472 -1481.

[164] Totter J R. The quantum yield of the chemiluminescence of dimethylbiacridylium nitrate and the mechanism of its enzymically induced chemiluminescence. Photochem. Photobiol., 1964, 3: 231 - 241.

[165] Maskiewicz R, Sogah D, Bruice T C. Chemiluminescent reactions of lucigenin. 2. Reactions of lucigenin with hydroxide ion and other nucleophiles. J. Am. Chem. Soc., 1979, 101: 5355 -5364.

[166] Maskiewicz R, Sogah D, Bruice T C. Chemiluminescent reactions of lucigenin. 1. Reactions of lucigenin with hydrogen peroxide. J. Am. Chem. Soc., 1979, 101: 5347 - 5354.

[167] Faulkner K, Fridovich I. Luminol and lucigenin as detectors for O_2. Free Radical Biol. Med., 1993, 15: 447 - 451.

[168] Mccapra F. Chemical mechanisms in bioluminescence. Acc. Chem. Res., 2002, 9: 201 -208.

[169] Hart R C, Taaffe L R. The use of acridinium ester-labelled streptavidin in immunoassays. J. Immunol. Methods, 1987, 101: 91 - 96.

[170] Ruberto M A, Grayeski M L. Investigation of acridinium labelling for chemiluminescence detection of peptides separated by capillary electrophoresis. J. Microcolumn Sep., 1994, 6: 545 -550.

[171] Xu G, Dar I A, Tao C, et al. Photoacoustic spectrum analysis for microstructure characterization in biological tissue: A feasibility study. Appl. Phys. Lett., 2012, 101: 221102.

[172] Nie L, Xing D, Yang S. *In vivo* detection and imaging of low-density foreign body with microwave-induced thermoacoustic tomography. Med. Phys., 2009, 36: 3429 - 3437.

[173] Nie L, Guo Z, Wang L V. Photoacoustic tomography of monkey brain using virtual point ultrasonic transducers. J. Biomed. Opt., 2011, 16: 076005.

[174] Erpelding T N, Kim C, Pramanik M, et al. Sentinel lymph nodes in the rat: Noninvasive photoacoustic and US imaging with a clinical US system. Radiology, 2010, 256: 102 - 110.

[175] Nie L, Wang S, Wang X, et al. *In vivo* volumetric photoacoustic molecular angiography and therapeutic monitoring with targeted plasmonic nanostars. Small, 2013, 10: 1585 - 1593.

[176] Yang J-M, Favazza C, Chen R, et al. Simultaneous functional photoacoustic and ultrasonic endoscopy of internal organs *in vivo*. Nat. Med., 2012, 18: 1291 - 1302.

[177] Kim C, Song K H, Gao F, et al. Sentinel lymph nodes and lymphatic vessels: Noninvasive dual-modality *in vivo* mapping by using indocyanine green in rats - volumetric spectroscopic photoacoustic imaging and planar fluorescence imaging. Radiology, 2010, 255: 442 - 450.

[178] Song K H, Stein E W, Margenthaler J A, et al. Noninvasive photoacoustic identification of sentinel lymph nodes containing methylene blue *in vivo* in a rat model. J. Biomed. Opt., 2008, 13: 054033 - 054033.

[179] Frenette M, Hatamimoslehabadi M, Bellinger-Buckley S, et al. Shining light on the dark side of imaging: Excited state absorption enhancement of a bis-styryl BODIPY photoacoustic

contrast agent. J. Am. Chem. Soc., 2014, 136: 15853 - 15856.

[180] Langer G, Bouchal K D, Grün H, et al. Two-photon absorption-induced photoacoustic imaging of rhodamine B dyed polyethylene spheres using a femtosecond laser. Opt. Express, 2013, 21: 22410 - 22422.

[181] Zhong J, Yang S, Zheng X, et al. *In vivo* photoacoustic therapy with cancer-targeted indocyanine green-containing nanoparticles. Nanomedicine, 2013, 8: 903 - 919.

[182] Fan Q, Cheng K, Yang Z, et al. Perylene-diimide-based nanoparticles as highly efficient photoacoustic agents for deep brain tumor imaging in living mice. Adv. Mater., 2015, 27: 843 -847.

[183] Duan Z, Gao Y-J, Qiao Z-Y, et al. A photoacoustic approach for monitoring the drug release of pH - sensitive poly(β - amino ester)s. J. Mater. Chem. B, 2014, 2: 6271 - 6282.

[184] An F F, Deng Z J, Ye J, et al. Aggregation-induced near-infrared absorption of squaraine dye in an albumin nanocomplex for photoacoustic tomography *in vivo*. ACS Appl. Mater. Inter., 2014, 6: 17985 - 17992.

[185] Lovell J F, Jin C S, Huynh E, et al. Porphysome nanovesicles generated by porphyrin bilayers for use as multimodal biophotonic contrast agents. Nat. Mater., 2011, 10: 324 - 332.

[186] Zha Z, Deng Z, Li Y, et al. Biocompatible polypyrrole nanoparticles as a novel organic photoacoustic contrast agent for deep tissue imaging. Nanoscale, 2013, 5: 4462 - 4467.

[187] Liu J, Geng J, Liao L D, et al. Conjugated polymer nanoparticles for photoacoustic vascular imaging. Polym. Chem., 2014, 5: 2854 - 2862.

[188] Pu K, Shuhendler A J, Jokerst J V, et al. Semiconducting polymer nanoparticles as photoacoustic molecular imaging probes in living mice. Nat. Nanotechnol., 2014, 9: 233 -239.

[189] Miao Q, Lyu Y, Ding D, et al. Semiconducting oligomer nanoparticles as an activatable photoacoustic probe with amplified brightness for *in vivo* imaging of pH. Adv. Mater., 2016, 28: 3606 - 3606.

[190] Pu K, Mei J, Jokerst J V, et al. Diketopyrrolopyrrole-based semiconducting polymer nanoparticles for *in vivo* photoacoustic imaging. Adv. Mater., 2015, 27: 5184 - 5190.

[191] Xu Z, Zhang C, Chen X, et al. Intraparticle energy level alignment of semiconducting polymer nanoparticles to amplify chemiluminescence for ultrasensitive *in vivo* imaging of reactive oxygen species. ACS Nano, 2016, 10: 6400 - 6409.

[192] Raman C V, Krishnan K S. A new type of secondary radiation. Nature, 1928, 121: 501 -502.

[193] Nima Z A, Mahmood M, Xu Y, et al. Circulating tumor cell identification by functionalized silver-gold nanorods with multicolor, super-enhanced SERS and photothermal resonances. Sci. Rep., 2014, 4: 4752.

[194] Wu Q-H. Synthesis of graphene nanoparticles and their application in surface Raman enhancement. Spectrosc. Lett., 2014, 47: 704 - 709.

[195] Zheng X-S, Hu P, Zhong J-H, et al. Laser power dependent surface-enhanced Ramanspectroscopic study of 4-mercaptopyridine on uniform gold nanoparticle-assembled substrates. J. Phys. Chem. C, 2014, 118: 3750 - 3757.

[196] Lipkowski J, Ross P N. Adsorption of molecules at metal electrodes. Wiley - VCH, 1992.

[197] Fleischmann M, Hendra P J, McQuillan A J. Raman spectra of pyridine adsorbed at a silver electrode. Chem. Phys. Lett., 1974, 26: 163 - 166.

[198] Jeanmaire D L, Van Duyne R P. Surface Raman spectroelectrochemistry: Part I. Heterocyclic, aromatic, and aliphatic amines adsorbed on the anodized silver electrode. J. Electroanal. Chem. Interfac., 1977, 84: 1 - 20.

[199] Albrecht M G, Creighton J A. Anomalously intense Raman spectra of pyridine at a silver electrode. J. Am. Chem. Soc., 1977, 99: 5215 - 5217.

[200] Gersten J, Nitzan A. Electromagnetic theory of enhanced Raman scattering by molecules adsorbed on rough surfaces. J. Chem. Phys., 1980, 73: 3023 - 3037.

[201] Wood T H, Klein M V. Studies of the mechanism of enhanced Raman scattering in ultrahigh vacuum. Solid State Commun., 1980, 35: 263 - 265.

[202] Moskovits M. Enhanced Raman scattering by molecules adsorbed on electrodes-a theoretical model. In Inelastic Light Scattering. Elsevier, 1980.

[203] Schatz G C. Theoretical studies of surface enhanced Raman scattering. Acc. Chem. Res., 1984, 17: 370 - 376.

[204] Kneipp K, Moskovits M, Kneipp H. Surface-enhanced Raman scattering-physics and applications. Berlin Heidelberg: Springer, 2006.

[205] Laor U, Schatz G C. The role of surface roughness in surface enhanced raman spectroscopy (SERS): The importance of multiple plasmon resonances. Chem. Phys. Lett., 1981, 82: 566 -570.

[206] Arenas J, Tocón I L, Otero J, et al. The charge transfer mechanism in the SERS of 2-methylpyrazine on silver electrode. Vib. Spectrosc, 1999, 19: 213 - 221.

[207] Moskovits M. Surface-enhanced spectroscopy. Rev. Mod. Phys., 1985, 57: 783.

[208] Kelly K L, Coronado E, Zhao L L, et al. The optical properties of metal nanoparticles: The influence of size, shape, and dielectric environment. J. Phys. Chem. B, 2003, 107: 668 -677.

[209] Kirtley J, Jha S, Tsang J. Surface plasmon model of surface enhanced Raman scattering. Solid State Commun., 1980, 35: 509 - 512.

[210] Li A, Li S. Large-volume hot spots in gold spiky nanoparticle dimers for high-performance surface-enhanced spectroscopy. Nanoscale, 2014, 6: 12921 - 12928.

[211] Tian Y Y, Shuai Z H, Shen J J, et al. Plasmonic heterodimers with binding site-dependent hot spot for surface-enhanced Raman scattering. Small, 2018, 14: e1800669.

[212] Liang E, Kiefer W. Chemical effect of SERS with near-infrared excitation. J. Raman. Spectrosc., 1996, 27: 879 - 886.

[213] Adrian F J. Charge transfer effects in surface-enhanced Raman scattering. J. Chem. Phys., 1982, 77: 5302 - 5314.

[214] Zhang C, Liu T, Su Y, et al. A near-infrared fluorescent heptamethine indocyanine dye with preferential tumor accumulation for *in vivo* imaging. Biomaterials, 2010, 31: 6612 - 6617.

[215] Hoshino A, Fujioka K, Oku T, et al. Physicochemical properties and cellular toxicity of nanocrystal quantum dots depend on their surface modification. Nano Lett., 2004, 4: 2163 -2169.

[216] Banwell C N, McCash E M. Fundamentals of molecular spectroscopy. New York: McGraw-

Hill, 1994.

[217] McCreery R L. Raman spectroscopy for chemical analysis. New York: John Wiley & Sons, 2005.

[218] Vo-Dinh T. Biomedical photonics handbook: Biomedical diagnostics. Boca Raton: CRC Press, 2014.

[219] Dieing T, Hollricher O, Toporski J. Confocal raman microscopy. Ulm: Springer Science & Business Media, 2011.

[220] Salzer R, Siesler H W. Infrared and Raman spectroscopic imaging. New York: John Wiley & Sons, 2009.

[221] Smith J, Kendall C, Sammon A, et al. Raman spectral mapping in the assessment of axillary lymph nodes in breast cancer. Technol. Cancer. Res. T., 2003, 2: 327 - 331.

[222] Zavaleta C L, Smith B R, Walton I, et al. Multiplexed imaging of surface enhanced Raman scattering nanotags in living mice using noninvasive Raman spectroscopy. P. Natl. Acad. Sci. USA, 2009, 106: 13511 - 13516.

[223] Sun L, Sung K-B, Dentinger C, et al. Composite organic-inorganic nanoparticles as Raman labels for tissue analysis. Nano Lett., 2007, 7: 351 - 356.

[224] Qian X, Peng X-H, Ansari D O, et al. *In vivo* tumor targeting and spectroscopic detection with surface-enhanced Raman nanoparticle tags. Nat. Biotechnol., 2008, 26: 83 - 90.

[225] Stone N, Faulds K, Graham D, et al. Prospects of deep Raman spectroscopy for noninvasive detection of conjugated surface enhanced resonance Raman scattering nanoparticles buried within 25 mm of mammalian tissue. Anal. Chem., 2010, 82: 3969 - 3973.

[226] Yigit M V, Zhu L, Ifediba M A, et al. Noninvasive MRI - SERS imaging in living mice using an innately bimodal nanomaterial. ACS Nano, 2010, 5: 1056 - 1066.

[227] Samanta A, Maiti K K, Soh K S, et al. Ultrasensitive near-infrared Raman reporters for SERS-based *in vivo* cancer detection. Angew. Chem. Int. Ed., 2011, 50: 6089 - 6092.

[228] Harmsen S, Bedics M A, Wall M A, et al. Rational design of a chalcogenopyrylium-based surface-enhanced resonance Raman scattering nanoprobe with attomolar sensitivity. Nat. Commun., 2015, 6: 6570.

[229] Iacono P, Karabeber H, Kircher M F. A "Schizophotonic" all-in-one nanoparticle coating for multiplexed SE (R) RS biomedical imaging. Angew. Chem. Int. Ed., 2014, 53: 11756 -11761.

[230] Chen Y, Ren J-Q, Zhang X-G, et al. Alkyne-modulated surface-enhanced Raman scattering-palette for optical interference-free and multiplex cellular imaging. Anal. Chem., 2016, 88: 6115 - 6119.

[231] Yamakoshi H, Dodo K, Palonpon A, et al. Alkyne-tag Raman imaging for visualization of mobile small molecules in live cells. J. Am. Chem. Soc., 2012, 134: 20681 - 20689.

[232] Di H, Liu H, Li M, et al. High-precision profiling of sialic acid expression in cancer cells and tissues using background-free surface-enhanced Raman scattering tags. Anal. Chem., 2017, 89: 5874 - 5881.

[233] Li S, Chen T, Wang Y, et al. Conjugated polymer with intrinsic alkyne units for synergistically enhanced Raman imaging in living cells. Angew. Chem. Int. Ed., 2017, 56: 13455 - 13458.

[234] Cao Y C, Jin R, Mirkin C A. Nanoparticles with Raman spectroscopic fingerprints for DNA and RNA detection. Science, 2002, 297: 1536 - 1540.

[235] Aubin J. Autofluorescence of viable cultured mammalian cells. J. Histochem. Cytochem., 1979, 27: 36 - 43.

[236] Xing Y, Chaudry Q, Shen C, et al. Bioconjugated quantum dots for multiplexed and quantitative immunohistochemistry. Nat. Protoc., 2007, 2: 1152 - 1165.

[237] Heller D A, Baik S, Eurell T E, et al. Single-walled carbon nanotube spectroscopy in live cells: Towards long-term labels and optical sensors. Adv. Mater., 2005, 17: 2793 - 2799.

[238] Rao A, Richter E, Bandow S, et al. Diameter-selective Raman scattering from vibrational modes in carbon nanotubes. Science, 1997, 275: 187 - 191.

[239] Tu X, Zheng M. A DNA - based approach to the carbon nanotube sorting problem. Nano Res., 2008, 1: 185 - 194.

[240] Zheng M, Jagota A, Semke E D, et al. DNA - assisted dispersion and separation of carbon nanotubes. Nat. Mater., 2003, 2: 338 - 342.

[241] Chu H, Wang J, Ding L, et al. Decoration of gold nanoparticles on surface-grown single-walled carbon nanotubes for detection of every nanotube by surface-enhanced Raman spectroscopy. J. Am. Chem. Soc., 2009, 131: 14310 - 14316.

[242] Chen Z, Tabakman S M, Goodwin A P, et al. Protein microarrays with carbon nanotubes as multicolor Raman labels. Nat. Biotechnol., 2008, 26: 1285 - 1292.

[243] Jorio A, Pimenta M, Souza Filho A, et al. Characterizing carbon nanotube samples with resonance Raman scattering. New J. Phys., 2003, 5: 139.

[244] Liu Z, Davis C, Cai W, et al. Circulation and long-term fate of functionalized, biocompatible single-walled carbon nanotubes in mice probed by Raman spectroscopy. P. Natl. Acad. Sci. USA, 2008, 105: 1410 - 1415.

[245] Wang C, Ma X, Ye S, et al. Protamine functionalized single-walled carbon nanotubes for stem cell labeling and *in vivo* Raman/magnetic resonance/photoacoustic triple-modal imaging. Adv. Funct. Mater., 2012, 22: 2363 - 2375.

[246] Wang X, Wang C, Cheng L, et al. Noble metal coated single-walled carbon nanotubes for applications in surface enhanced Raman scattering imaging and photothermal therapy. J. Am. Chem. Soc., 2012, 134: 7414 - 7422.

[247] Liu Z, Tabakman S, Sherlock S, et al. Multiplexed five-color molecular imaging of cancer cells and tumor tissues with carbon nanotube Raman tags in the near-infrared. Nano Res., 2010, 3: 222 - 233.

[248] Zavaleta C, De La Zerda A, Liu Z, et al. Noninvasive Raman spectroscopy in living mice for evaluation of tumor targeting with carbon nanotubes. Nano Lett., 2008, 8: 2800 - 2805.

[249] Keren S, Zavaleta C, Cheng Z, et al. Noninvasive molecular imaging of small living subjects using Raman spectroscopy. P. Natl. Acad. Sci. USA, 2008, 105: 5844 - 5849.

[250] Liu L, Fan S. Isotope labeling of carbon nanotubes and formation of 12C - 13C nanotube junctions. J. Am. Chem. Soc., 2001, 123: 11502 - 11503.

[251] Rümmeli M H, Löffler M, Kramberger C, et al. Isotope-engineered single-wall carbon nanotubes; A key material for magnetic studies. J. Phys. Chem. C, 2007, 111: 4094 - 4098.

[252] Liu Z, Li X, Tabakman S M, et al. Multiplexed multicolor Raman imaging of live cells with

isotopically modified single walled carbon nanotubes. J. Am. Chem. Soc., 2008, 130: 13540-13541.
[253] Liu Z, Yang K, Lee S-T. Single-walled carbon nanotubes in biomedical imaging. J. Mater. Chem., 2011, 21: 586-598.
[254] Luker G D, Luker K E. Optical imaging: Current applications and future directions. J. Nucl. Med., 2008, 49: 1-4.
[255] Lee D-E, Koo H, Sun I-C, et al. Multifunctional nanoparticles for multimodal imaging and theragnosis. Chem. Soc. Rev., 2012, 41: 2656-2672.
[256] Suresh V M, Chatterjee S, Modak R, et al. Oligo (*p*-phenyleneethynylene)-derived porous luminescent nanoscale coordination polymer of Gd^{III}: Bimodal imaging and nitroaromatic sensing. J. Phys. Chem. C, 2014, 118: 12241-12249.
[257] Veiseh O, Sun C, Gunn J, et al. Optical and MRI multifunctional nanoprobe for targeting gliomas. Nano Lett., 2005, 5: 1003-1008.
[258] Won J, Kim M, Yi Y-W, et al. A magnetic nanoprobe technology for detecting molecular interactions in live cells. Science, 2005, 309: 121-125.
[259] Lu X, Jiang R, Fan Q, et al. Fluorescent-magnetic poly (poly (ethyleneglycol) monomethacrylate)-grafted Fe_3O_4 nanoparticles from post-atom-transfer-radical-polymerization modification: Synthesis, characterization, cellular uptake and imaging. J. Mater. Chem., 2012, 22: 6965-6973.
[260] Lu X, Jiang R, Yang M, et al. Monodispersed grafted conjugated polyelectrolyte-stabilized magnetic nanoparticles as multifunctional platform for cellular imaging and drug delivery. J. Mater. Chem. B, 2014, 2: 376-386.
[261] Lu C-W, Hung Y, Hsiao J-K, et al. Bifunctional magnetic silica nanoparticles for highly efficient human stem cell labeling. Nano Lett., 2007, 7: 149-154.
[262] Howes P, Green M, Bowers A, et al. Magnetic conjugated polymer nanoparticles as bimodal imaging agents. J. Am. Chem. Soc., 2010, 132: 9833-9842.
[263] Yin C, Hong B, Gong Z, et al. Fluorescent oligo (*p*-phenyleneethynylene) contained amphiphiles-encapsulated magnetic nanoparticles for targeted magnetic resonance and two-photon optical imaging *in vitro* and *in vivo*. Nanoscale, 2015, 7: 8907-8919.
[264] Jin Y, Li Y, Ma X, et al. Encapsulating tantalum oxide into polypyrrole nanoparticles for X-ray CT/photoacoustic bimodal imaging-guided photothermal ablation of cancer. Biomaterials, 2014, 35: 5795-5804.
[265] Xie J, Chen K, Huang J, et al. PET/NIRF/MRI triple functional iron oxide nanoparticles. Biomaterials, 2010, 31: 3016-3022.
[266] Gong H, Dong Z, Liu Y, et al. Engineering of multifunctional nano-micelles for combined photothermal and photodynamic therapy under the guidance of multimodal imaging. Adv. Funct. Mater., 2014, 24: 6492-6502.
[267] Fan Q, Cheng K, Hu X, et al. Transferring biomarker into molecular probe: Melanin nanoparticle as a naturally active platform for multimodality imaging. J. Am. Chem. Soc., 2014, 136: 15185-15194.
[268] Rieffel J, Chen F, Kim J, et al. Hexamodal imaging with porphyrin-phospholipid-coated upconversion nanoparticles. Adv. Mater., 2015, 27: 1785-1790.

第4章

有机光电子材料生物治疗

除了在传感方面的应用之外,有机光电子材料也可应用于某些疾病的治疗。一部分有机光电子材料(光敏剂)在被光激发之后,经过一系列去激发过程,能够使电子到达三线态能级,最终与氧气作用回到基态并产生具有强氧化能力的单线态氧。这些单线态氧在生物组织中具有强杀伤能力,在病灶部位能够有效杀伤细胞,目前已被广泛应用于多种浅表疾病的治疗中。并且,这种光动力学治疗通过外加光源进行控制,可以很好地区分病灶部位和正常组织,因而具有很好的特异性和可操控性,相对于普通的药物治疗来说能够大大减小对正常组织的损伤。由于生物治疗需要使用组织穿透能力强的近红外光,而大部分单线态氧产率高的有机光电子材料在近红外光区没有吸收。因而该领域的研究主要分为两个方面,设计合成新的光敏剂以获得近红外光区的单线态氧产生能力,以及使用中间材料(上转换材料)或新技术(双光子)激发传统可见光吸收的光敏剂。

另外,一部分有机光电子材料在吸收光之后能将光能转换成热能,产生的热量使得生物体局部区域温度升高,从而杀死病灶部位的细胞,这种治疗方式被称为光热治疗。光热治疗与光动力学治疗类似,都是通过控制光照位置和强度来进行治疗,因而也具有可控性,能够减少对正常组织的损伤。同时,基于有机光电子材料的这些治疗方式也能够与其他治疗手段联用,用于疾病的多模态治疗,如基因治疗、化学药物治疗、放射性疗法等。

4.1 光动力学治疗

传统的癌症治疗以外科手术切除局部肿瘤为主,对早期肿瘤辅以放射性疗法治疗,对严重或扩散性的肿瘤则采用化学药物治疗(以下简称“化疗”)(图4.1)。当处于癌症晚期或癌细胞转移时,就只能依靠化疗。但由于化疗对治疗目标靶体的选择性差,在杀伤癌细胞的同时对正常组织和细胞也会造成不同程度的损伤。光动力学治疗(photodynamic therapy, PDT)的科学探索始于20世纪初,其在癌症

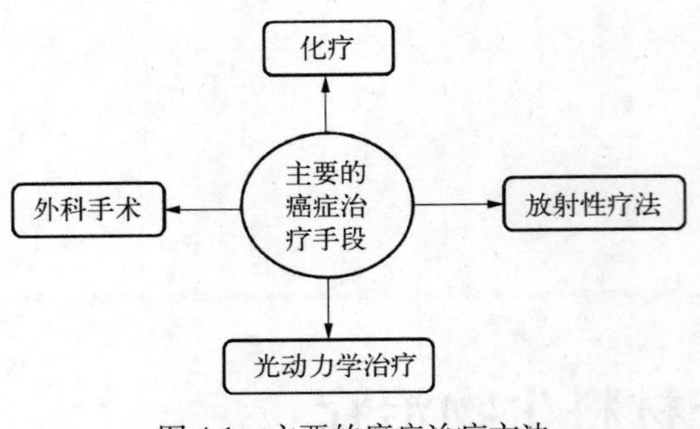

图 4.1　主要的癌症治疗方法

治疗中的代表性工作发表于 1975 年，Dougherty 等发现在治疗乳腺癌、基底细胞癌、鳞状细胞癌时，以血卟啉(hematoporphyrin derivative, HpD)为光敏剂结合红光照射，能够获得良好的治疗效果[1]。光动力学治疗作为一种治疗癌症及其他疾病的方法虽然已有 100 多年的历史，但直到近几十年，由于激光以及其他光源的发展，光动力学治疗才发展成为治疗恶性肿瘤的新技术。目前 PDT 在美、英、日、德等不少国家已经获得国家政府相关部门的正式批准，成为治疗肿瘤的一项常规手段。PDT 不仅是癌症治疗的有效手段之一，还被广泛用于其他疾病的治疗，例如鲜红斑痣、周围动脉症、老年性黄斑变性和冠状动脉疾病等。

4.1.1　光动力学治疗原理

光动力学治疗是以光/光敏剂/氧气的相互作用为基础的一种新型的疾病治疗手段。这一疗法的基本原理：某些特定的药物(光敏剂)进入患者体内后，动态富集于生长异常的组织(如肿瘤、尖锐湿疣、鲜红斑痣及与年龄相关的老年性黄斑变性等)，在一定波长的光的辐照下，因其所摄入药物(光敏剂)发生光动力学以及酶化反应而产生多种活性氧(reactive oxygen species, ROS)，包括单线态氧($^1O_2$)、氧自由基、羟基自由基等，从而对蛋白质、核酸和脂类等生物大分子产生破坏作用，产生细胞毒性，造成细胞器损伤，导致细胞死亡，进而破坏靶组织以达到治疗的目的。

皮肤作为人体外在器官，有利于光的直接照射、局部用药及疗效观察，在 PDT 的应用上具有独特的部位优势。同时，由于 PDT 是一个冷光化学反应过程，通常所使用的治疗剂量不会引起组织的热损伤。因此，与强激光或外科手术相比较，PDT 不产生皮肤创伤，具有较好的美容效果。光动力学治疗的方法又具有双重选择性：光敏剂在肿瘤细胞中的选择性吸收和滞留；光照的选择性。首先，选取对靶细胞有选择性的光敏剂，这样 PDT 对病灶组织具有高选择性，使其对正常组织的损伤减少，大大降低副作用。接着，当光敏剂在靶细胞与非靶细胞中的浓度比达到最大值时，用合适波长的光照射靶细胞组织，光敏剂吸收光之后被激发到寿命很短的激发单线态，然后通过无辐射的系间窜越转变为最低激发三线态，三线态相对于单线态更稳定、寿命更长，因而光敏反应通常通过三线态进行。最后，三线态光敏剂可通过两种主要的机制，I 型反应和 II 型反应发挥治疗作用。I 型反应中，三线态光敏剂通过碰撞实现能量转移，将激发能传递给基态氧分子($^3O_2$)，产生高反应活性的单线态氧($^1O_2$)，光敏剂本身又返回基态；II 型反应中，三线态光敏剂通过电子转移产生自由基。I 型反应和 II 型反应中产生的自由基和单线态氧具有高的反应活性,极易与多种生物分子反应而破坏细胞。整个过程可用化学反应方程式描述,如式(4.1)～式(4.4)所示:

$$PS_0+h\nu \longrightarrow {}^1PS_1 \tag{4.1}$$

$${}^1PS_1 \longrightarrow {}^3PS_1 \tag{4.2}$$

$${}^3PS_1+{}^3O_2 \longrightarrow PS_0+{}^1O_2(\text{I 型,能量转移}) \tag{4.3}$$

$${}^3PS_1+RH \rightarrow \text{自由基(II 型,电子转移)} \tag{4.4}$$

许多研究表明,光动力学治疗的损伤作用主要是 I 型反应中产生$^1O_2$的作用。光动力学作用产生$^1O_2$是通过一个简单的光物理过程实现。图 4.2 解释了光动力学作用产生$^1O_2$的过程。

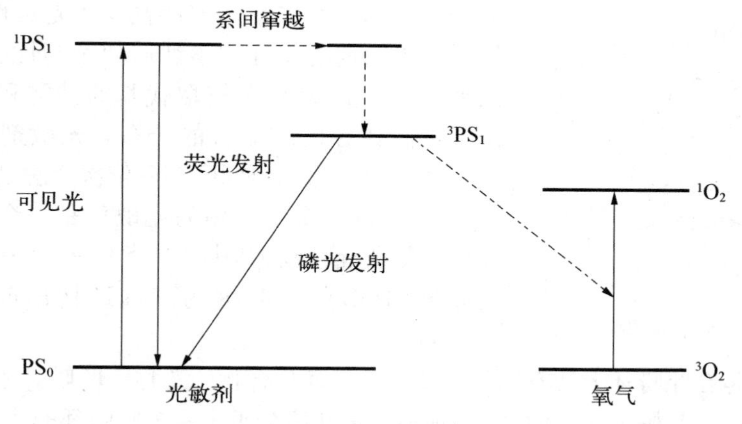

图 4.2　光动力学作用产生$^1O_2$的过程

PDT 导致靶细胞死亡的机制与多种因素密切相关,如细胞种类、状态及光敏剂的细胞内定位等。Kessel 等的研究指出,由于 PDT 产生的单线态氧和氧自由基等活性氧物质寿命极短,通常不到 60 μs,在细胞内作用半径不超过 40 nm,只能破坏邻近的细胞结构[2]。因此光敏剂在细胞内的亚细胞分布在一定程度上决定着光敏化作用的亚细胞损伤位点,对 PDT 的最终疗效起着决定性作用。定位于线粒体的光敏剂容易导致细胞凋亡,定位于溶酶体的光敏剂容易导致细胞坏死。例如,亚甲蓝衍生物主要定位于线粒体,可以诱导中国仓鼠成纤维细胞(V79 细胞)凋亡[3]。定位于亚细胞膜的光敏剂,如卟吩姆钠、*m* - THPC、卟啉烯可将抗凋亡的 Bcl - 2 蛋白作为光损伤的作用靶,引起细胞的迅速凋亡。相反,与溶酶体结合的光敏剂可以引起受损器官的组织蛋白酶释放,这些蛋白酶一旦进入细胞质就会裂解 Pro - caspase - 3,从而阻断凋亡的发生。所以不同光敏剂在细胞内会结合不同的亚细胞结构,当用激光照射时就会损伤这些亚细胞结构,从而造成不同的细胞毒性。

PDT 的基本要素包括氧气、光敏剂和光照(常用激光)。光线在组织中的穿透深度,与其波长密切相关。光敏剂必须被波长在 600 nm 以上的光激发才能达到足够的组织穿透深度。因为像血红蛋白这类的内源性分子在波长 600 nm 以下有很强的吸收,从而限制了光在目标组织处的有效穿透深度。因此一般认为适用于光动力学治疗的波长为 600～900 nm。

4.1.2 光敏剂的发展

光敏剂是指可以吸收特定波长的光,并将光能转化成其他形式能量的一类化合物。理想的光敏剂应满足下列要求:① 具有确定的化学结构,易于制备且化学组分易纯化;② 能在新生组织中沉积;③ 在病灶组织达到最大浓度的时间短;④ 避光时间短,代谢快;⑤ 在 600～900 nm 波长范围内能被激发;⑥ 单线态氧产率高即三线态量子产率高;⑦ 光毒性强,暗毒性低。光敏剂的物理化学性质如亲脂性、所带电荷的种类及数量、环和关键取代基的种类和数量等决定了它们在各内脏器官的分布。光敏剂静脉注射后,通常分布最高的是肝,其后依次为脾、肾上腺、膀胱、肾和皮肤。最早应用的光敏剂是一个包含多种成分的复杂混合物,其中约有 50% 是具有光敏活性血卟啉(HpD),血卟啉的基本结构即卟啉环(如图 4.3)。

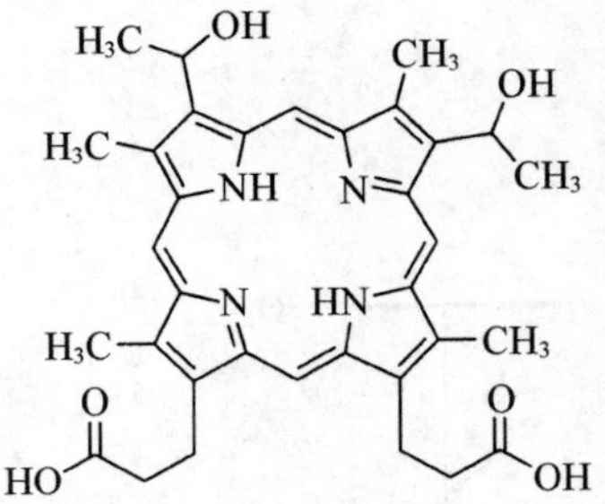

图 4.3　血卟啉的结构

卟啉是在卟吩环上拥有取代基的一类大环化合物的总称。卟吩是由 4 个吡咯环和 4 个次甲基桥联起来的大π共轭体系。卟吩分子中 4 个吡咯环的 8 个 β-位和 4 个中位的氢原子均可被其他基团取代,生成各种各样的卟吩衍生物,即卟啉。目前,已被许多国家批准用于临床光动力学治疗的血卟啉对肿瘤组织有较好的选择性和杀伤效果,但由于其成分复杂、皮肤光毒性强、长波波段吸收差等缺点限制了其临床应用。第一代光敏剂是以卟啉为基础的光敏剂,发展于 20 世纪七八十年代。血卟啉及其衍生物卟吩姆钠是被应用于 PDT 临床研究的第一代光敏剂,其在 628 nm 处有较弱的吸收峰,在这个波长下 PDT 的治疗深度可达 (6.3±1.2) mm。但是第一代光敏剂对光吸收差,清除率低,治疗效果不好,引起的光敏反应也较大。为此,人们不断地探索更为理想的光敏剂,通过对四吡咯环不同的化学修饰合成了不同种类的第二代光敏剂(图 4.4),这类光敏剂都是纯化学合成的物质,因而成分比较固定,克服了第一代光敏剂的缺点。这类光敏剂包括卟啉类的化合物,如四苯基卟啉、二氢卟酚、内源性卟啉、金属酞菁等,以及非卟啉类化合物,如阳离子型光敏剂(罗丹明 123 和硫代羰花青等)、部花青类化合物和醌类化合物(如竹红菌素等)[4]。第二代光敏剂的最大吸收峰通常在 630 nm 以上,同时具有较高的摩尔吸

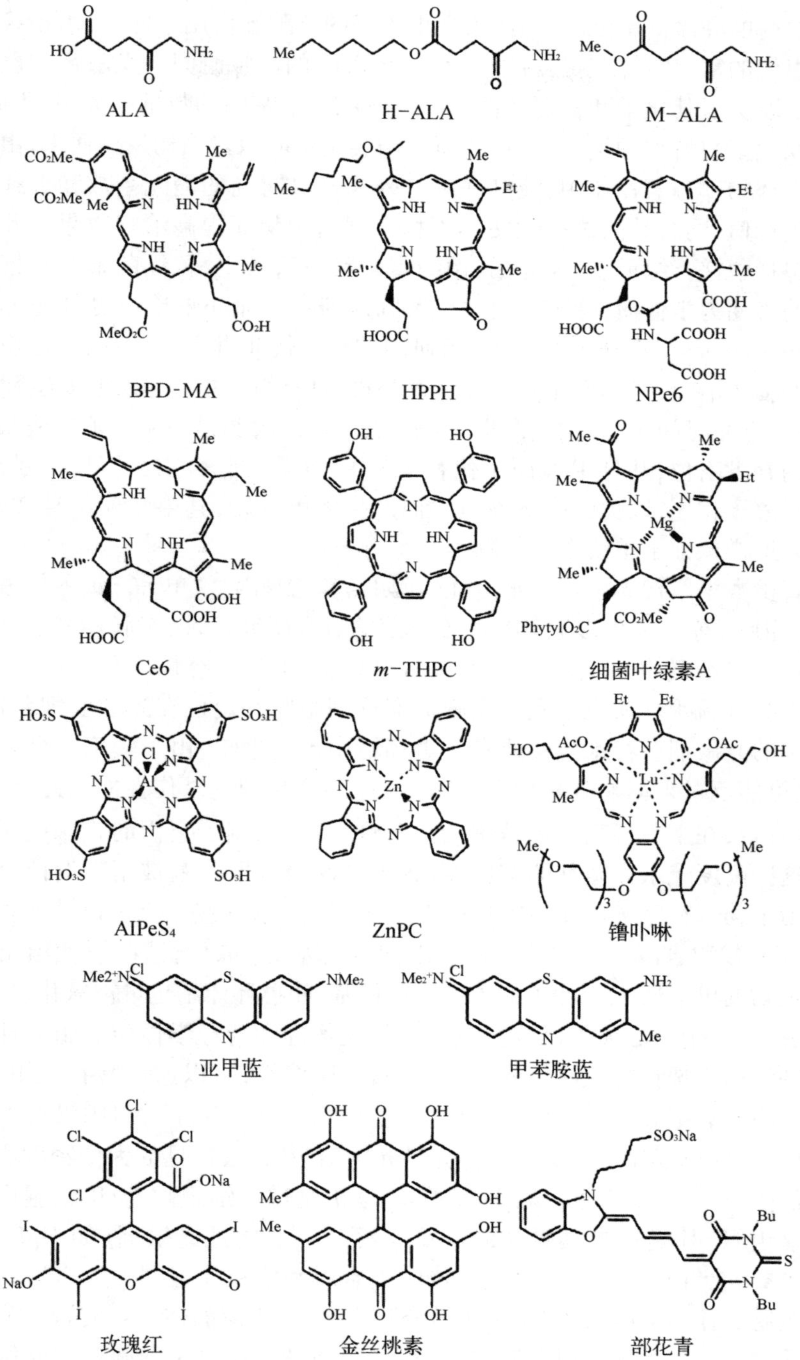

ALA H-ALA M-ALA

BPD-MA HPPH NPe6

Ce6 *m*-THPC 细菌叶绿素A

$AlPeS_4$ ZnPC 镥卟啉

亚甲蓝 甲苯胺蓝

玫瑰红 金丝桃素 部花青

图 4.4 部分第二代光敏剂的化学结构

光系数。一般来说,第二代的光敏剂呈现出更高的$^1O_2$量子效率,相对于血卟啉来说具有更高的肿瘤富集浓度,因此表现出更好的抗肿瘤作用。此外,由于第二代光敏剂到组织的富集时间较短,可以大大减少 PDT 的治疗时间。光敏剂的性质在很大程度上取决于其化学和物理特性(如亲脂性、带电基团的数量和类型、质荷比、环和芯的取代基数目和种类等)。如二氢卟酚类是由叶绿素结构发展而来,由于它的一个吡咯环的部分氢化作用,使其在近红外光区具有高的消光系数和近红外光区高的吸收峰值,同时其高选择性使其蓄积在靶组织从而提高治疗效果。此类化合物主要包括脱镁叶绿酸、二氢卟酚、菌绿素、紫红素,其中,竹红菌素及其衍生物由于良好的光动力学性质,受到广泛关注及临床研究。血卟啉单甲醚(hematoprphrin monomethyl ether, HMME)是我国自行研制的新一代卟啉类光敏剂,并已应用于鲜红斑痣的临床治疗,其光敏化效果强于血卟啉,具有组分单一、靶组织选择性高、体内代谢快、避光时间短、活性氧产率高等优点[5]。酞菁类是由 4 个苯环或萘环连接到卟啉的β吡咯位,并且用 N 原子代替甲位 C,酞菁类化合物脂溶性很强,因而通常与金属离子相连,以免因脂溶性过大而产生溶解问题,其第 6 配位常常结合铝、锌、硅等,这样保证了单线态氧的顺利产生。

尽管少数第二代光敏剂是水溶性的(如氨基乙酰丙酸、单-L-天冬氨酰二氢卟酚 Ce6、铝酞菁等),但大多数都是高度不溶的。有研究发现,亲脂性光敏剂在病变组织与正常组织的分布比为 7∶1 或 8∶1,而对于水溶性光敏剂这一值约为 2∶1[6]。另外疏水性质也会允许光敏剂穿透细胞膜并定位在光敏亚细胞器,然而高度疏水的光敏剂会在水溶液或者生理环境中产生聚集,由于其不充分的药物动力学,这可能反过来影响其光物理($^1O_2$产生效率)和细胞杀伤性能。此外,疏水性可能会阻碍其在生理溶剂和体液中的溶解性,从而限制了它们的临床应用[7]。为了提高这些高度疏水光敏剂的溶解度,各种亲水极性取代基被用来设计合成其两亲性的衍生物。在卟啉环体系中具有 12 个固定位点,这些位点可以被各种取代基团(如磺酸、羧酸、羟基、季铵盐、羰基、吡啶取代基等)取代,这些取代给出了制备无数衍生物的可能性[8]。除了加入各种取代基,卟啉环体系也可被氧化、扩展或修饰,使其携带一个中心离子以改变该分子的光物理和药理学性质。脂溶性光敏剂更易被肿瘤组织选择性吸收,一是因为其具有脂溶性,可以通过胞吞作用被吸收,这一过程不具有饱和性;二是因为肿瘤细胞表面能够表达正常组织没有的特异性抗原,这些抗原可以作为光敏剂受体介导光敏剂吸收,最常见的为低密度脂蛋白受体和叶酸受体[9]。水溶性光敏剂主要靠转运机制进入细胞内,所以细胞内离子浓度和肿瘤组织 pH 是影响其吸收的重要因素[10]。脂溶性光敏剂(如 HpD、卟吩姆钠和酞菁类)会穿透细胞膜,最终定位于细胞膜和线粒体上[2]。大多数亲水性光敏剂通过胞吞作用被吸收,并定位于核外颗粒,主要为溶酶体。还有很多光敏剂定位于内质网和高尔基体,确切的机理仍不是很清楚。定位于细胞核的光敏剂至今仍未见报道。目前这一领域的研究主要集中在开发第三代的光敏剂,其可以被波长更长的光激发，更重要的是具有更好的肿瘤特异性。这可以通过以下方式来实现：① 对现有的光敏剂进行生物-聚合物修饰，如多肽/抗体/转录-聚合物[11-13]；② 在传输或载运过程中对光敏剂通过化学键连接或包封，使药物能够通过血管有效地进入靶向组织。总之，未来第三代的光敏剂比当下第二代光敏剂在传输和靶向方面具有更好的前景。虽然许多第三代的光敏剂已经被广泛研究，这类光敏剂能在体外实现选择性靶向，但很少被评估为临床应用，因为其在体内选择性仍然不高[14]。

4.1.3　光动力学治疗方式

活性氧（ROS）是氧正常代谢的产物，它包括过氧化氢（H_2O_2）、单线态氧（$^1O_2$）、超氧阴离子自由基（O_2 ·−）、过氧化氢自由基（HO_2 ·）、羟基自由基（HO·）、过氧自由基（RO_2）和次氯酸（HClO/ClO^-）。控制活性氧（ROS）的释放在光动力学治疗中具有重要的意义。

选择合适波长的光照射在有机光电子材料（光敏剂）上将产生具有细胞毒性的活性氧（主要有$^1O_2$），这是 PDT 的作用机制。从 20 世纪 80 年代首次临床试验以来，PDT 已经大大扩展了其应用的范围，实现了某些恶性肿瘤的治疗或症状缓解，包括食管癌、头部和颈部肿瘤、乳腺癌、前列腺癌、膀胱癌、皮肤癌和肺癌等。然而，大多数的光敏剂通过紫外或可见光激活，生物样品和活组织很容易受到损伤，并且紫外及可见光在组织中衰减极快，从而限制了其在临床中的应用。在这种情况下，双光子诱导 PDT 是一种很有前景的方法。通过双光子激发规避上述的这些问题，因为双光子激发的激发波长为生物组织的透明窗口（600～900 nm），在患病组织中能够保证足够穿透深度。然而，在 PDT 中最常用的光敏剂为卟啉或它的具有小双光子吸收截面（δ）的衍生物（δ：1～50 GM），从而限制了由双光子激发产生$^1O_2$的效率。解决这一问题的方法可分为两种，一种是设计新一代的光敏剂，另一种是将现有的光敏剂与双光子吸收的有机分子相结合。目前备受关注的方法是利用双光子吸收的有机分子作为供体荧光基团结合卟啉通过能量转移来实现 PDT。在这种方法中，双光子吸收的有机分子吸收双光子获得能量经由 FRET 转移到卟啉，最终导致$^1O_2$的产生。例如，Dichtel 等报道了树枝状卟啉衍生物，八个双光子吸收的有机分子被共价连接到一个中央卟啉受体上（图 4.5）[15]。

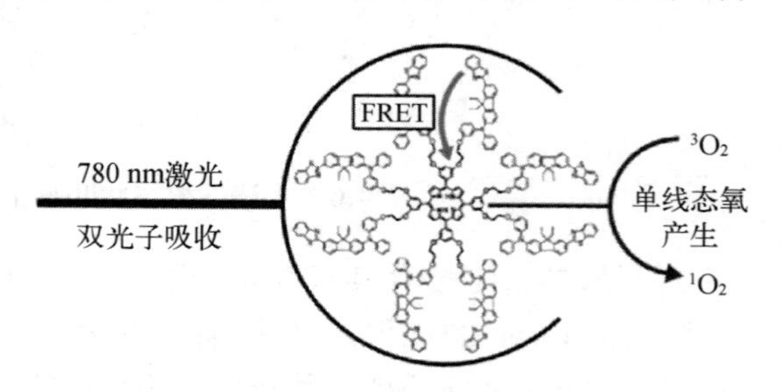

图 4.5　树枝状卟啉衍生物用于双光子激发 PDT 的示意图[15]

实验表明，从双光子吸收的有机分子供体的激发态能量转移到卟啉的 FRET

效率高达 97%。重要的是,这样的方法不仅拓宽 PDT 的应用范围,例如在皮肤表面下的肿瘤,同时也提供了一种在不破坏中央卟啉受体预期性质的情况下实现 PDT 的设计思路。然而,这种树枝状卟啉衍生物的水溶性差,极大地限制了其生物应用。鉴于这种情况,Fréche 等同时嫁接有双光子吸收的有机分子和水溶性部分到卟啉核心,构建了一种新的水溶性树突状卟啉衍生物(图 4.6)[16]。

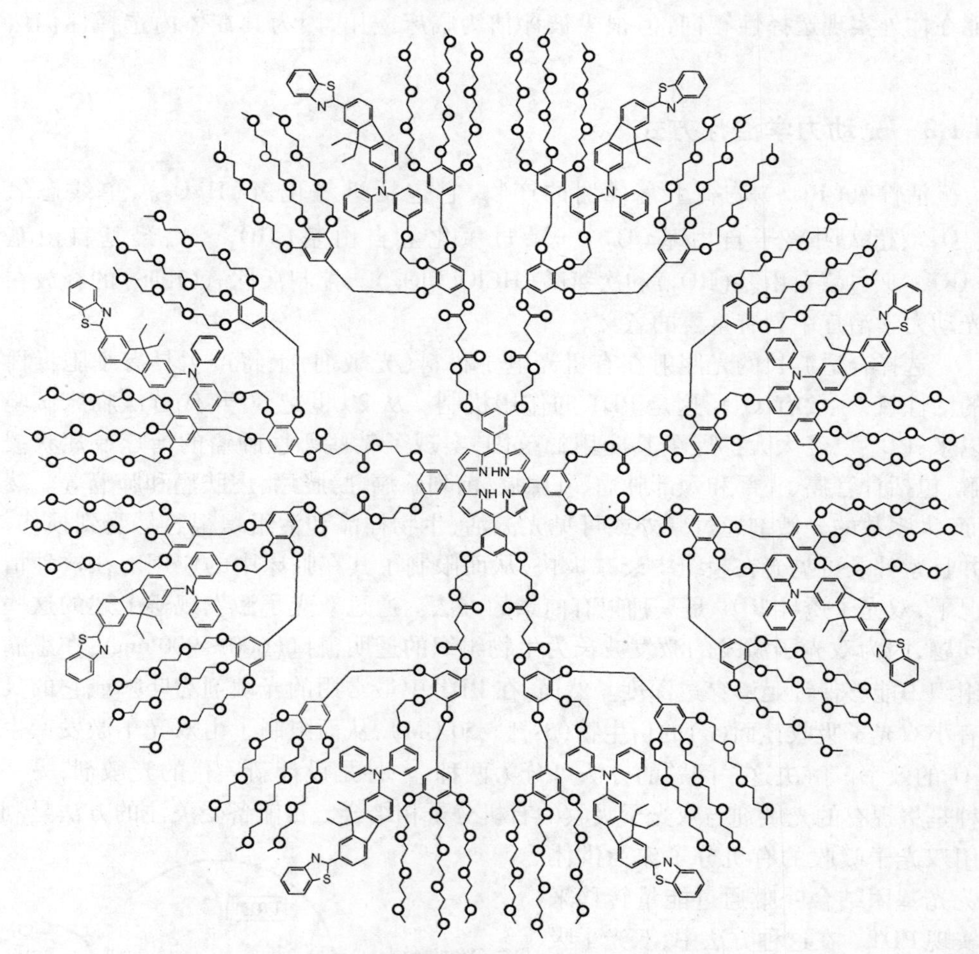

图 4.6　水溶性树突状卟啉衍生物的结构示意图

但是,共价键结合具有双光子吸收的有机分子作为树枝状臂进入中央核心是一个复杂且费时的过程。另外,有研究表明以非共价键的方式连接光敏剂和有双光子吸收的有机分子是一种新型且高效的方法,例如通过静电作用。Xu 等将水溶性光敏剂(玫瑰红)和阳离子共轭聚合物结合在一起(图 4.7)[17]。当阳离子共轭聚合物被光激发时,通过双光子诱导的 FRET 使玫瑰红的发射显著增强,表明这种手段在实现高效率 PDT 中的巨大潜力。

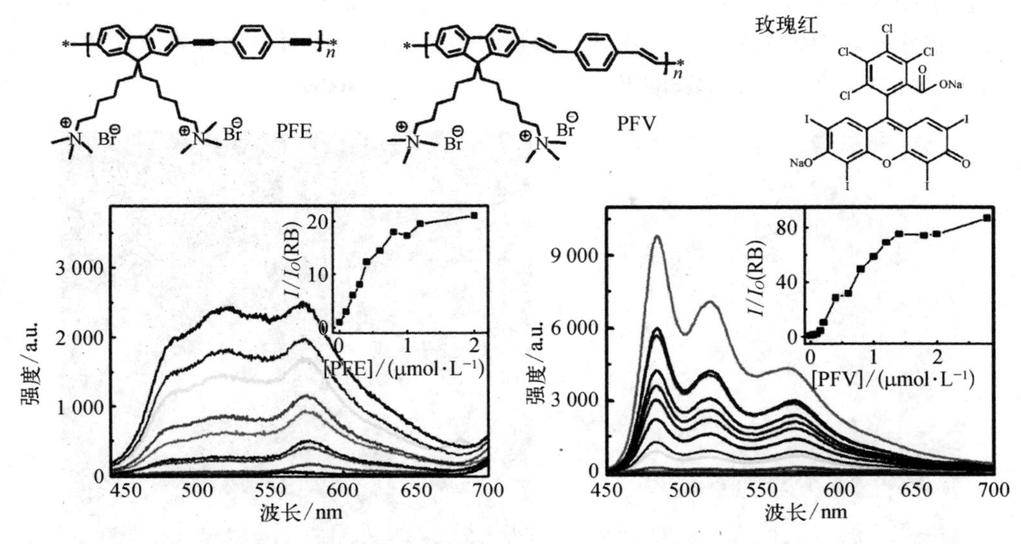

图 4.7　阳离子共轭聚合物和水溶性光敏剂玫瑰红的结构示意图及相应混合物的双光子发射光谱[17]

同时,也可将疏水卟啉和有双光子吸收的两亲性有机分子自组装成胶束。在胶束水溶液中即使供体和受体没有共价键结合,有双光子吸收的有机分子到卟啉的能量转移效率也可以很高。然而,通过非共价的方式,例如静电相互作用或疏水/亲水链诱导的自组装得到的基于复杂复合物的 PDT 系统,由于不同的刺激在复杂的生理环境中有解离的风险。复合物的解离会破坏 PDT 系统并最终影响治疗效果。为了获得水溶性和生物相容性更好的体系,Prasad 等将光敏抗癌药物和双光子吸收的有机分子的荧光聚合物封装到有机改性的二氧化硅纳米粒子上(图 4.8)[18]。在双光子诱导纳米粒子内,作为能量供体的双光子荧光聚合物和作为受体的光敏药物自然地发生 FRET。这种设计思路为双光子激发的 PDT 纳米载药平台的发展提供了简单和通用的策略。

上述方法合成过程复杂且耗时,通过直接合成新的光敏剂或对目前的光敏剂进行化学修饰也是产生有效的双光子诱导 PDT 的明智选择。水溶性始终是生物应用的首要问题。因此,寡二醇链、树枝状聚合物、烷基多胺链、支链聚羧基基团、支链烷基链有磷酸盐和膦酸酯基团、寡核苷酸和带正电的肽已被用来获得各种水溶性卟啉体系。在这些设计中,二聚体和卟啉低聚物相对于那些单体类似物能够展现出更强的双光子吸收能力和更高的$^1O_2$产率。通常的策略是使用一个丁二炔桥来连接两个卟啉,这确保了在光激发下产生的大 δ 在很大程度上的分离。此外,锌插入乙炔桥接的卟啉二聚体已被证明是一种很有前景的光敏剂,在 820～890 nm 时 δ 值高达 1×10^4 GM。考虑到上述这些因素,Anderson 等报道了同类型阴离子和阳离子卟啉二聚体,如图 4.9 所示[19]。其中,化合物 1 的体外双光子吸收截面要比标准临床光敏剂维替泊芬 6 高出两个数量级。接着他们证明了化合物 1 在体内血管中也可以实现双光子激发的 PDT。

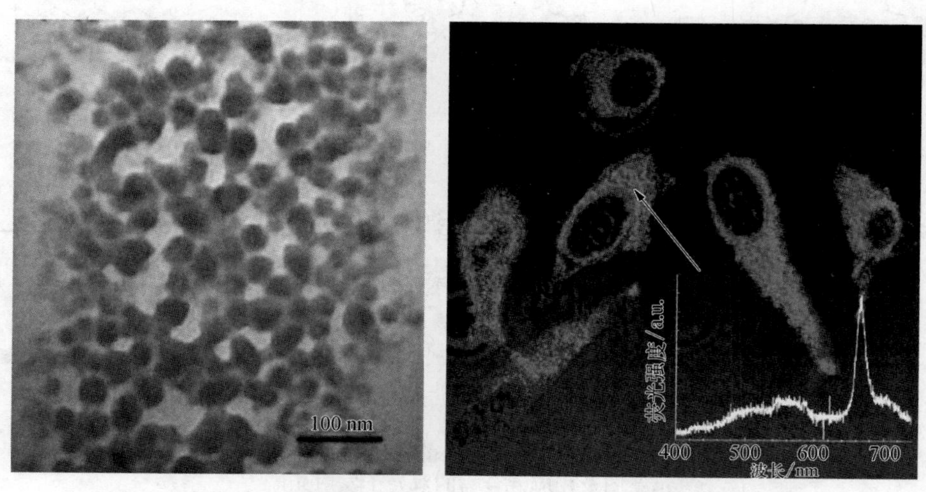

图 4.8 包封双光子吸收材料和光敏剂的二氧化硅纳米粒子的透射电镜图片及其双光子细胞成像图片和相应的发射光谱[18]

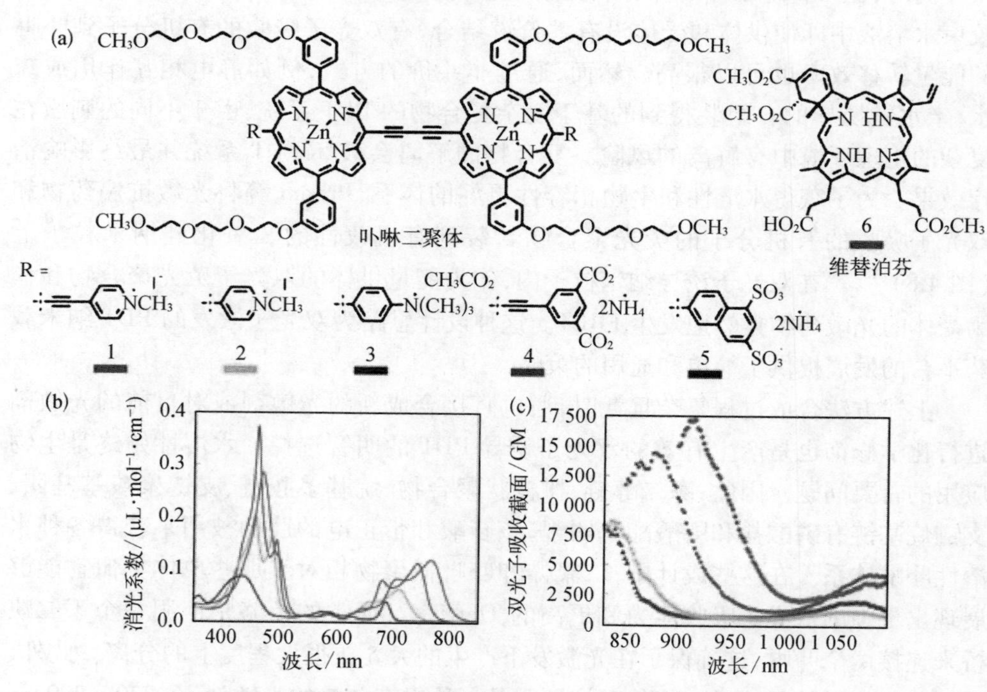

图 4.9 卟啉二聚体和维替泊芬 6 的结构示意图(a)以及它们的单光子(b)和双光子(c)吸收光谱[19](彩图见封底二维码)

基于单线态氧的光动力学治疗需要足够的氧气供给，这限制了该治疗方式在乏氧病灶的治疗。除了单线态氧，一氧化氮同样能够用于光动力学治疗，并且一氧化氮的产生不依赖于氧气，可用于乏氧病灶（如肿瘤）的治疗。如图4.10所示，锌酞菁的作用是产生红色荧光发射和生成$^1O_2$，硝基苯胺衍生物充当NO的光供体[20]。锌酞菁和尺寸合适的硝基苯胺衍生物可共封装在基于环糊精的自组装纳米粒子中。通过双光子激发触发，这种纳米粒子可同时产生具有细胞毒性的$^1O_2$和NO，由于这两种细胞毒性物质的组合效果，导致肿瘤细胞的光凋亡。与此同时，也可以利用酞菁荧光基团的红色发射来研究其组织分布。更重要的是，NO的产生独立于氧气的存在，而$^1O_2$在很大程度上依赖于氧气，这将导致常规PDT在乏氧条件下对一些肿瘤无法实现有效治疗。在这种情况下，双光子诱导产生具有细胞毒性的NO实现PDT，能够确保PDT的治疗效果。最近，人们发现水溶性共轭聚合物在光照下可同时担任双光子吸收剂和光敏剂而直接生成$^1O_2$。Shen等首次验证了聚芴-苯芴-亚苯基型水溶性共轭聚合物可作为双光子

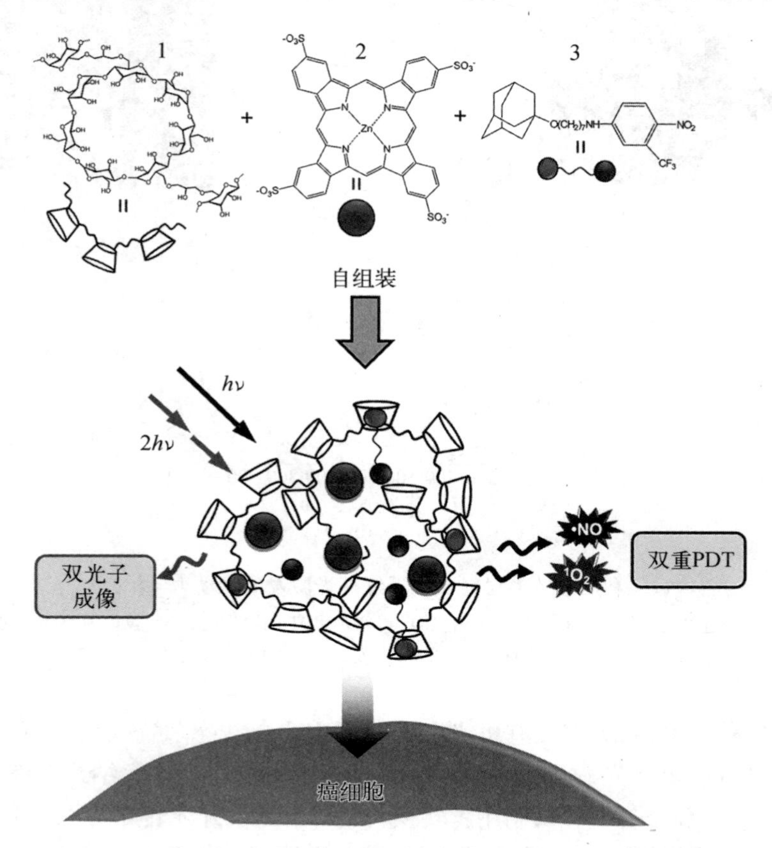

图4.10　包裹锌酞菁和硝基苯胺衍生物的环糊精自组装纳米粒子用于双光子激发的$^1O_2$和NO双重PDT[20]

光敏剂用于光动力学治疗。此研究为同时具有双光子成像和双光子光动力学治疗能力的新型光敏剂的设计提供了重要的参考。双光子成像指导光动力学治疗能够充分发挥双光子激发在穿透深度和三维选择性方面的优势[21]。

光敏剂对肿瘤组织的选择性累积、光敏剂的种类和光的穿透深度都会影响PDT的治疗效果。基于纳米粒子的光动力学治疗是PDT的一个新兴技术领域,能够克服大部分光敏剂的局限性[22-24]。Xu等将氮掺杂的二氧化钛纳米粒子与$NaYF_4$: Yb,Tm上转换(UCN)纳米粒子相结合,并连接抗-cAngptl4,该复合材料中的UCN能在红外光激发下发射可见光,并激发光催化剂氮掺杂二氧化钛生成反应活性高的电子-空穴对,并进一步与水和氧气反应产生活性氧导致肿瘤细胞的死亡[25]。另外,Zhang等在UCN上包覆一层均一的光催化剂二氧化钛,获得了核-壳结构的纳米粒子用于近红外光激发的PDT(图4.11)[26]。

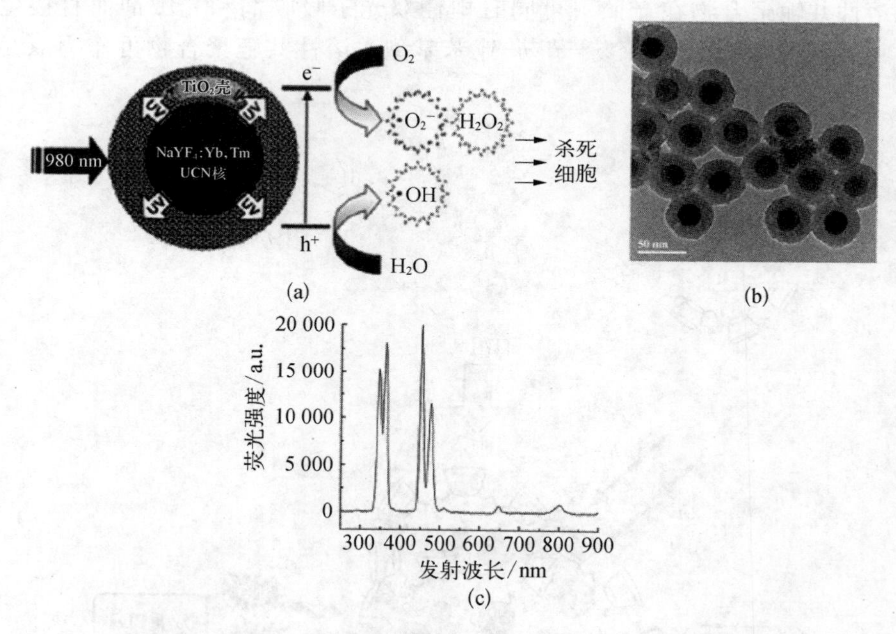

图4.11 利用上转换材料实现近红外光激发的光动力学治疗[26]

(a) 用近红外光照射TiO_2-UCN产生ROS以实现PDT的原理图;(b) 粒径为50 nm的TiO_2-UCN的TEM图;(c) 980 nm激发的TiO_2-UCN的荧光发射光谱

与二氧化钛类似,大多数有机光电子材料产生单线态氧需要紫外或可见光激发。因此,Wang等将光敏剂Ce6接在聚乙二醇修饰的上转换纳米材料UCN上(Ce6-PEG-UCN,图4.12),利用上转换材料可将近红外光转化为可见光的特性,实现了近红外光激发下的光动力学治疗,同时证明了该体系在小鼠乳腺肿瘤治疗中的效果[27]。

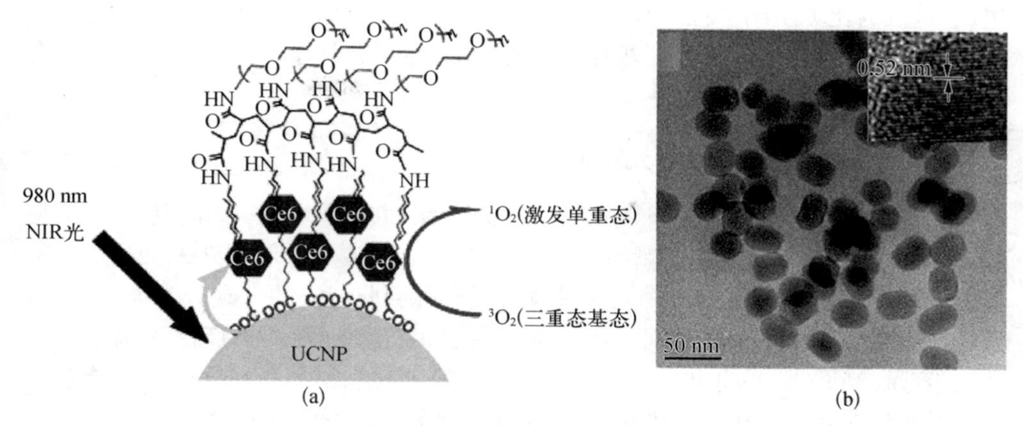

图 4.12　用近红外激发 UCN－Ce6 实现 PDT 的原理图(a)和聚乙二醇修饰的 UCN 的 TEM 图(b)[27]

4.2　光热治疗

光热治疗(PTT)是近年来发展的一种具有临床应用前景的肿瘤治疗技术。其过程是光热治疗试剂选择性地富集于肿瘤病灶部位,然后利用组织穿透力较强、光毒性低的近红外光对其进行照射,光热治疗试剂吸收光能并转变为热能,使肿瘤部位温度升高,从而杀死肿瘤细胞,达到治疗肿瘤的目的。相比于传统的肿瘤治疗方法,PTT 的优势主要包括: ① 激光可以选择性照射肿瘤部位,避免了全身效应,达到微创治疗的目的;② 当局部温度达到 42℃以上时,癌细胞会因蛋白质变性、DNA 合成和修复的削弱、细胞内含氧量或 pH 降低等因素的影响而导致死亡,且肿瘤细胞比正常细胞对温度更敏感,从而在一定温度范围内可以选择性杀死癌细胞而正常细胞不受影响;③ 侵入性小。

一般来说,理想的光热治疗需具备以下条件: ① 光热治疗试剂能够选择性的运输到肿瘤部位,避免周围正常组织因过高热受到损伤;② 光热治疗试剂的光热转换效率可以精确计算;③ 可以实时监测组织热量的变化及对肿瘤治疗的影响。光热治疗试剂的选择是影响光热治疗效果的关键因素,理想的光热治疗试剂应具备强 NIR 吸收、高光热转换效率、高光稳定性和低毒性。随着纳米技术的不断发展,大量纳米材料被制备并用于光热治疗中。其中,金纳米材料包括金纳米棒、纳米笼、纳米片和复合纳米结构等是目前应用最广泛的光热治疗试剂[28-33]。其他的无机纳米材料,如碳纳米材料(碳纳米管、石墨烯等)、钯纳米片、硫化铜、硒化铜等也表现出优良的光热治疗效果[34-37]。然而,这些无机纳米材料固有的生物毒性和不可降解性一定程度上限制了它们在临床上的实际应用。

相比于无机纳米材料的生物毒性,有机材料因其具有与生物组织类似的元素组成,被认为比无机纳米粒子有更好的生物相容性。目前应用于光热治疗的有机光电子材料主要包括传统近红外有机荧光染料(如吲哚菁绿、卟啉等)[38-39]和具有近红外吸收的共轭高分子[40-41]。

4.2.1 传统近红外有机荧光染料

具有近红外吸收性质的小分子荧光染料(如吲哚菁绿、卟啉等)因其制备简单、生物相容性好等特点很早就被开发为光热治疗试剂。作为被 FDA 批准用于临床的成像试剂,吲哚菁绿(ICG)是一种具有近红外吸收特征的三碳菁类染料,最大发射波长在 795～845 nm 之间。由于 ICG 优良的光物理性质被广泛应用于肝功能、血容量、视网膜、心输出量、脉络膜脉管系统的辅助诊断[42]。虽然 ICG 能够强烈地吸收光能并将其转化为热能,但它在极性溶剂中是不稳定的,且在光照条件下会加速分解,这给储存和应用带来了一定的困难。同时,ICG 在血浆中的半衰期一般为 2～4 min,如此快速的清除率限制了其在诊断及治疗方面的应用。随着纳米技术的快速发展,各种纳米载体的涌现为 ICG 的进一步开发应用提供了新思路。Cai 等用乳酸-羟基乙酸共聚物-卵磷脂-聚乙二醇作为纳米载体,同时装载 ICG 和抗癌药物 DOX[43]。该纳米药物相对于单独的 ICG 或 DOX 表现出很好的单分散性及荧光和结构的稳定性,有效增强了细胞对药物的吸收。在激光照射下,纳米复合药物产生的局部温度高于单独的 ICG,有效地提高了光热治疗效果。同时,化疗(DOX)和光热治疗的联合使用不仅有效抑制了对 DOX 敏感的 MCF－7 细胞的生长,而且对 DOX 有抗药性的 MCF－7/ADR 细胞也有杀灭作用。活体研究也证明该纳米复合药物对 MCF－7 和 MCF－7/ADR 肿瘤的生长有很好地抑制作用,并能阻止其再复发(图 4.13)。

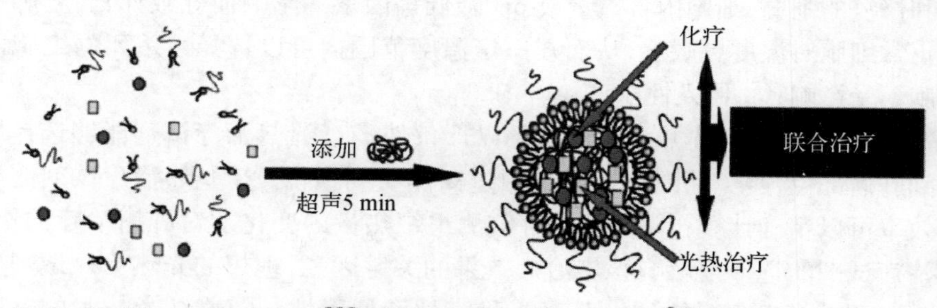

图 4.13 复合纳米药物的组成及制备原理图[43]

随后,Cai 等用薄膜-水化的方法制备了叶酸修饰的装载有 ICG 的复合纳米粒子(平均粒径为 20～40 nm),纳米粒子的制备过程:将卵磷脂、胆固醇、ICG、DSPE－PEG－FA 按照质量比为 1.7∶2∶1∶1.7 溶于甲醇/氯仿的混合溶液中,随后缓慢地旋除有机溶剂,使残留物在瓶壁上形成一层薄膜,再在超声辅助下加入超纯水对其进行水化作用,最后用滤膜过滤,从而获得结构规整的复合纳米粒子,并成功应用于肿瘤靶向成像及高效的光热治疗(图 4.14)[44]。

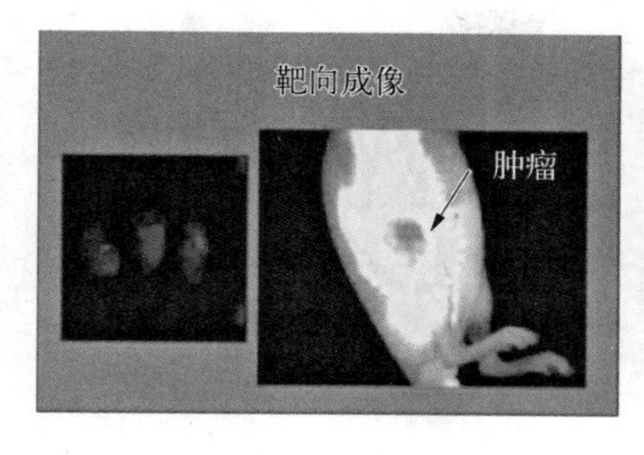

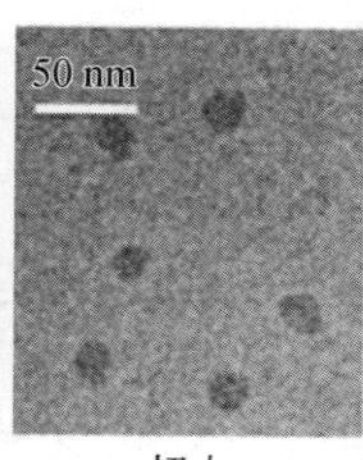

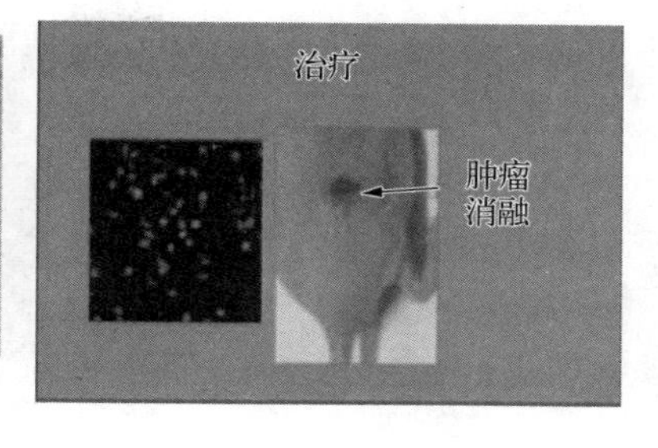

超小
FA-INPs

图 4.14　装载有 ICG 的复合纳米粒子的 TEM 图以及肿瘤靶向成像和光热治疗[44]

卟啉是一类由四个吡咯类亚基的 α-碳原子通过次甲基桥(═CH—)互联而形成的大分子杂环化合物。卟啉及其衍生物具有优异的光学性能,在荧光成像和光声成像方面应用广泛。通常,卟啉是一类性能优异的光敏剂,能有效敏化空气中的氧分子使其变为单线态氧,广泛应用于光动力学治疗中。然而,通过卟啉的自组装特性可以抑制荧光及单线态氧的产生,从而使吸收的光能以热能的形式释放。Zheng 等将卟啉通过共价键引入到磷脂分子中,通过自组装形成了双层纳米囊泡,由于卟啉-脂质双分子层的密度非常高,这种纳米囊泡具有较高且可调的摩尔吸光系数、荧光自猝灭性及独特的光声、光热性能[45]。卟啉的近红外荧光在纳米囊泡解离时可以恢复,从而降低了荧光成像的背景值。另外该纳米囊泡具有良好的生物相容性,在注射剂量为 1000 mg/kg 的情况下,卟啉纳米囊泡可被小鼠体内的酶降解,并且其急性毒性很低。全身给药后,卟啉纳米囊泡可在肿瘤部位显著富集,激光照射后能很好地诱导肿瘤的光热消融(图 4.15)。该研究为开发基于卟啉的新型多功能纳米材料提供了新的思路。

苝酰亚胺及其衍生物因其稳定的光、热、化学性能,优异的光学性质和易于修饰的优点,已经在生物领域得到了广泛应用。Fan 等通过在苝酰亚胺的湾位置引入吡咯烷实现近红外吸收,进一步修饰具有肿瘤靶向性的糖基制备两亲性单体[46]。单体在水溶液中利用苝核的π-π堆积得到尺寸为 60 nm 的纳米粒子。在近红外激光照射下,该纳米粒子具有良好的光声信号及光热转换性能,可以用于光声成像指导下的肿瘤靶向光热治疗(图 4.16)。

吡咯并吡咯二酮(DPP)类化合物具有优异的稳定性和光电性质,已被广泛用于固态染料激光、光伏电池、场效应管、电致发光等功能材料的制备。Dong 等将二茂铁单元引入到 DPP 单元中,设计合成了具有近红外吸收的有机小分子染料,利用再沉淀方法制备水溶性纳米粒子[47]。该纳米粒子在 733 nm 处具有较高的摩尔吸光系数[$3.03(\pm0.2)\times10^4$ L · mol^{-1} · cm^{-1}],并具有良好的光声成像能力及较高的光热转换效率,可用于肿瘤光声成像指导下的光热治疗(图 4.17)。

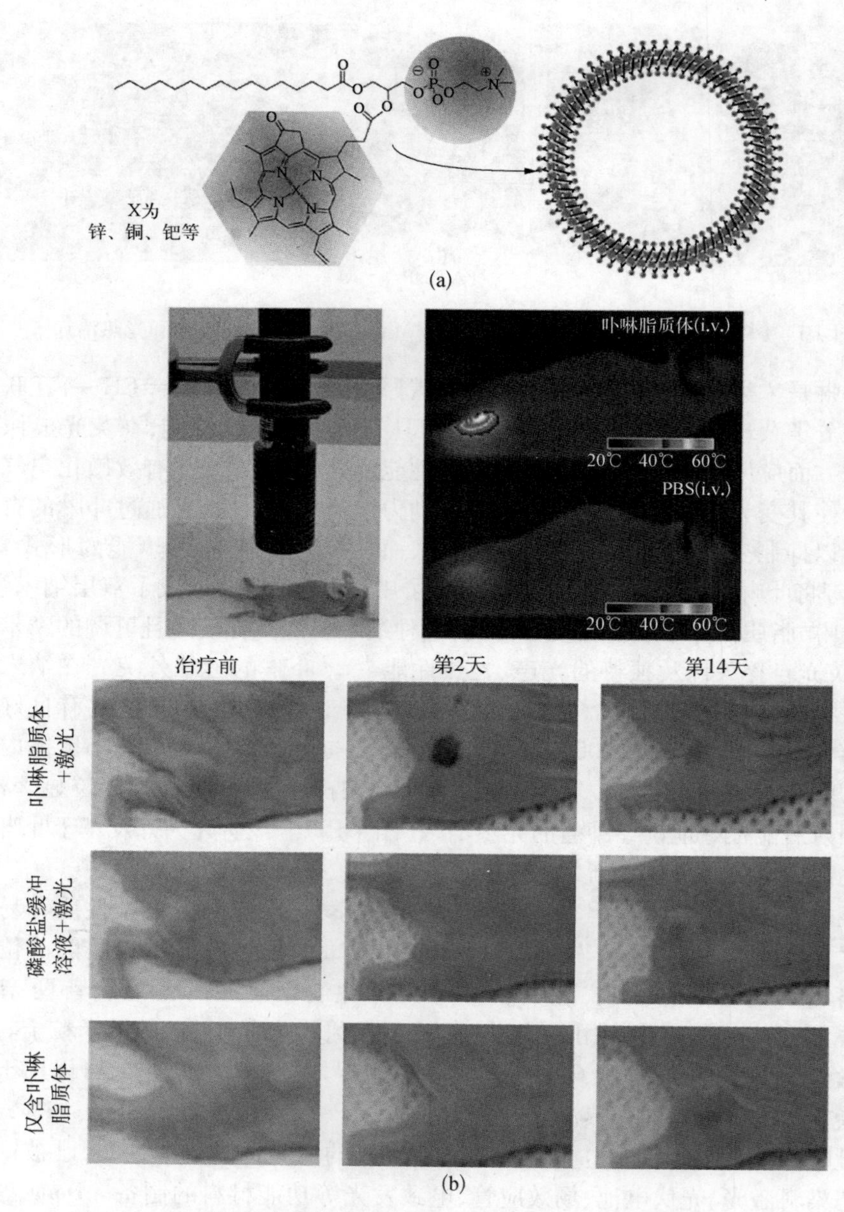

图 4.15 卟啉脂质体的结构和自组装成双分子层示意图(a)和卟啉脂质体囊泡作为光热治疗试剂的光热治疗示意图(b)[45]

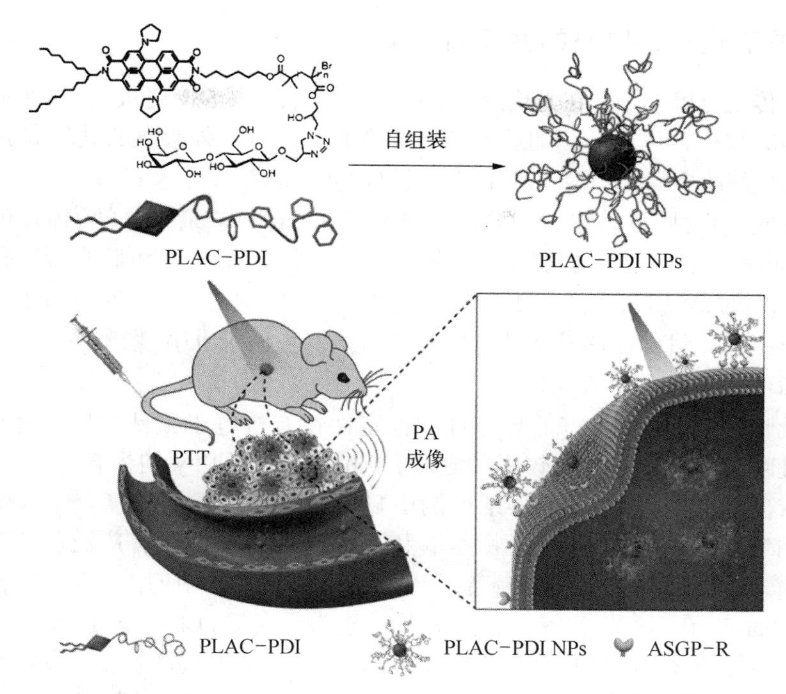

图 4.16 基于苝酰亚胺的纳米粒子用于光声成像指导下的肿瘤靶向光热治疗[46]

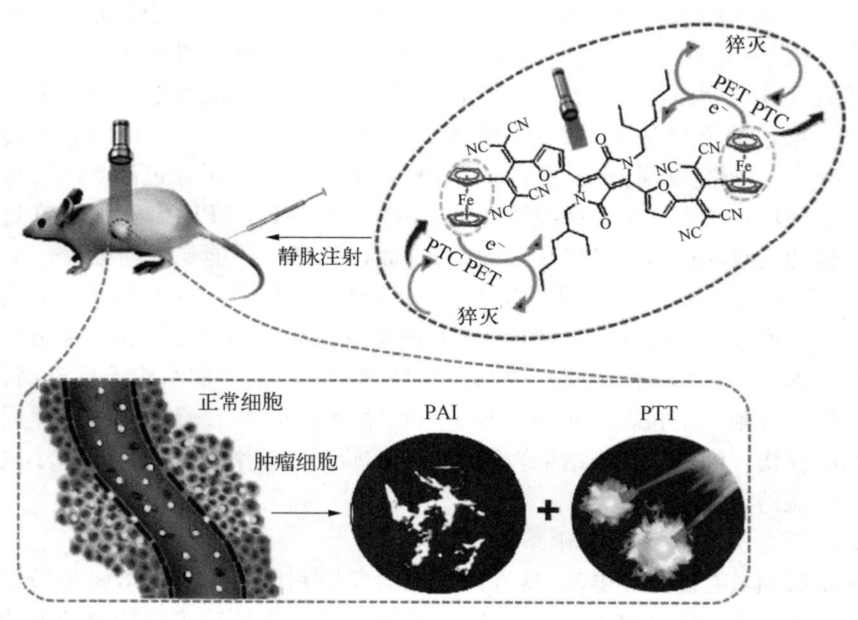

图 4.17 基于吡咯并吡咯二酮的纳米粒子用于光声成像指导下的光热治疗[47]

4.2.2 具有近红外吸收的共轭高分子

虽然传统有机小分子在光热治疗中被广泛应用，但其具有光吸收弱（摩尔吸光系数 10^3～10^5 L·mol^{-1}·cm^{-1}）且光稳定性差等缺点。近红外吸收的共轭高分子材料由于具有良好的生物相容性、较强的吸光性（摩尔吸光系数可达 10^6 L·mol^{-1}·cm^{-1}）和优异的光稳定性，可以作为一类新兴的光声成像探针。最近科学家们（Rao、Liu、Dai、Cheng 等）已成功地将共轭高分子用于 ROS、脑血管和脑肿瘤的光声成像[48-51]。同时，利用共轭高分子的近红外吸收性质，其在光热治疗中的应用也被相继开发出来。目前应用较多的共轭高分子主要包括聚吡咯、聚苯胺等。

1. *聚吡咯类光热治疗试剂*

聚吡咯（PPy）因其良好的导电性和稳定性在有机电子领域被广泛应用[52-53]。由于聚吡咯在近红外区具有较强的吸收，Armes 等利用 PPy 纳米粒子作为光学相干层析成像的造影剂，在肿瘤早期检测中显著提高了成像灵敏度[54]。除此之外，聚吡咯纳米材料在生物传感、药物运输和神经再生等方面也有广泛的应用[55-57]。Liu 等首次利用水相聚合的方法制备了 PPy 纳米粒子并成功应用于活体肿瘤的光热治疗[40]。首先，在 Fe^{3+} 作为催化剂、聚乙烯醇作为稳定剂的条件下，通过水相微乳液聚合方法制备了形貌规整的聚吡咯纳米粒子（粒径约为 60 nm）。细胞层面的光热治疗实验表明，肿瘤细胞在用 PPy 纳米粒子（25 μg/mL）培养后，用 808 nm 近红外光（2 W/cm^2）激发 5 min 后基本完全被杀死。瘤内注射 PPy 纳米粒子后，只需用很低功率（0.25 W/cm^2）的激光就可以获得非常好的肿瘤消融效果，且没有出现明显的副反应。该研究为导电高分子在肿瘤治疗中的应用提供了新思路（图 4.18）。

随后，Dai 课题组通过聚乙二醇（PEG）将四氮十二环四乙酸钆（Gd－DOTA）连接到 PPy 纳米粒子的表面上成功地实现了光声/磁共振双模态成像指导下的肿瘤光热治疗[58]。研究发现，所得到的 Gd－PEG－PPy 纳米粒子经过静脉注射后能够通过血液循环在肿瘤部位选择性地富集。由于 Gd－PEG－PPy 纳米粒子在近红外区有很强的吸收和很高的光热转换效率，因此该纳米粒子能显著增强光声成像效果，且具有良好的光热治疗效果。同时，Gd－PEG－PPy 纳米粒子还可以使 T_1 磁共振信号显著增强。因此，通过 MRI/PAI 双模态成像能使肿瘤组织和正常组织明显地区分开来，从而引导近红外激光准确照射肿瘤部位，使肿瘤组织温度升高，有效地杀死肿瘤细胞。实验表明两周后肿瘤达到完全消融，并且避免了对肿瘤周围正常组织的损伤。组织学检查结果表明在整个实验期间该纳米粒子对实验小鼠没有表现出明显的毒性（图 4.19）。

2. *聚苯胺类光热治疗试剂*

聚苯胺因具有高的导电率、良好的机械柔韧性和低的制备成本成为最古老也最有潜力的一类导电高分子[59]。同时，聚苯胺也是一类研究细胞增殖的电活性物质，具有非常好的生物相容性[60]。Haam 和 Huh 等利用化学氧化聚合的方法合成

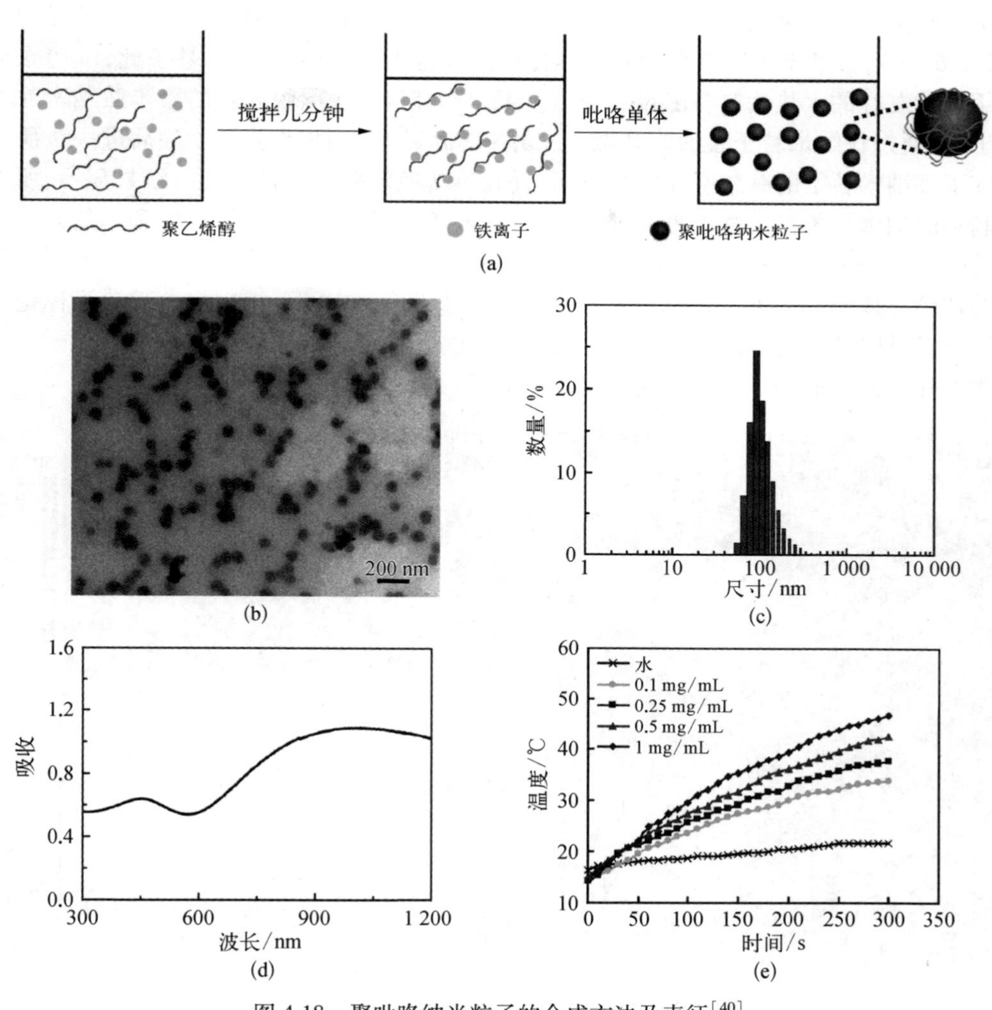

图 4.18　聚吡咯纳米粒子的合成方法及表征[40]

(a) 聚吡咯纳米粒子的制备示意图；(b) TEM 照片；(c) 动态光散射图；(d) 吸收光谱图；(e) 激光照射下不同浓度下的时间—温度曲线

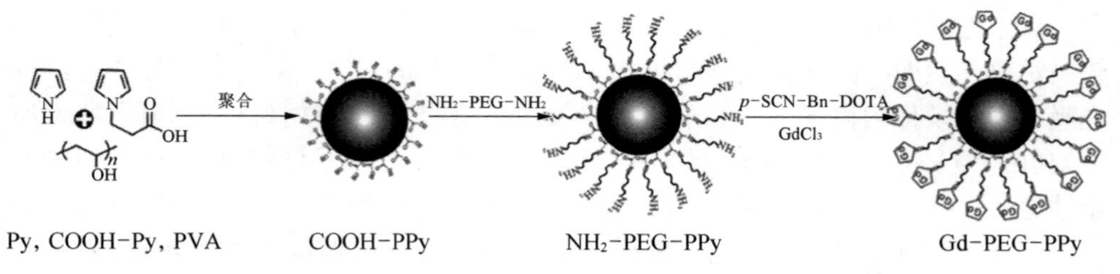

图 4.19　Gd - PEG - PPy 纳米粒子设计合成示意图[58]

了具有强近红外吸收的聚苯胺纳米粒子,然而该纳米粒子粒径较大(平均粒径为115.6 nm),且基于该纳米粒子的活体光热治疗也未进行研究[61]。基于此,Li 等采用环境友好的水热法制备了尺寸合适[(48.5±1.5)nm]、形貌规整的聚苯胺纳米粒子,并通过在纳米粒子表面修饰聚乙二醇链来解决水溶性问题[41]。随后进一步研究了该纳米粒子的摩尔吸光系数、近红外光热转换效率和光稳定性。结果显示,所制备的纳米粒子具有强的近红外吸收性能(8.95×10^{8} L·mol^{-1}·cm^{-1})和高的光热转换效率(48.5%)。最后对该纳米粒子的生物相容性及活体治疗效果也做了详细的评估。该研究为下一代光热诊疗试剂的开发提供了模板。然而,由于缺乏标记探针,该纳米粒子在体内的分布不能进行优化,开发临床可用的聚苯胺纳米粒子作为诊疗一体化的纳米平台仍需付出更多的努力(图 4.20)。

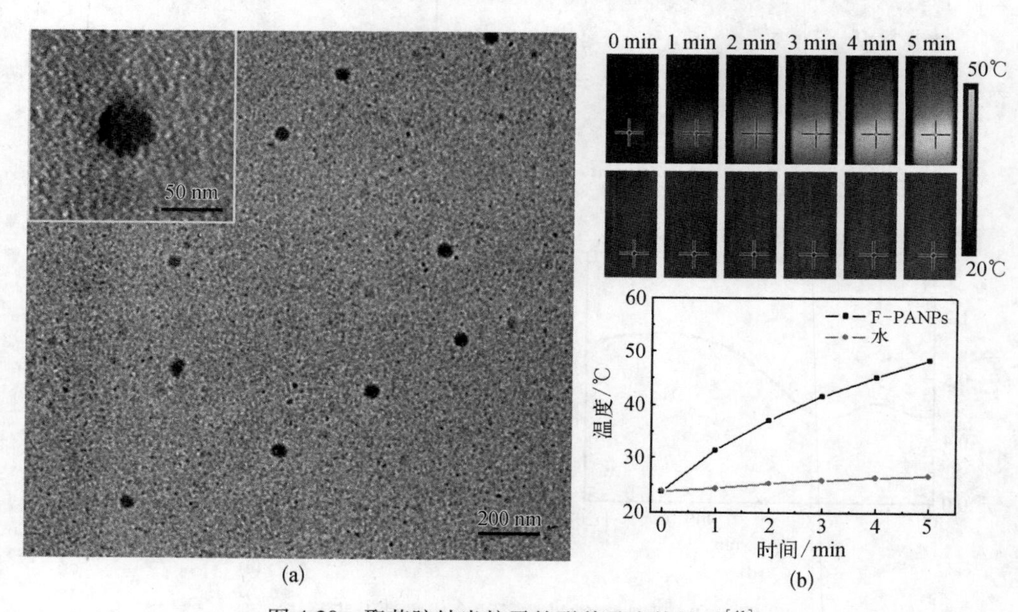

图 4.20 聚苯胺纳米粒子的形貌及光热性质[41]

(a) 水热法制备的聚苯胺纳米粒子的 TEM 图;(b) 聚苯胺纳米粒子的光热成像图(对照组是纯水)

3. 聚多巴胺类光热治疗试剂

聚多巴胺(PDA)结构与广泛分布于人体的黑色素比较相似,研究表明即使在较高浓度下,PDA 仍具有优异的生物相容性。重要的是,PDA 具有良好的近红外光吸收性能及体内降解性,在肿瘤治疗领域具有良好的应用价值。如图 4.21 所示,利用 PDA 优异的性质,Lu 等将 PDA 及抗癌药物 DOX 用具有肿瘤靶向性的两亲性分子 PEG－RGDC 包载,构筑了具有良好生物相容性及降解性质的纳米粒子[62]。在近红外光照射下,纳米粒子具有较好的光声成像能力及光热转换性能。更重要的是,在近红外光照射或酸性环境刺激作用下,包载的 DOX 可以实现可控释放,达到肿瘤的化疗/光热联合治疗的效果。

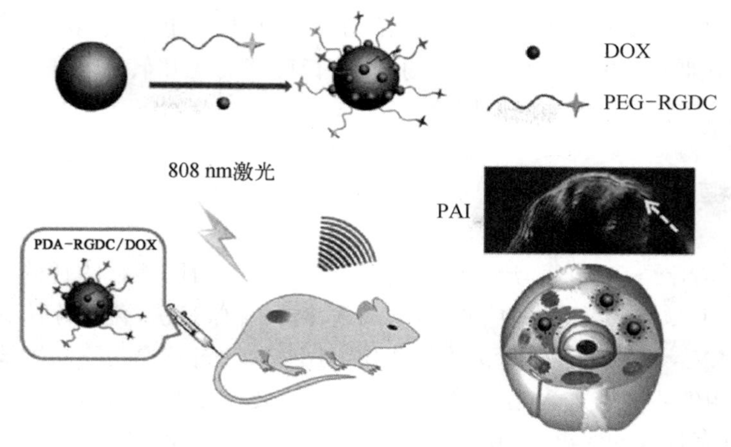

图 4.21　基于 PDA 纳米粒子用于肿瘤光声成像指导的靶向化疗/光热联合治疗[62]

4. 聚噻吩类光热治疗试剂

聚噻吩具有良好的环境热稳定性和电学稳定性,在太阳能电池、电磁屏蔽材料、电致发光显示材料、聚合物发光器件、非线性光学材料等领域都有广泛的应用。同时,聚噻吩也具有优异的光学性质,在生物医学领域同样有着较好的应用价值。利用聚噻吩衍生物 PEDOT：PSS 具有优异的近红外光吸收能力,Liu 等通过层层自组装的方式制备了 PEG 修饰的纳米粒子 PEDOT：PSS－PEG[63],如图 4.22 所示。

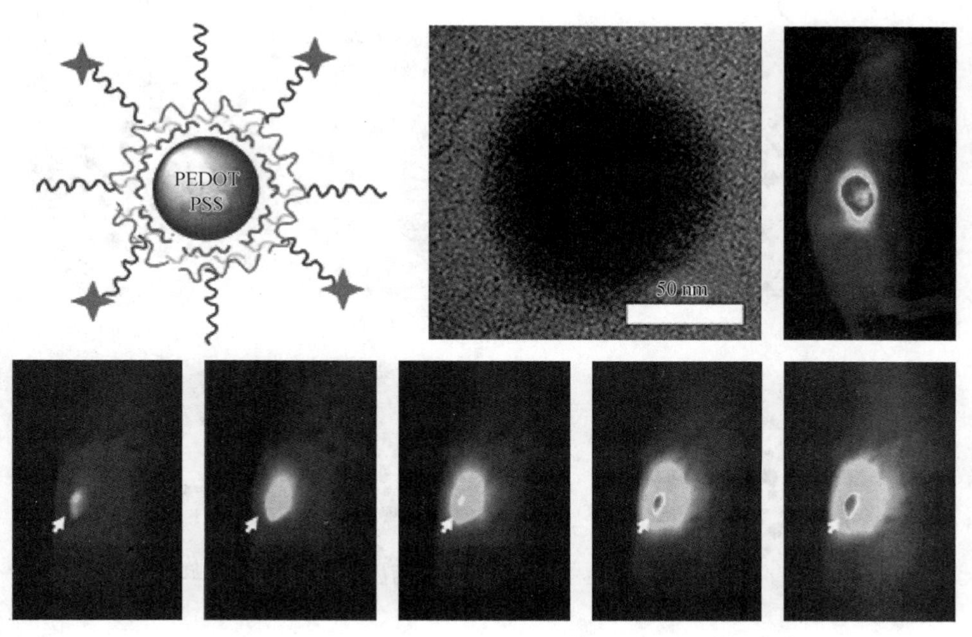

图 4.22　PEDOT：PSS－PEG 纳米粒子用于肿瘤光热治疗[63]

该纳米粒子具有较好的稳定性及优异的体内循环性能。重要的是，PEDOT：PSS - PEG 在低功率密度近红外光照射下具有良好的光热转换性能，可以作为肿瘤光热治疗试剂，具有潜在的应用价值。

4.3 多模态治疗

多模态治疗结合了各类治疗模式的优点从而达到协同治疗的目的。目前癌症的治疗模式主要有基因治疗、免疫治疗、放射疗法、化学疗法，化学疗法又可以细分为药物治疗以及光化学治疗。传统的药物治疗主要通过抗癌药物对肿瘤细胞的抑制生长、结构破坏等方式来达到治疗效果。而光化学治疗主要包括 PTT、PDT，由于对材料具有特殊的要求，光化学治疗的发展趋势具有较大的前瞻性。目前主要的多模态治疗模式包括药物/PTT[64]、药物/PDT[65]、PTT/PDT[66]、PTT/PDT/药物[67]等。

如图 4.23 所示，Dai 等以胆甾醇琥珀酰硅烷为两性载体包裹磁性纳米粒子与抗肿瘤药物 DOX，再通过交联及原位生长的方法包裹金纳米壳层，使纳米胶束在 808 nm 处产生有效的光吸收，从而实现了针对肿瘤的药物/PTT 多模态治疗[64]。

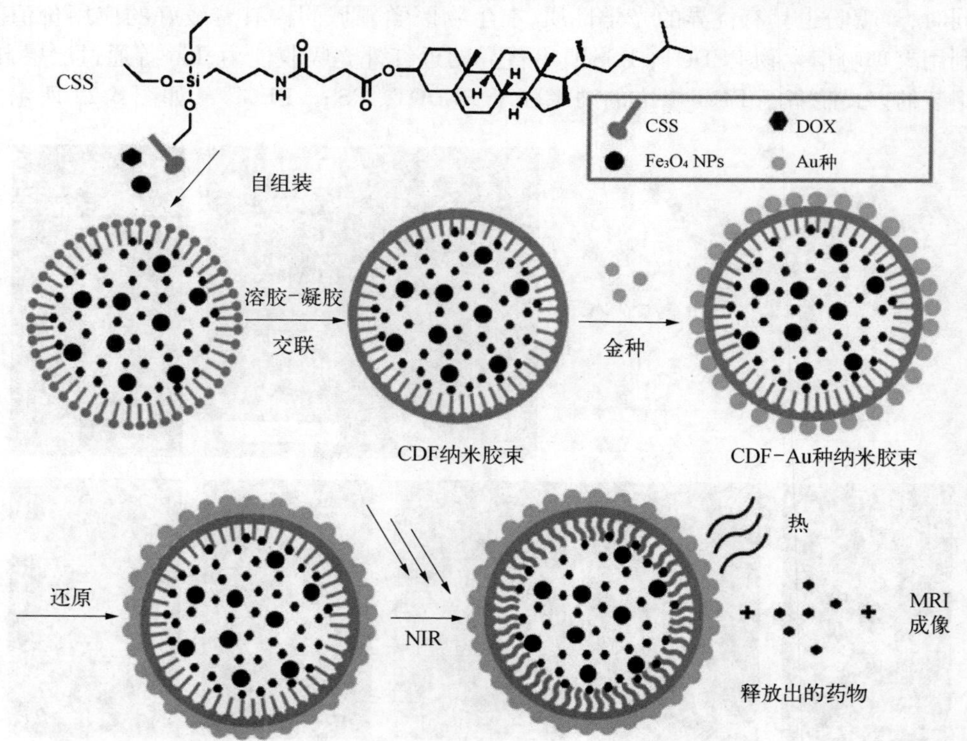

图 4.23　药物/PTT 多模态治疗示意图[64]

Durand 等将光敏剂包封在介孔二氧化硅中,并在其表面接枝具有靶向功能的半乳糖,实现了纳米载体在结肠癌细胞中的有效富集[65]。同时,如图 4.24 所示,该载体也可进一步负载抗肿瘤药物喜树碱,用于肿瘤的光动力学治疗和化疗。并且,研究人员发现对于多种肿瘤细胞系来说,这种联合治疗方式所产生的治疗效果都明显高于单模态治疗。

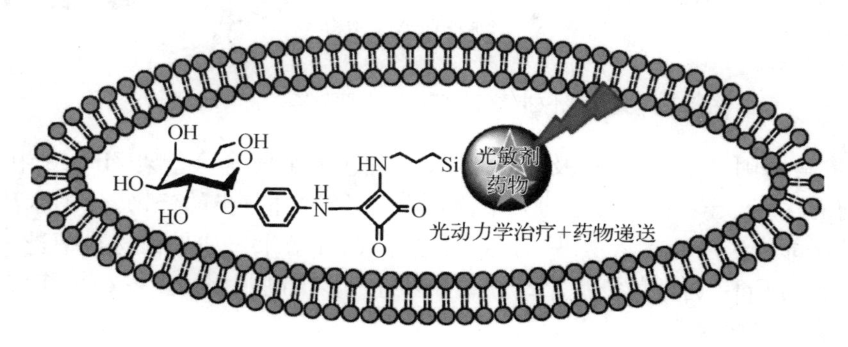

图 4.24　药物/PDT 两模态治疗示意图[65]

Liu 等利用功能化脂质体同时包裹半导体聚合物点和光敏剂 Ce6(图 4.25),获得了高水溶性的复合纳米胶束[66]。半导体聚合物点和光敏剂的包封使得该胶束在 670 nm 处具有较强的吸光能力。在单一波长 670 nm 的激光照射下,能够有效地进行光热/光动力学协同治疗。这种协同治疗效果在体外和活体实验中都得到了证实。

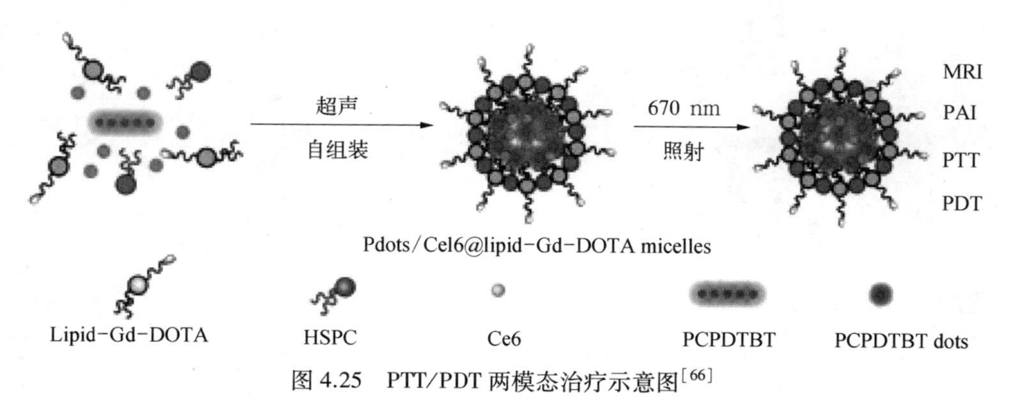

图 4.25　PTT/PDT 两模态治疗示意图[66]

Dong 等将供电子单元三苯胺引入到缺电子单元吡咯并吡咯二酮单元中,设计合成了具有近红外吸收的 D－A－D 型小分子染料,进一步利用再沉淀方法制备水溶性纳米粒子 TPA NPs[68]。在 660 nm 激光照射下,TPA NPs 具有优异的光声成像能力及光热转换性能,光热转换效率为 34.5%;同时纳米粒子在 660 nm 激光照射下可以产生单线态氧,产率为 33.6%。因此,在单一波长 660 nm 激光照射下,该纳米粒子可用于肿瘤光热/光动力学协同治疗(图 4.26)。

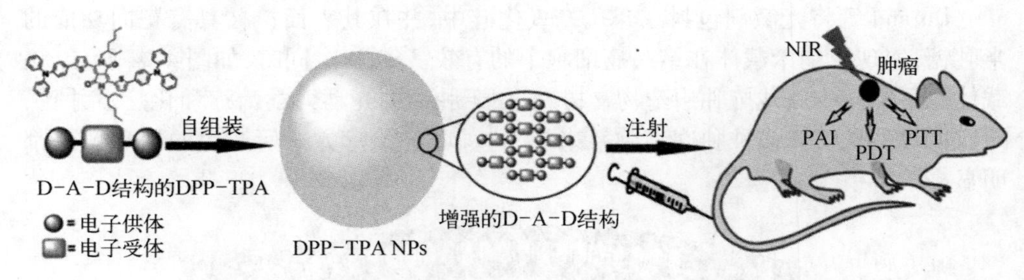

图 4.26 光声成像指导下 PTT/PDT 两模态治疗示意图[68]

Yin 等将阿霉素、硫化铜及原卟啉 IX 一同包入金属有机骨架 ZIF-8 中，以实现肿瘤的化疗、光热治疗及光动力学治疗[67]。经过进一步的修饰，该纳米载体能够在肿瘤部位快速释放药物，从而达到良好的治疗效果。如果在材料中进一步修饰免疫佐剂 CpG，通过免疫治疗的方式可以进一步抑制肿瘤的复发和转移，大大提高了肿瘤的治疗效率(图 4.27)。

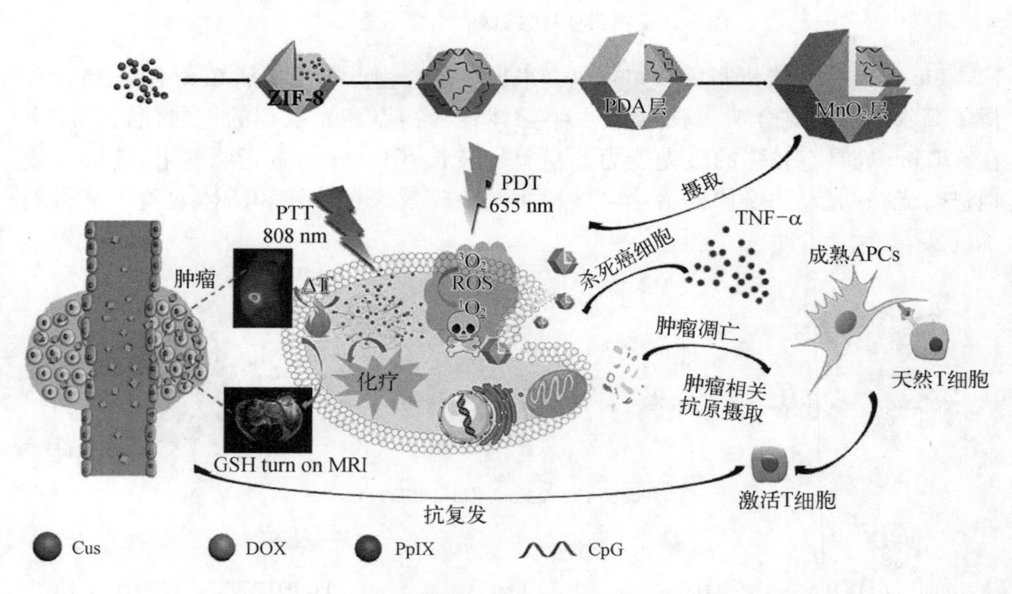

图 4.27 药物/PTT/PDT 多模态治疗示意图[67]

基因治疗是指将外源基因导入特定细胞，以纠正或补偿因基因缺陷和异常引起的疾病，从而达到治疗的目的。RNA 干扰(RNAi)是生物体在进化过程中的一种特殊的守恒机制，通过用互补的小片段干扰 RNA(siRNA)来靶向特定的信使 RNA(mRNA)，从而抑制侵入性的基因表达，保持基因组的稳定。通常反链的 siRNA 能够特异性地与靶向 mRNA 绑定，并替换掉转录后的相关基因片段[69-71]。例如，癌症、基因混乱、传染病以及神经变性的疾病等都会引起特殊的基因表达。因此，

RNAi 或许是抑制基因表达的强有力技术之一,能够作为一种治疗方法用于多种人类疾病的治疗。虽然 RNAi 在基因功能的研究以及疾病治疗学中有广阔的应用前景,目前仍存在诸多的实际应用问题亟须解决。首先,siRNA 中存在大量的负电荷,因此在穿过细胞膜和生理壁垒的过程中会受到很大的阻碍。其次,siRNA 在血液或者细胞外环境中的稳定性也是需要解决的关键问题。因此,如何将 siRNA 有效地传输到病灶部位是治疗学临床应用中的重大挑战。

由于病毒介导的核酸载运系统存在潜在的风险,因此非病毒型的运载系统被广泛地研究。最典型的运载材料包括带有正电荷的阳离子脂质体、阳离子聚合物(如聚醚酰亚胺等)、阳离子聚酰胺(PAMAM)树枝状大分子。图 4.28 为基于 PAMAM 的 siRNA 载体[69],但是这类运载材料在运载过程中对 siRNA 的释放没有很好的指示效果。为了弥补这些缺点,有机和无机材料信号分子被引入到运载系统中。一方面,无机纳米材料如磁纳米粒子、金纳米粒子、量子点等表面可包裹有机阳离子材料构建复合载体材料。图 4.29 为阳离子聚合物包裹的无机金纳米粒子 siRNA 载体[72]。另一方面,有机光电子材料能够作为信号分子通过共价键修饰到载体上去。图 4.30 为以聚苯撑乙烯(PPV)为荧光信号分子内核的有机物 siRNA 载体[73],该体系能够实现载体的示踪及 siRNA 的有效运输。因此,具有双功能的有机载运系统受到了更多的关注。另外,如果与具有光热或光动力学治疗能力的有机光电子材料结合,也可以构建基因治疗与光热治疗或光动力学治疗的多模态联合治疗体系。

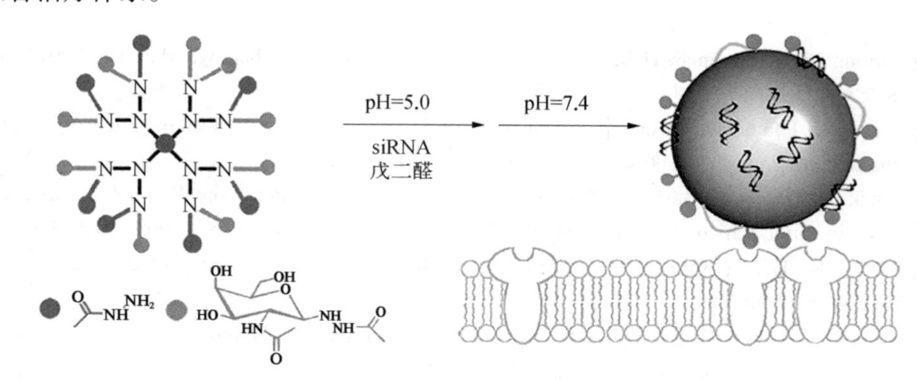

图 4.28 阳离子聚酰胺(PAMAM)树枝状大分子 siRNA 载体[69]

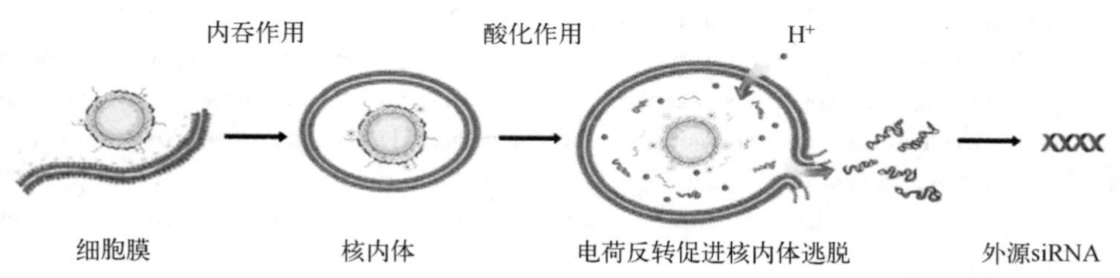

图 4.29 阳离子聚合物包裹的无机金纳米粒子 siRNA 载体[72]

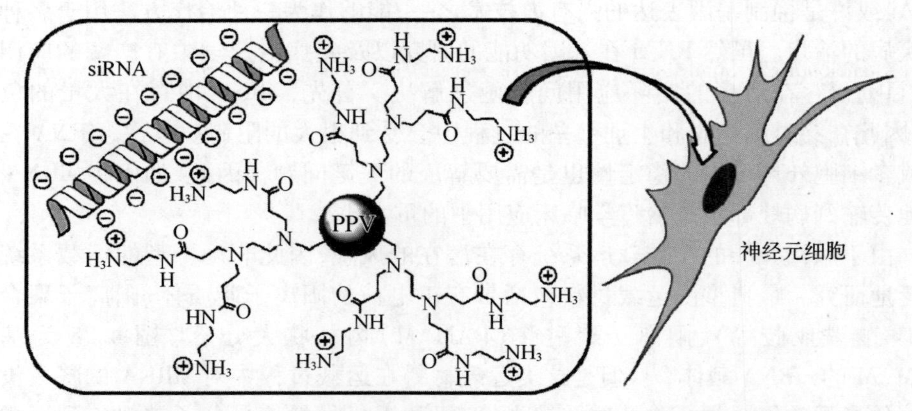

图 4.30 PAMAM 包裹有机荧光分子 PPV 作为 siRNA 载体[73]

参考文献

[1] Dougherty T J, Grindey G B, Fiel R, et al. Photoradiation therapy. II. Cure of animal tumors with hematoporphyrin and light. J. Natl. Canc. Inst., 1975, 55: 115－121.

[2] Kessel D, Antolovich M, Smith K M. The role of the peripheral benzodiazepine receptor in the apoptotic response to photodynamic therapy. Photochem. Photobiol., 2001, 74: 346－349.

[3] Noodt B B, Rodal G H, Wainwright M, et al. Apoptosis induction by different pathways with methylene blue derivative and light from mitochondrial sites in V79 cells. Int. J. Cancer, 1998, 75: 941－948.

[4] Ormond A B, Freeman H S. Dye sensitizers for photodynamic therapy. Materials, 2013, 6: 817－840.

[5] Huang Z. Photodynamic therapy in china: Over 25 years of unique clinical experience part one-history and domestic photosensitizers. Photodiagn. Photodyn., 2006, 3: 3－10.

[6] Ruck A, Steiner R. Basic reaction mechanisms of hydrophilic and lipophilic photosensitisers in photodynamic tumour treatment. Minim. Invasive Ther. Allied Technol., 1998, 7: 503－509.

[7] Lim C K, Heo J, Shin S, et al. Nanophotosensitizers toward advanced photodynamic therapy of Cancer. Cancer Lett., 2013, 334: 176－187.

[8] Boyle R W, Dolphin D. Structure and biodistribution relationships of photodynamic sensitizers. Photochem. Photobiol., 1996, 64: 469－485.

[9] Konan Y N, Gurny R, Allemann E. State of the art in the delivery of photosensitizers for photodynamic therapy. J. Photoch. Photobio. B, 2002, 66: 89－106.

[10] Bellnier D A, Young D N, Detty M R, et al. pH－dependent chalcogenopyrylium dyes as potential sensitizers for photodynamic therapy: Selective retention in tumors by exploiting pH differences between tumor and normal tissue. Photochem. Photobiol., 1999, 70: 630－636.

[11] Larson R A, Sievers E L, Stadtmauer E A, et al. Final report of the efficacy and safety of gemtuzumab ozogamicin (Mylotarg) in patients with CD33－positive acute myeloid leukemia in first recurrence. Cancer, 2005, 104: 1442－1452.

[12] Malatesti N, Smith K, Savoie H, et al. Synthesis and *in vitro* investigation of cationic 5,15－

diphenyl porphyrin-monoclonal antibody conjugates as targeted photodynamic sensitisers. Int. J. Oncol., 2006, 28: 1561 - 1569.

[13] Staneloudi C, Smith K A, Hudson R, et al. Development and characterization of novel photosensitizer : scFv conjugates for use in photodynamic therapy of cancer. Immunology, 2007, 120: 512 - 517.

[14] Taquet J P, Frochot C, Manneville V, et al. Phthalocyanines covalently bound to biomolecules for a targeted photodynamic therapy. Curr. Med. Chem., 2007, 14: 1673 - 1687.

[15] Dichtel W R, Serin J M, Edder C, et al. Singlet oxygen generation via two-photon excited FRET. J. Am. Chem. Soc., 2004, 126: 5380 - 5381.

[16] Oar M A, Serin J A, Dichtel W R, et al. Photosensitization of singlet oxygen via two-photon-excited fluorescence resonance energy transfer in a water-soluble dendrimer. Chem. Mater., 2005, 17: 2267 - 2275.

[17] He F, Ren X S, Shen X Q, et al. Water-soluble conjugated polymers for amplification of one- and two-photon properties of photosensitizers. Macromolecules, 2011, 44: 5373 - 5380.

[18] Kim S, Ohulchanskyy T Y, Pudavar H E, et al. Organically modified silica nanoparticles co-encapsulating photosensitizing drug and aggregation-enhanced two-photon absorbing fluorescent dye aggregates for two-photon photodynamic therapy. J. Am. Chem. Soc., 2007, 129: 2669 -2675.

[19] Collins H A, Khurana M, Moriyama E H, et al. Blood-vessel closure using photosensitizers engineered for two-photon excitation. Nat. Photonics, 2008, 2: 420 - 424.

[20] Kandoth N, Kirejev V, Monti S, et al. Two-photon fluorescence imaging and bimodal phototherapy of epidermal cancer cells with biocompatible self-assembled polymer nanoparticles. Biomacromolecules, 2014, 15: 1768 - 1776.

[21] Shen X, Li L, Min Chan A C, et al. Water-soluble conjugated polymers for simultaneous two-photo cell imaging and two-photodynamic therapy. Adv. Opt. Mater., 2013, 1: 92 - 99.

[22] Prasad P N. Polymer science and technology for new generation photonics and biophotonics. Curr. Opin. Solid St. M., 2004, 8: 11 - 19.

[23] Jain K K. Recent advances in nanooncology. Technol. Cancer. Res. T., 2008, 7: 1 - 13.

[24] Allison R R, Mota H C, Bagnato V S, et al. Bio-nanotechnology and photodynamic therapy-State of the art review. Photodiagn. Photodyn., 2008, 5: 19 - 28.

[25] Xu Q C, Zhang Y, Tan M J, et al. Anti-cAngptl4 Ab-conjugated *N* - TiO_2/$NaYF_4$: Yb,Tm nanocomposite for near infrared-triggered drug release and enhanced targeted cancer cell ablation. Adv. Healthc. Mater., 2012, 1: 470 - 474.

[26] Idris N M, Lucky S S, Li Z Q, et al. Photoactivation of core-shell titania coated upconversion nanoparticles and their effect on cell death. J. Mater. Chem. B, 2014, 2: 7017 - 7026.

[27] Wang C, Tao H Q, Cheng L, et al. Near-infrared light induced *in vivo* photodynamic therapy of cancer based on upconversion nanoparticles. Biomaterials, 2011, 32: 6145 - 6154.

[28] Cheng L, Yang K, Li Y, et al. Facile preparation of multifunctional upconversion nanoprobes for multimodal imaging and dual-targeted photothermal therapy. Angew. Chem. Int. Ed., 2011, 50: 7385 - 7390.

[29] Dong W, Li Y, Niu D, et al. Facile synthesis of monodisperse superparamagnetic Fe_3O_4 Core @ hybrid @ Au shell nanocomposite for bimodal imaging and photothermal therapy. Adv.

Mater., 2011, 23: 5392 - 5397.

[30] Huang X, El-Sayed I H, Qian W, et al. Cancer cell imaging and photothermal therapy in the near-infrared region by using gold nanorods. J. Am. Chem. Soc., 2006, 128: 2115 - 2120.

[31] Yavuz M S, Cheng Y, Chen J, et al. Gold nanocages covered by smart polymers for controlled release with near-infrared light. Nat. Mater., 2009, 8: 935 - 939.

[32] Tong L, Wei Q, Wei A, et al. Gold nanorods as contrast agents for biological imaging: Optical properties, surface conjugation and photothermal effects. Photochem. Photobiol., 2009, 85: 21 - 32.

[33] Liu H, Chen D, Li L, et al. Multifunctional gold nanoshells on silica nanorattles: A platform for the combination of photothermal therapy and chemotherapy with low systemic toxicity. Angew. Chem. Int. Ed., 2011, 50: 891 - 895.

[34] Tian B, Wang C, Zhang S, et al. Photothermally enhanced photodynamic therapy delivered by nano-graphene oxide. ACS Nano, 2011, 5: 7000 - 7009.

[35] Moon H K, Lee S H, Choi H C. *In vivo* near-infrared mediated tumor destruction by photothermal effect of carbon nanotubes. ACS Nano, 2009, 3: 3707 - 3713.

[36] Yang K, Hu L, Ma X, et al. Multimodal imaging guided photothermal therapy using functionalized graphene nanosheets anchored with magnetic nanoparticles. Adv. Mater., 2012, 24: 1868 - 1872.

[37] Tian Q, Tang M, Sun Y, et al. Hydrophilic flower-like CuS superstructures as an efficient 980 nm laser-driven photothermal agent for ablation of cancer cells. Adv. Mater., 2011, 23: 3542 -3547.

[38] Ma Y, Tong S, Bao G, et al. Indocyanine green loaded SPIO nanoparticles with phospholipid -PEG coating for dual-modal imaging and photothermal therapy. Biomaterials, 2013, 34: 7706 - 7714.

[39] Carter K A, Shao S, Hoopes M I, et al. Porphyrin-phospholipid liposomes permeabilized by near-infrared light. Nat. Commun., 2014, 5: 3546.

[40] Yang K, Xu H, Cheng L, et al. *In vitro* and *in vivo* near-infrared photothermal therapy of cancer using polypyrrole organic nanoparticles. Adv. Mater., 2012, 24: 5586 - 5592.

[41] Zhou J, Lu Z, Zhu X, et al. NIR photothermal therapy using polyaniline nanoparticles. Biomaterials, 2013, 34: 9584 - 9592.

[42] Intes X, Ripoll J, Chen Y, et al. *In vivo* continuous-wave optical breast imaging enhanced with Indocyanine Green. Med. Phys., 2003, 30: 1039 - 1047.

[43] Zheng M, Yue C, Ma Y, et al. Single-step assembly of DOX/ICG loaded lipid — polymer nanoparticles for highly effective chemo-photothermal combination therapy. ACS Nano, 2013, 7: 2056 - 2067.

[44] Zheng M, Zhao P, Luo Z, et al. Robust ICG theranostic nanoparticles for folate targeted cancer imaging and highly effective photothermal therapy. ACS Appl. Mater. Inter., 2014, 6: 6709 - 6716.

[45] Lovell J F, Jin C S, Huynh E, et al. Porphysome nanovesicles generated by porphyrin bilayers for use as multimodal biophotonic contrast agents. Nat. Mater., 2011, 10: 324 - 332.

[46] Sun P, Yuan P, Wang G, et al. High density glycopolymers functionalized perylene diimide nanoparticles for tumor-targeted photoacoustic imaging and enhanced photothermal therapy.

Biomacromolecules, 2017, 18: 3375 - 3386.

[47] Liang P, Tang Q, Cai Y, et al. Self-quenched ferrocenyl diketopyrrolopyrrole organic nanopartides with amplifying photothermal effect for cancer therapy. Chem. Sci., 2017, 8: 7457 - 7463.

[48] Fan Q, Cheng K, Yang Z, et al. Perylene-diimide-based nanoparticles as highly efficient photoacoustic agents for deep brain tumor imaging in living mice. Adv. Mater., 2015, 27: 843 -847.

[49] Pu K, Shuhendler A J, Jokerst J V, et al. Semiconducting polymer nanoparticles as photoacoustic molecular imaging probes in living mice. Nat. Nanotechnol., 2014, 9: 233 -239.

[50] Zha Z, Deng Z, Li Y, et al. Biocompatible polypyrrole nanoparticles as a novel organic photoacoustic contrast agent for deep tissue imaging. Nanoscale, 2013, 5: 4462 - 4467.

[51] Liu J, Geng J, Liao L-D, et al. Conjugated polymer nanoparticles for photoacoustic vascular imaging. Polym. Chem., 2014, 5: 2854.

[52] Jang J, Yoon H. Multigram-scale fabrication of monodisperse conducting polymer and magnetic carbon nanoparticles. Small, 2005, 1: 1195 - 1199.

[53] Hong J Y, Yoon H, Jang J. Kinetic study of the formation of polypyrrole nanoparticles in water-soluble polymer/metal cation systems: A light-scattering analysis. Small, 2010, 6: 679 -686.

[54] Au K M, Lu Z, Matcher S J, et al. Polypyrrole nanoparticles: A potential optical coherence tomography contrast agent for cancer imaging. Adv. Mater., 2011, 23: 5792 - 5795.

[55] Runge M B, Dadsetan M, Baltrusaitis J, et al. The development of electrically conductive polycaprolactone fumarate-polypyrrole composite materials for nerve regeneration. Biomaterials, 2010, 31: 5916 - 5926.

[56] Kwon O S, Park S J, Jang J. A high-performance VEGF aptamer functionalized polypyrrole nanotube biosensor. Biomaterials, 2010, 31: 4740 - 4747.

[57] Abidian M R, Corey J M, Kipke D R, et al. Conducting-polymer nanotubes improve electrical properties, mechanical adhesion, neural attachment, and neurite outgrowth of neural electrodes. Small, 2010, 6: 421 - 429.

[58] Liang X, Li Y, Li X, et al. PEGylated polypyrrole nanoparticles conjugating gadolinium chelates for dual-modal MRI/photoacoustic imaging guided photothermal therapy of cancer. Adv. Funct. Mater., 2015, 25: 1451 - 1462.

[59] Zavaleta C L, Smith B R, Walton I, et al. Multiplexed imaging of surface enhanced Raman scattering nanotags in living mice using noninvasive Raman spectroscopy. P. Natl. Acad. Sci. USA, 2009, 106: 13511 - 13516.

[60] Heeger A J. Semiconducting and metallic polymers: The fourth generation of polymeric materials (nobel lecture). Angew. Chem. Int. Ed., 2001, 40: 2591 - 2611.

[61] Yang J, Choi J, Bang D, et al. Convertible organic nanoparticles for near-infrared photothermal ablation of cancer cells. Angew. Chem. Int. Ed., 2011, 50: 441 - 444.

[62] Li Y, Jiang C, Zhang D, et al. Targeted polydopamine nanoparticles enable photoacoustic imaging guided chemo-photothermal synergistic therapy of tumor. Acta Biomater., 2017, 47: 124 - 134.

[63] Cheng L, Yang K, Chen Q, et al. Organic stealth nanoparticles for highly effective *in vivo* near-infrared photothermal therapy of cancer. ACS Nano, 2012, 6: 5605 - 5613.

[64] Ma Y, Liang X, Tong S, et al. Gold nanoshell nanomicelles for potential magnetic resonance imaging, light-triggered drug release, and photothermal therapy. Adv. Funct. Mater., 2013, 23: 815 - 822.

[65] Gary-Bobo M, Hocine O, Brevet D, et al. Cancer therapy improvement with mesoporous silica nanoparticles combining targeting, drug delivery and PDT. Int. J. Pharm., 2012, 423: 509 -515.

[66] Zhang D, Wu M, Zeng Y, et al. Lipid micelles packaged with semiconducting polymer dots as simultaneous MRI/photoacoustic imaging and photodynamic/photothermal dual-modal therapeutic agents for liver cancer. J. Mater. Chem. B, 2016, 4: 589 - 599.

[67] Yang J-C, Shang Y, Li Y-H, et al. An "all-in-one" antitumor and anti-recurrence/metastasis nanomedicine with multi-drug co-loading and burst drug release for multi-modality therapy. Chem. Sci., 2018.

[68] Cai Y, Liang P, Tang Q, et al. Diketopyrrolopyrrole-triphenylamine organic nanoparticles as multifunctional reagents for photoacoustic imaging-guided photodynamic/photothermal synergistic tumor therapy. Acs Nano, 2017, 11: 1054 - 1063.

[69] Liu J, Zhou J, Luo Y. SiRNA delivery systems based on neutral cross-linked dendrimers. Bioconjugate. Chem., 2012, 23: 174 - 183.

[70] Montazeri Aliabadi H, Landry B, Mahdipoor P, et al. Induction of apoptosis by survivin silencing through siRNA delivery in a human breast cancer cell line. Mol. Pharm., 2011, 8: 1821 - 1830.

[71] Hong C A, Lee S H, Kim J S, et al. Gene silencing by siRNA microhydrogels via polymeric nanoscale condensation. J. Am. Chem. Soc., 2011, 133: 13914 - 13917.

[72] Guo S, Huang Y, Jiang Q, et al. Enhanced gene delivery and siRNA silencing by gold nanoparticles coated with charge-reversal polyelectrolyte. ACS Nano, 2010, 4: 5505 - 5511.

[73] Rodrigo A C, Rivilla I, Perez-Martinez F C, et al. Efficient, non-toxic hybrid PPV - PAMAM dendrimer as a gene carrier for neuronal cells. Biomacromolecules, 2011, 12: 1205 - 1213.

索　引

B
表面增强拉曼光谱　156
卟啉　203
C
超氧阴离子　37
次氯酸　45
D
大肠杆菌　47
单线态氧　38
多模态成像　8
多模态治疗　210
F
发光　1
乏氧　71
方酸　93
非线性光学成像　103
G
肝素　35
共轭高分子　112
光动力学治疗　190
光敏剂　192
光热治疗　201
光声成像　140
过氧化氢　40
H
花菁染料　92
化学发光　133
活性氧　195
J
近红外区第二窗口　90
近红外区第一窗口　90
局域表面等离子激元共振　157
聚集诱导增强发光　5
L
拉曼散射　154
磷光重金属配合物　4
N
凝集素　47
Q
羟基自由基　44
巯基生物分子　34
R
溶血磷脂酸　36
S
生物传感器　14
生物发光　128
生物发光成像技术　128
双光子吸收　104
双光子吸收截面　104
T
酞菁　93
X
细菌群体感应效应　51
腺苷三磷酸(ATP)　31

Y
氧化石墨烯 48
吲哚菁绿 202
荧光成像 7
荧光共振能量转移 15
有机共轭小分子 4
Z
肿瘤标志物 29